神经内科疾病诊断与治疗

韦颖辉 著

U0342820

天津出版传媒集团

天津科学技术出版社

图书在版编目(ＣＩＰ)数据

神经内科疾病诊断与治疗 / 韦颖辉著. -- 天津：
天津科学技术出版社, 2019.1

ISBN 978-7-5576-5897-7

Ⅰ. ①神… Ⅱ. ①韦… Ⅲ. ①神经系统疾病–诊疗
Ⅳ. ①R741

中国版本图书馆 CIP 数据核字(2019)第 023139 号

神经内科疾病诊断与治疗

SHENJING NEIKE JIBING ZHENDUAN YU ZHILIAO

责任编辑：张　婧　王朝闻

出　　版：	天津出版传媒集团
	天津科学技术出版社

地　　址：天津市西康路 35 号

邮　　编：300051

电　　话：(022)23332400

网　　址：www.tjkjcbs.com.cn

发　　行：新华书店经销

印　　刷：朗翔印刷(天津)有限公司

开本 710×1000　1/16　印张 12.5　字数 320 000
2020 年 2 月第 1 版第 1 次印刷
定价：65.00 元

目　录

第一章　中枢神经系统的结构与功能

脑是循环系统供血的主要靶器官之一，它由前面的左、右颈内动脉和后面的左右椎动脉－基底动脉共4条动脉组成多层次的复杂动脉网络供应血流。心脏有左右两条冠状动脉供血。每个肾脏只有一条肾动脉。

第一节　中枢神经系统解剖结构

脑血流供应来自两个动脉系统：颈内动脉系统和椎－基底动脉系统。

（一）颈内动脉系统（脑前循环）

每侧颈总动脉分叉为颈外动脉和颈内动脉，后者在颈部没有分支，垂直上升至颅底，穿颞骨岩部经颈动脉管抵岩骨尖，通过破裂孔入颅内，穿硬脑膜经海绵窦，依次分出眼动脉、后交通动脉、脉络膜前动脉，在视交叉两旁分为两个终支：大脑前动脉和大脑中动脉。颈内动脉系统供应额叶、颞叶、顶叶和基底节等大脑半球前3/5部分的血流，故又称前循环。

1. 脉络膜前动脉　为颈内动脉，分为大脑前、中动脉前或从大脑中动脉近端发出的大穿通支。它先发出些小穿通支供应尾状核、内囊一部分及大脑脚、外侧膝状体的一半。

2. 大脑前动脉　有人称为大脑内动脉。由颈内动脉发出后，在额叶眶面向内前方行走。有前交通动脉吻合两侧大脑前动脉。沿途发出的穿通支主要供应下丘脑、尾状核和豆状核前部以及内囊前肢。皮质支主要供应大脑半球内侧面顶枕裂以前的全部；大脑半球背外侧面的额上回、额中回上半、中央前后回的上1/4、旁中央小叶等。

3. 大脑中动脉　实际上是大脑外动脉，是颈内动脉的直接延续，分出后进入外侧裂，发出很多细小穿通支，供应壳核、尾状核以及内囊后支前3/5（相当锥体束通过处），这些分支称为外侧豆纹动脉，是高血压脑出血和脑梗死的好发部位。大脑中动脉主干分出许多皮质支分布于大脑半球外侧面的大部分。

（二）椎－基底动脉系统（脑后循环）

主要供应脑后部2/5的血流，包括脑干、小脑、大脑半球后部以及部分间脑，故又称后循环。

1. 椎动脉　由锁骨下动脉发出,通过上部 6 个颈椎横突孔,在寰枕关节后方成环状,经枕骨大孔入颅后,两侧椎动脉立即发出分支组成脊髓前动脉。椎动脉发出长旋支小脑后下动脉,供血延髓后外侧和小脑半球下部。其短旋支和旁中央支供应延髓其余部分。

2. 基底动脉　两侧椎动脉逐渐向中线靠近,合成一条基底动脉,两侧发出多支旁中央支,供应中脑、脑桥,主干延伸至脑桥上缘水平,分叉成为左右大脑后动脉。

3. 大脑后动脉　围绕大脑脚和小脑幕切迹水平的中脑,两侧大脑后动脉向上呈环状,并发出多支丘脑穿通支、丘脑膝状体穿通支和脉络膜后、内动脉。其他穿通支供应丘脑结节、前乳头体和邻近的间脑结构。两大动脉系统分支大体分为两类:①穿通支又称深支或中央支、旁中央支,主要由脑底动脉环,大脑中动脉近侧段及基底动脉等大分支直接发出,随即垂直穿入脑实质,供应间脑、纹状体、内囊和脑干基底部的中线两侧结构。②皮质支或旋支,这类分支在脑的、腹面绕过外侧至背面,行程较长,主要供应大脑半皮质及皮质下自质与脑干的背外侧。供应壳核、丘脑、内囊部分的中央支及供应脑桥的旁中央支是高血压性脑出血和脑梗死的好发部位。

(三)脑动脉的侧支循环网络

1. 脑底动脉环(Willis 环)　颈内动脉系统与椎-基底动脉系统是两个独立的供血系实际上彼此存在广泛的侧支循环,其中最重要的是脑底动脉环(Willis 环)。两侧大脑前动脉由一短的前交通动脉互相连接;两侧颈内动脉和大脑后动脉各由一后交通动脉连接起来,共同组成脑底动脉环。在正常情况下,组成环的各动脉内血流方向一定,相互并不混合,只是在某动脉近端血流受阻,环内各动脉间出现压力差时,脑底动脉环才发挥其侧支循环作用。因此,要认识单支脑动脉闭塞可能出现什么症状,就必须了解脑底动脉环的状况。脑底动脉环可发生多种先天变异,有可能使侧支循环不能迅速、有效地发挥作用。这是脑梗死发生的重要影响因素之一。据统计该环完整者仅 50% 左右。有报道,死于非脑梗死疾病的病人,正常环为52%,而脑梗死病人只有 33%。另有人报道,此环的异常发生率达 79%。

此环最异常的为颈内动脉发出的后交通动脉细小及大脑后动脉由颈内动脉分出。在一组未经选择的尸检中,后交通动脉直径小于 1mm 的为 32%;大脑后动脉的一侧或两侧由颈内动脉发出的为 30%,其他常见的异常有前交通动脉发育不全,占 29%,前交通动脉增为二支的占 33%。颈内动脉与前交通动脉间的大脑前动脉仅为一细支的为 13%。在一组脑梗死病人中,后交通动脉直径小于 1mm 的占38%,而没有梗死的占 22%,大脑后动脉起自于颈内动脉的占 29%,而正常的为

15%。在另一组报道中,脑梗死细小后交通动脉的为 59%,较非脑梗死病人(39%)多得多,无一侧或两侧后交通动脉或仅留残迹者,高达 15% ;大脑前动脉融为单支或分成 3 支达 12% ;有 15% 人的大脑后动脉来自前循环颈内动脉系统而非来自后循环。

2.其他侧支循环　除脑底动脉环外,还存在其他部位的脑动脉吻合,可以起侧支循环作用。①在大脑表面大脑前、中、后动脉皮质支之间彼此交通,密如蛛网;②颈内、外动脉围绕眼、耳、鼻的深浅分支互相吻合;③大脑动脉皮质支与脑膜动脉(颈外动脉分支)分支也存在丰富的侧支吻合,当颈内动脉狭窄或闭塞时可起重要作用;④中央支(穿通支)常被认为是终末动脉。其实可以通过各支形成的毛细血管相互吻合。

前、后循环分水岭在皮质位于顶、颞、枕交界处,在深部则在丘脑水平。侧支循环开放的有效性除取决于其结构是否完整外,还取决于当时两端的血压差和主血管闭塞的速度,从狭窄发展至闭塞慢,侧支循环代偿功能越完全,甚至完全代偿血流供应而无任何脑缺血的临床症状。

(四)脑毛细血管网络

实际上,脑动脉小穿通支在脑组织内越分越细,直至形成毛细血管。虽然脑组织内的小穿通动脉很少有直接吻合,但毛细血管间却相互吻合连续交织成网。没有一个神经细胞能远离供应它的毛细血管。从形态学上看,脑毛细血管 85% 的表面积都被星形胶质细胞的终足所包绕,神经元和毛细血管形成完全的神经胶质鞘。同一胶质细胞的一些终足与毛细血管壁接触,另一些则与神经元相接触。平均每立方毫米的灰质具有 1000mm 毛细血管,营养一立方毫米容积内的 100 000 个神经元。说明完善、精密的脑循环网络能保证神经组织获得充足的血流供应。

总之,脑血管系统就解剖学上说,一方面,通过长期的进化,形成了十分有效的多层次的血流供应网络和缺血代偿保障机制,有些人一侧颈内动脉或大脑中动脉完全闭塞可以全无症状。另一方面,脑血管的先天变异或发育不良相当常见,侧支循环开放的可能性和有效程度因人而异,这使得有时仅从临床症状来确定那条血管受损是非常困难的。如一侧椎动脉闭塞后至少可发生从枕叶皮质到延髓七个水平的大小不同的梗死灶,可单独或同时出现。

另外,长期高血压脑内小动脉硬化及造成的微血管稀疏对脑组织内外侧支循环的影响与腔隙性脑梗死和白质疏松的关系,还缺乏研究和重视。

因此,我们若要对颅内外动脉的局部狭窄和闭塞的介入治疗,必须全面评估 Willis 环和颅内、外侧支循环的完整性、有效性,避免劳而无功,甚至诱发新的卒中。

（五）脑动脉横向结构

颅内动脉如大脑中、前、后动脉，基底动脉及它们的脑外主要分支，属中等肌性动脉，也由内、中、外膜构成，但与相同口径的颅外动脉相比，内膜相似，中、外膜则明显薄弱。

内膜：由一层内皮细胞和内弹力膜组成。内皮为扁平细胞，与动脉长轴平行。内弹力膜为均匀基质，较厚的内弹力膜可缓冲血流对动脉壁的冲击。

中膜：由 10~12 层平滑肌环组成，肌纤维呈轻螺旋形排列，平滑肌间散在少量弹力纤维和胶原纤维。微动脉中膜只有 1~2 层平滑肌。

外膜：由结缔组织、神经纤维和滋养血管组成。结缔组织中以网状纤维和胶原纤维为主，弹力纤维稀少，没有外弹力膜。神经纤维网位于外膜下、中膜上。但神经末梢并不连接中膜平滑肌，而分泌神经递质。包括肾上腺素能、胆碱能和肽能神经纤维。

脑实质内小动脉缺乏外膜，而由蛛网膜延伸的血管周围膜代替。

总之，脑动脉的横向结构特点是内弹力膜较厚，中、外膜较薄，弹力纤维减少，没有外弹力膜。因而脑动脉搏动较少。

（六）脑血管的神经支配

脑血管有丰富的自主神经支配，包括肾上腺素能神经、胆碱能神经和肽能神经。在支配脑血管的神经纤维中已经发现 10 多种神经递质。除经典的去甲肾上腺素、乙酰胆碱和 5-羟色胺（5-HT）外，还有多种神经肽，包括血管活性肠肽（VIP）、神经肽 Y（NPY）、降钙素基因相关肽（CGRP）等。

脑血管有丰富的肾上腺素能神经，颈内动脉、大脑中动脉、前动脉、后动脉和后交通动脉分布更为致密。神经纤维呈节段性走入动脉外膜，组成网络。一般认为颈内动脉系的肾上腺素能神经来源于同侧颈上节，椎动脉系的来自同侧星状节。肾上腺素能神经可收缩动脉参与调控血压变化时脑血流量。含 5-HT 的神经属肾上腺素能性质，5-HT 可能不是由神经细胞本身合成，而是从周围基质中摄取的。中缝核群释放的 5-HT，部分进入脑脊液，很快被血管周围的神经摄取。5-HT 作用其受体引起脑动脉收缩，并能增强去甲肾上腺素的缩血管能力。

脑血管胆碱能神经范围与肾上腺素能神经类似。主要来源于三叉神经的蝶腭节和耳节。可引起脑血管舒张，增加血流量。

肽能神经中含 VIP 神经在软脑膜中呈螺旋形走行，纤维主要起源于蝶腭神经节和颈内动脉小神经节等处，分布于同侧脑底动脉环的前部及其分支。VIP 能使动脉呈浓度依赖性舒张。

含 NPY 神经可与肾上腺素共存于交感神经中,也可与 VIP 共存于非肾上腺素能轴突中,它们对脑血管的作用可能是打开神经肌肉接头突触后膜上的钙离子通道来诱导血管收缩反应。

含 SP 神经较纤细,呈网状分布于脑血管周围,可与多种经典递质和多肽共存,可起源于三叉神经节和颈内动脉小神经节,分别分布于前、后部血管。SP 是脑动脉扩张剂。支配脑血管及周围硬脑膜的三叉神经感觉纤维,与多种头痛有关,尤其与偏头痛。

分布在脑底动脉环及其分支的含 CGRP 神经呈网状或螺旋形走行,多来自三叉神经眼支和上颌支,分布在椎-基动脉者多起源于第 1、2、3 颈神经后根节。CGRP 是更为强烈的血管扩张剂,可直接作用于血管平滑肌而引起动脉扩张。

第二节　中枢神经系统生理功能

脑与其他器官一样,为了维持正常的功能,必须从血流供应中获得其代谢所需的氧气、葡萄糖和营养物质,运走二氧化碳和代谢产物。脑是高级神经中枢,是人体最重要器官,血液供应十分丰富,脑重量只占体重的 2%~3%,安静时心脏每搏排出量的 1/5 进入脑。人脑组织利用了全身氧耗量的 20%~25%,葡萄糖的 25%。脑组织的氧、葡萄糖和糖原贮备甚微,一旦完全阻断血流,6 秒钟内神经元代谢受影响,10~15 秒内意识丧失,2 分钟脑电活动停止,几分钟内能量代谢和离子平衡紊乱,这样持续 5~10 分钟以上,细胞就发生不可逆损害。可见,脑血流供应正常是脑功能正常和结构完整的首要条件。而正如上一节所述,脑循环网络又受自主神经网络支配、调控。按复杂网络理论,脑循环网络与脑神经网络构成典型的复杂的相依网络(interdependent networks)。

(一)正常脑血流量

正常每分钟约有 750mL 血液通过脑,其中 220~225mL 由基底动脉流入,其余流经颈内动脉。成年人平均脑血流量为 55 毫升(mL)/100 克(g)脑组织/分(min)。实际脑血流分布并不均匀,白质脑血流量为 14~25mL/(100g·min);大脑皮质为 77~138mL/(100g·min)。脑血流量还随体位、活动、年龄而变化。

(二)影响脑血流量的主要因素

通过脑动脉的血流量(CBF)是由脑的有效灌流压和脑血管阻力(r)所决定。有效灌流压为平均动脉压(MAP)和颅内压(ICP)之差。正常情况下,颅内压约等于颈内静脉压为 0。平均动脉压等于(舒张压+1/3 脉压,或 1/3 收缩压+2/3 舒张

压),以公式表示:CBF=(MAP-ICP)/R,又按照泊肃叶定律即:R = 8η·L/πr⁴,故
CBF =(MAP-ICP)·πr⁴/8η·L。

可见,脑动脉血流量最主要的影响因素是血管口径,它与CBF是4次方的正相关;其次是平均动脉压和颅内压,次要影响因素为血黏度。平均动脉压主要取决于心脏功能和体循环血压;血管口径则主要取决于神经、体液因素调控下血管壁本身的舒缩功能。在正常血流速度下,血黏度可视为常量。这一公式是我们理解脑血管疾病发病机制的理论基础。当然,心脏功能和血压的维持还要有稳定的循环血容量保证。

(三)脑血流量的调控

正常情况下,当平均动脉压在60~160mmHg(8~21.3kPa)范围内变化时,可以通过改变血管口径(舒张或收缩)来代偿,使脑血流量保持不变,这种作用称为脑血流的自动调节功能。当平均动脉压下降至60mmHg时,血管舒张已达最大限度,再降低,脑血流量减少,这个血压临界值称为自动调节的下限;当平均动脉压升至160mmHg时,血管收缩已达最大限度,再升高,脑血流量增加,这个血压临界值称为自动调节的上限。慢性高血压患者,由于血管壁硬化,舒缩功能差,自动调节的上下限都高于正常人,较能耐受高血压,不能耐受低血压(图1-2)。

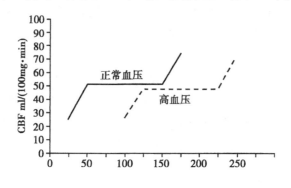

图1-2　脑血流量与MAP

当平均动脉压在50~150mmHg范围变动时,脑自动调节
功能可维持脑血流量相对不变。在慢性高血压患者,整条曲线右移

脑自动调节功能包括压力自动调节和代谢自动调节。两者都是通过调控脑内阻力小动脉的口径实现的。压力自动调节是,当脑灌注压高时,阻力小动脉中膜平滑肌收缩,口径缩小,阻力增大,使血流量减少,维持原来的脑血流量不变。反之,脑灌注压降低时,小动脉平滑肌舒张,平均动脉压(MAP)CBF=脑血流量;mL/(100g·min)=毫升血/100克脑/每分钟口径增大,阻力减少,足以代偿因灌注压下

降可能引起的血流量减少。代谢自动调节同样,当脑代谢增高时,脑组织氧利用增加,CO_2、乳酸、组胺等代谢产物的堆积和腺苷增多,引起小动脉舒张,阻力减少,血流增多,以利于尽快带走代谢产物。反之,脑小动脉收缩,脑血流减少。压力自动调节使体循环血压大幅波动时,仍能保持脑有效灌注。代谢自动调节对脑血流量的脑内合理分配有重要作用。它们都是复杂的生理过程,并有非常复杂的调控机制。

正常脑循环还能在血氧分压(PaO_2)和二氧化碳分压($PaCO_2$)明显变化时,通过血管舒缩调节,维持脑血流量不变,这一作用有人称为脑血管运动调节(vasomotor control)。

吸入氧(85%~100%)可引起脑微动脉收缩,脑血流下降。PaO_2 超过 18.6kPa(140mmHg)时,脑血管开始收缩,脑血流量与脑血容量减少,颅内压也随之下降。故临床上常用过度换气,提高 PaO_2 来治疗颅内高压症。当 PaO_2 低于 8kPa(60mmHg)时,脑血管开始扩张,脑血流量增多,颅内压也随之升高。这是高原低气压、低 PaO_2 致高山反应或高山病的原因。

CO_2 吸入可增加脑血流量,$PaCO_2$ 平均正常值为 5.3kPa(40mmHg),每升高 0.13kPa(1mmHg),可增加脑血流量 3%。$PaCO_2$ 超过 9.3kPa(70mmHg)时,脑血管自动调节功能就可丧失。

当脑血管极大扩张,即脑血管容量(CBV)也相应极大增加,仍不能保证有足够时,脑组织还有另一个代偿机制:随着脑血流减慢,脑血流通过时间延长,增加了脑组织对血氧的吸收,即提高氧摄取分数(OEF)。此时,脑氧代谢率($CMRO_2$)以及脑葡萄糖代谢率(CM-Rglu)维持不变,脑组织的结构与功能还保持正常。

第二章　中枢神经系统疾病的影像学检查

第一节　中枢神经系统疾病常用的影像学检查技术

一、颅脑病变影像检查

(一)CT

常规 X 线照片是把具有三维的立体结构摄成二维的平面图像,影像互相重叠,相邻结构的 X 线吸收率差别小,不能形成对比构成图像。1969 年 Hmmsfield 首先设计成电子计算机横断体层成像装置,使对 X 线吸收率差别小的脑组织和脑室以及病变本身得以清晰显示,并获得颅脑横断面图像。这种检查方法称之为电子计算机断层摄影(computerized tomography, CT)。CT 图像的特点是图像质量好、诊断价值高,检查方便、安全。

1. CT 基本结构、成像原理　CT 是利用一定宽度的 X 线束穿透人体特定层面后,经探测器探测其各方向的衰减值,并用计算机处理得出该层面各点(体素)的 X 线衰减值,从小到大的各种衰减值以由黑到白的不同灰度(像素)来代表并按矩阵排列,计算机重建出该身体横断面的图像由于人体各部分的组织密度和厚度不一样,其 CT 值也就不一样,脑灰质、白质、脑室、脑池等就很容易被区别开来。因而,肿瘤、炎症、脑出血、脑梗死、脑积水等病理改变也就清晰地被显示出来。

一般将 CT 装置按照探测器的构造和扫描方式的不同来分成几代。第一代 CT 分辨率低,扫描时间长,扫描一个层面需要 5 分钟的时间。20 世纪 90 年代初,开始出现滑环式螺旋扫描 CT 机,其不但扫描速度快,还可获得薄层(0.5mm)高分辨率各向同性容积数据,根据病变和解剖结构需要,可获得具有相同分辨率的任意平面,接近完美的三维重建图像,使 CT 技术推向新的阶段。现在常用的第三代、第四代甚至第五代多排螺旋 CT 分辨率和扫描时间都有了飞跃的进步,扫描时间已缩短为 2~5 秒,甚至 1 秒以下。扫描速度大幅提高(在 0.4 秒),瞬间冻结脏器,实现质量优异的心脏、血管成像以及大范围、多脏器、多时相动态扫描,图像分辨率非常高。

2. 常用的 CT 检查方法、作用及价值

（1）CT平扫：不使用对比剂。常用于急性脑血管疾病，如脑梗死、脑出血、先天性发育畸形和颅脑外伤。同时也用于初步检查了解颅脑有否病变的患者。

（2）CT增强扫描：使用对比剂（多为静脉注射给药）。对临床怀疑炎症性病变、颅脑肿瘤、脑动脉瘤和血管畸形等疾病均需加增强扫描，以利于发现病变和帮助疾病的定性诊断。

（3）CT动态增强扫描：指注射造影剂后在短时间内快速连续扫描。有两种扫描方式：一是动床式CT扫描，即是由起始层面连续扫描到终止层面；另一种是不动床式CT扫描，亦即是对同一层面连续进行多次扫描。主要用于判断肿瘤或一些疾病的血流动力学的变化来帮助定性诊断及对一些功能的评价。如垂体微腺瘤的动态增强扫描，脑缺血急性脑梗死的灌注成像，脑肿瘤的灌注成像等。

（4）CT薄层扫描（5mm以下）：目前多排螺旋CT的应用，原始扫描数据均可以达到很薄（可以达到每层0.5mm），可减少容积效应，更能反映病灶内部的真实结构。主要用于一些细微结构的显示或为做一些功能后处理。临床上常用以于显示视、三叉、听等神经及其骨性通道。

（5）CT延迟扫描：指注射造影剂后隔一段时间再作扫描。此扫描方法可使部分病例提高病灶的检出率。可以用于判断肿瘤的血流动力学的改变，如脑膜瘤的血供等，偶尔用于脊髓疾病脊髓空洞的检查。这种扫描方法现已较少用在颅脑方面，主要是费时和得到的信息并不多。

3.CT图像清晰的有关因素及术语

（1）CT值：CT图像是由一定数量的由黑到白不同灰度的小方块（体素）按矩阵排列而成，这些小方块反映的是相应单位容积的吸收系数。X线吸收系数再通过一定的公式换算成CT值，以作为表达组织密度的统一单位。反映衰减系数的CT值，不是绝对值，而是以水CT值为0时各组织与水进行比较的相对值。人体组织的CT值界限可分为2000个分度，上界为骨的CT值，为1000HU（Hounsfield Unit）；下界为空气的CT值，为-1000HU，脑实质的CT值约为+35HU。

（2）空间分辨率和密度分辨率：CT的分辨率分为空间分辨率（spatial resolution）和密度分辨率（density resolution），是判断CT性能和说明图像质量的两个指标。图像像素大，数目少，空间分辨率低；反之，空间分辨率高。CT图像的空间分辨率不如X线照片高，但密度分辨率比X线照片高得多，可显示X线照片无法分辨的组织。空间分辨率和密度分辨率两者互相制约，空间分辨率的提高，会导致密度分辨率的降低。如两者都要提高，则需增加X线源的能量。

（3）窗宽和窗位：人体组织CT值的范围有-1000到+1000的2000个分度，而人眼一般仅能分辨 16 个灰阶,所以为了提高组织结构细节的显示,分辨 CT 值差别较小的两种组织,需采用不同的窗宽(window width)显示图像。窗宽是指 CT 图像上所包括 16 个灰阶的 CT 值范围。例如窗宽用 100 时,图像可分辨的 CT 值为 100/16＝6.25HU,即两种组织 CT 值差别在 6.25HU 以上,即可分辨。并且由于不同组织的 CT 值不同,应以被观察组织的 CT 值为中心进行观察,此即窗位(window level)或称窗中心(window center)。例如,大脑实质的 CT 值为+35HU 左右,颅骨的 CT 值为+500HU 以上;观察脑实质时可采用窗宽+100HU 和窗位+35HU;观察颅骨则应采用窗宽+1000HU 和窗位+500HU。提高窗位则图像变黑,相反,降低窗位则图像变白;加大窗宽则图像层次增多,组织对比减少,窗宽降至最低图像则没有层次,只有黑白图像。因此,为了使病变显示清楚,应根据具体情况调节窗宽和窗位,以获取较好的图像质量。

(4)部分容积效应和周围间隙现象:CT 图像上,各个像素所示数值是代表相应单位组织容积全体的 CT 值。如在同一层扫描面内含有两种以上不同密度横向走行而又互相重叠的物质时,所得 CT 值不能如实地反映其中任何一种物质的 CT 值,这种现象称为部分容积效应。由于部分容积效应影响,层面内不同结构物体的边缘轮廓如被斜行横断,其轮廓由于 CT 值的不准确而显示不清。例如侧脑室侧壁,于层面内斜向走行的导水管和没有扩大的侧脑室下角轮廓显示不清就是这种原因。在一个层面内,与层面垂直的两个相邻且密度不同的物体,其物体边缘部的 CT 值不能准确测得,结果在 CT 图像上,其交界的影像不能清楚分辨,这种现象称为周围间隙现象。周围间隙现象的存在,使密度不同的物体交界处,密度高的物体边缘 CT 值小,密度低的物体边缘 CT 值大,交界处影像不清。

(5)伪影:CT 图像上可出现各种伪影(artifact),往往是模糊或发生误诊的原因。扫描时患者的移动,高密度物质、低密度物质周围都可产生伪影,机器故障也可产生各种伪影。

4.颅脑 CT 图像特点和分析要点

颅脑组织中,脑灰质比脑白质的 CT 值高,脑脊液的 CT 值最低。正常 CT 图像上,可以见到脑室、脑池、中央灰质、脑干、小脑结构以及松果体及脉络丛钙化影等。在阅读 CT 图像时,应该注意以下各点。

(1)正常结构的改变:如脑室、脑沟、脑回、脑池、松果体钙化影有否移位、挤压、变形、扩大或消失,左右是否对称。

(2)病理改变:如有钙化、血肿、肿块等病理改变时,需要注意:①病变部位;②病变的密度,高于脑组织者为高密度病变,低于脑组织者为低密度病变,等于脑组织者为等密度病变;③密度的均匀性,是均匀的高密度,均匀的低密度还是混杂密度的病变;④病变的边界,与正常脑组织是决然分明还是没有明确边界;⑤病变边缘的形态,有否一定形状,边缘是光滑还是不规则;⑥病变周围的改变,有无水肿等低密度反应带。

(3)造影剂强化反应:增强扫描病灶的强化,使病变形态、轮廓等显得更清晰,利于对疾病的定位和定性诊断。病灶的强化主要与血脑屏障的完整性、血管的通透性和完整性、有否异常血管等相关。由于血脑屏障的存在,正常脑组织不强化,但由于CT增强扫描所使用的造影剂量较大(60~100mL),正常脑组织的CT值测量可以略有升高,但CT值的升高一般在5HU,若大于5HU应视为有强化。

(二)磁共振成像(magnetic resonance imaging, MRI)

利用某些特定的原子核(如H^+)在磁场内受到特定射频脉冲激励时产生"共振"并发出无线电信号,经收集后由电子计算机处理成像。磁共振是利用电磁波成像,而不是利用电离辐射(如X线、γ射线)或机械波(超声波);磁共振成像显示的是物质的化学成分和分子的结构及状态,而不是显示物质的密度。

1. 磁共振成像的基本原理众所周知人体是由分子组成,分子由原子核和周围电子构成,原子核又由带正电的质子和不带电荷的中子组成。含有奇数质子或中子的原子核可产生一定角度的自旋并且在其周围产生磁场。这种特性就是磁共振成像的基础。从理论上讲,很多元素都可用于磁共振成像,但目前常用的为氢质子(H^+)磁共振成像。

氢质子犹如一个小磁针,在强大的静磁场中按一定的方向排列及自旋(陀螺样运动,称进动),产生磁矩。一定磁场中,氢质子的共振频率称为Larmor频率,与磁场强度成正比。当进动状态的氢质子受到一个与Larmor频率相匹配的射频脉冲激发时,质子吸收能量产生激励。激励后的氢质子,由低能态变为高能态(即共振)。中止射频脉冲后,磁矩从与主磁场垂直的位置逐渐恢复到原平衡的位置(称弛豫),同时以相同频率无线电波的形式释放激励中吸收的能量。用接收线圈接收释放的能量,并转化为信号,经计算机复杂运算,呈现出人体断面图像。

在进行人体磁共振成像时,信号的强弱除取决于质子的数量,还与组织的弛豫时间有关。氢核受射频脉冲激励后,从高能量状态到低能量状态的恢复过程成为弛豫过程,分别由T_1弛豫时间和T_2弛豫时间描述。弛豫时间指射频脉冲停止后,沿静磁场方向的纵向磁化恢复约63%所需的时间,又称为纵向弛豫时间(或热弛豫时间、自旋-晶格弛豫时间)。当射频脉冲一停止,各个氢核的相位一致,信号最强。由于组织的固有特性和磁场的不均匀性,相位一致逐渐丧失,信号减弱。信号丧失 63%所需的时间为 T_2 弛豫时间,又称横向弛豫时间(或自旋-自旋弛豫时间)。人体不同的组织有不同的 T_1、T_2 弛豫时间。一幅 MR 图像的灰阶影像,不是一个参数起作用,而是由质子密度及 T_2 弛豫时间、流动效应、TR 和 TE 等多种因素共同作用的结果,所以反映组织特性的图像称 T_1 加权图像 weightedimage,(T_1WI),反映组织 T_2 特性的图像称 T_2 加权图像(T_2WI),反映组织质子分布特性的称质子加权图像(ρWI)。如脂肪组织的质子密度大、T_1 弛豫时间短、T_2 弛豫时间长,在 T_1 加权像上信号最强(影像白),在 T_2 加权像上信号也强,也呈白色。脑与脊髓氢质子密度大,但 T_1 弛豫时间略长,在 T_1 加权图像上,影像比脂肪灰暗。肿瘤的 T_1、T_2 弛豫时间都较长,和正常脑组织相比,在 T_1 加权像上信号稍低呈灰黑色,在 T_2 加权像上信号强呈白色。骨皮质内活动质子少,T_2 弛豫时间短,故在一切序列上图像都为低信号,呈黑色。含气的腔隙内同样无 MR 信号,故在一切序列也都呈黑色。

2.磁共振图像的分析要点　磁共振图像虽也是黑白图像,但与 X 线平片和 CT 代表的意义完全不同。MRI 图像的黑白是反映组织器官氢原子的分布及它在磁共振过程中的弛豫特性(T_1、T_2),同时也取决于成像技术(如脉冲序列和扫描时间参数),反映了组织的电信号强弱,电信号越强,影像越白;电信号越弱,影像越黑;无信号则为黑色(如空气)。通过组织本身固有特性参数(如质子密度、T_1、T_2 和流动)对信号的影响,借助于不同的脉冲序列,尽可能地增加组织间的对比,使病变显示地更加清楚,增加影响诊断的有效性。因此,在 MR 图像分析中,必须充分了解各种因素对图像形成的影响,并正确认识 MR 扫描所选择和运用的脉冲序列,因不同的疾病以及不同的病理过程,病变的 MR 信号有时会相互接近,或"一征多病"、"同病多征"等,所以 MR 诊断除以征象为主要依据外,还要密切地结合临床资料,包括病史及其他的各种检查,作为 MR 图像征象研讨时的补充,对照和印证。

3.磁共振的检查方法及应用　颅脑 MRI 常规检查主要横断面扫描,根据疾病需要再选择冠状面或(和)矢状面扫描作为补充,得到立体的定位和有利于定性。

(1)MRI 平扫:磁共振检查有着良好的软组织分辨率,大部分颅脑疾病均可以先行磁共振平扫来发现病灶,这一点远远优于 CT 的平扫。

(2)MRI 增强扫描:注射乱造影剂(Gd-DTPA)作增强扫描,因其顺磁性作用,缩短了组织的 T_1 弛豫时间,尤其是血脑屏障受到破坏时,可以把病灶显示得更清晰,有利于对疾病定性。

(3)磁共振血管成像(MRA):有两类①无须造影剂的 MRA——TOF(time of flight)法、PC 法(phase contrast),显示脑的大血管;②用造影剂的增强 MRA,同时可以显示血管的细微结构和静脉。

（4）磁共振弥散成像（DWI）：指水分子的随意弥散运动——布朗运动。人体内水分子的弥散有自由弥散和限制弥散两种。水分子的弥散运动受组织分子结构和温度的影响，分子越松散，温度越高，弥散运动就越强。近年来在弥散加权成像的基础上发展的弥散张量成像（diffusion tensor imaging, DTI）除显 7K 有关组织的弥散外，它还能显示机体脑白质纤维束走行的方向性及完整性，已经成为脑功能成像的重要手段。

（5）磁共振灌注成像（PWI）：有三种方法：①MR 动态磁敏感对比成像：注射造影剂和快速成像程序相结合，观察器官、组织和病灶微小血管的灌注循环情况。根据造影剂信号强度改变的大小描述脑组织灌注情况。常用评价指标有：局部脑血流（rCBF）、局部脑血容量（rCBV）及平均通过时间（MTT）参数来表达，其中 rCBV 是最直观的指标。在急性脑梗死早期，PWI 显示病灶中心血流灌注严重减少，而周围血流灌注逐渐增加。②血氧水平依赖（blood oxygen level dependent, BOLD）对比增强技术：无须造影剂。尽管属于灌注成像范畴，但主要用于脑皮质功能激发成像。③MR 动脉质子自旋标记成像（arterial spin labelling, ASL）是将动脉血作为内源性示踪剂、无创性的观测血流灌注情况的磁共振检查技术，可以提供相应血流动力学方面的信息。

（6）磁共振波谱（magneticresonance spectroscopy, MRS）：是利用体内奇数质子自身的磁性及外加磁场的作用使其磁化及振动（即共振），产生磁共振信号，经傅立叶转换成频率（波谱）作为诊断手段的检查方法。与磁共振成像（MRI）不同的是 MRS 主要检测的是组织内的一些化合物和代谢物的含量以及它们的浓度，由于各组织中的质子是以一定的化合物的形式存在，它们在一定的化学环境下这些化合物或代谢物有一定的化学位移并在磁共振波谱中的峰值都会有微小变化，它们的峰值和化学浓度的微小变化经磁共振扫描仪采集，使其转化为数值波谱。这些化学信息代表组织或体液中相应代谢物的浓度，反映组织细胞的代谢状况。即 MRS 是从组织细胞代谢方面来表达其病理改变的。近年来着 MR 扫描仪的硬件和软件的开发和应用，其发展迅速，尤其在脑部应用最为广泛。MRS 是目前测定人体内化学物唯一的一种非创伤性的影像技术。检测的内容主要有：胆碱（choline，代表细胞膜功能）、肌酸（creatine，代表能量代谢）、N-乙酰天门冬氨酸（NAA，主要在神经细胞内）、脂质、乳酸盐（lactate，糖酵解产物），还有谷氨酸、谷氨酰胺、牛磺酸、甘酰胺、肌醇、苯丙氨酸及 GABA 等氨基酸类。根据这些代谢物含量的多少，浓度的变化，以 ^{1}H-MRS 曲线中产生不同的峰值及比率，来确定组织细胞结构或代谢的异常。

（7）脑皮质功能激发成像（functional MRI，fMRI）：是基于血氧水平依赖（blood oxygenlevel dependent，BOLD）技术的成像原理而来。BOLD 技术主要由于脑在进行各种活动时，会消耗氧和能量，使血液中的含氧血红蛋白变为脱氧血红蛋白，但为了保证脑组织活动的需要，同时也增加了大量含氧血红蛋白的血流的输入，包括微循环的开放和局部血管扩张，使得在局部区域内脱氧血红蛋白的浓度降低；由于脱氧血红蛋白是顺磁性物质，含氧血红蛋白是抗磁性物质。顺磁性物质在磁场中，受到磁化，在其周围产生一个微弱磁场，用较为敏感的 T_1^* 加权成像序列采集这种由于血氧含量对比发生变化而产生的微弱信号，则称为 BOLD。血氧活动与神经活动有着紧密的联系，神经细胞激活时需要消耗局部毛细血管中的氧。便出现 BOLD 反应。目前主要应用于神经科学、认知科学、心理学、临床脑科学的研究。

（8）磁敏感加权成像（susceptibility weighted imaging，SWI）：新近发展起来的成像技术，主要利用组织的磁化率效应（即不同组织之间的磁化率差异可引起相位信息差异），产生局部磁场的相位改变，进行对其数据采集和处理，使其局部所增加组织对比明显地用图像表达。目前 SWI 主要应用于脑血管病如脑微量出血、脑血管畸形如静脉型畸形、海绵状血管瘤、动静脉畸形等的诊断及术后评价。此外，SWI 序列对铁沉积非常敏感，对脑创伤、脑肿瘤和一些代谢性、退行性神经变性疾病的诊断也有一定作用。

4.磁共振成像的优势和不足

（1）优势：磁共振是高科技仪器，具有较多的技术优势。MRI 可利用被检查组织的物理和生物化学特性（如水、铁、脂肪、血管外血液及其分解后的产物等）来做组织特性的评价，区别不同的组织；通过流动效应评价血液和脑脊液的流动情况；由于自旋回波序列扫描，骨皮质及钙不显影，被骨皮质包围的组织，如后颅窝和椎管内的组织可清楚地显示，不受骨骼伪影的影响；MRI 扫描，无须移动患者即可做多方向扫描，并且检查前不用对患者进行特殊准备；顺磁性造影剂无毒性反应，可用于血脑屏障完整性的研究。

（2）不足之处：信号采集慢，需时较长，一些生理活动都可影响成像的清晰；由于一些监护系统和维持生命系统的仪器，不能进入扫描的磁体房，或因扫描时间太长，患者不能耐受，对危重或不能很好合作的患者难以完成检查；带有心脏起搏器或体内存有磁铁性医疗装置或磁性金属异物的患者，不能进行检查；自旋回波成像中钙无信号，影响了以病理性钙化为特征病变的诊断。

二、血管病变检查

(一)非侵入性检查

1. 颅外颈部动脉　用双功超声或彩色超声成像系统检查,CTA 和 MRA 的检查。这些检查技术和方法已有很大的进步,与侵入性血管造影(如 DSA)结果的一致性很好,已有完全取代后者的趋势。

2. 颅内动脉

(1)用经颅多普勒超声(TCD)、经颅彩色多普勒超声。

(2)磁共振血管成像(MRA):是利用梯度回波序列扫描成像的"流动增强效应"进行血流显像而无须对比剂。当血流通过受检部位时,受到梯度磁场和射频脉冲的作用产生犹如碘剂血管造影的明亮高 MR 信号,从而与呈无或低 MR 信号的周围组织形成对比。主要技术有时间飞跃法(time of flight, TOF)和相位对比法(phase contrast, PC)。可用于颈部颈动脉和椎动脉、颅内血管畸形、血管闭塞、动脉瘤、动静脉瘘等疾病的检查。近年 MRA 技术不断改进完善(包括多次重叠薄片扫描技术、磁化传递对比技术等),其中三维 TOF 具有高信噪比、高层面空间分辨率和良好快速血流显示,特别适于检查颅内动脉,对 DSA 未能显示病变的"隐匿性血管畸形"有肯定的诊断价值。对脑动脉瘤诊断的敏感性和特异性分别为 83% 和 92%,显示最小动脉瘤的直径为 3mm。MRA 虽然为一良好的无创性检查法,但由于自旋饱和或相位逸散可引起漏检、低估动脉瘤瘤体大小或不能显示动脉瘤与载瘤动脉的关系。MRA 对血管狭窄的阳性和阴性预测值分别为 70%~100% 和 90%~100%,由于对血管壁钙化灶不敏感,往往过高估价血管狭窄的程度。近年来应用对比增强 MRA(contrastenhanced MRA, CE-MRA)利用静脉注射顺磁性对比剂(二乙三胺五乙酸钆,Gd-DTPA)后即扫描采集血管的成像技术大大地提高了血管的分辨率。

(3)CT 血管造影(CTA):是指经静脉注射造影剂后,利用螺旋 CT 或电子束 CT 对包括靶血管在内的受检层面进行连续不间断的薄层立体容积扫描,然后经计算机进行图像后处理,最后使靶血管立体显影的血管成像技术。CTA 的完成主要是基于多排螺旋 CT 或电子束 CT 在构造上的重大改进以及完善的计算机图像后处理技术,其中最主要的是所谓的"立体容积扫描",这一点奠定了 CTA 的基础。目前 CTA 主要有三种三维血管显示技术:表面遮蔽显示(shaded surface display, SSD)、最大强度投影(maximum intensity projection, MIP)和容积漫游(或体积显示)(volume rendering, YR)。

CTA 具有下列优点:①快速,扫描时间一般不超过 60 秒,电子束 CT 则更快,特别适合于不能长时间检查的患者。②无动脉损伤及卒中的危险性,不受动脉瘤夹的限制,并能较好的显示钙化。③三维图像能从各个角度观察血管形态,可提供血管内、外的影响信息,显示血管及其与邻近结构的关系。但总体而言,目前 CTA 的空间分辨力尚不及 DSA,特别是不能显示脑循环由动脉至静脉的动态变化过程,不能代替常规脑血管造影显示末梢小血管以及不能显示颅内全部血管。

(二)侵入性血管造影术

1.常规法　　常规脑血管造影是动脉穿刺,快速注入造影剂,同时快速连续摄片,对脑血管影像进行记录,可准确反映脑血管解剖改变和实时动态显示脑循环由动脉至静脉的动态变化过程。但由于图像是两维的,不能旋转从多方面观察血管病变,并且受骨骼影像等背景的干扰,影响了图像的正确分析,而且还有动脉穿刺带来的各种危险,严重限制了常规脑血管造影的广泛应用。

2.数字减影脑血管造影(DSA)　　具体检查方法有两种,静脉性 DSA(IVDSA)即穿刺或经导管向静脉内注入造影剂,然后进行减影处理,以及动脉性 DSA(IAD-SA)即经股(肱)动脉插入导管,行选择性或超选择性动脉造影,然后进行减影处理。现多用动脉法。

(1)减影处理:是用数字化的造影画面,减去数字化的背景画面,只留下充盈造影剂的血管影像的先进造影方法。是将摄像靶区的背景结构经高性能影像增强器和计算机处理,变成数字化图像(蒙片)放入一存储器中,然后用同样的方法,在将同部位的造影图像(动像)送入另一存储器,由计算机把两者相减,使背景图像正负相消,只留下因注入造影剂而显影的靶血管影像,大幅度提高了分辨率。具体有时间减影、能量减影和混合减影等方法。并且能够进行多条脑血管造影检查' 提供全面清晰的颅内、外血管影像,有利于发现病变,并显示部位、范围和大小,全面了解侧支循环的建立及颅内血液循环的情况。

(2)DSA 的优点:①选择或超选择造影,图像清晰,血管不重叠,对直径 0.5mm以上血管(如豆纹动脉)都能确定有无病变。②动态图像及透视下旋转球管或在一定体位造影能较好暴露载瘤动脉和瘤颈,其定位准确率明显高于 MRA 和 CTA。尤其对直径 3mm 以下的动脉瘤,DSA 是唯一可靠的检查方法。③DSA 能较真实地反映脑血管狭窄、闭塞程度,可在排除脑血管痉挛的图像上利用光标测定实际狭窄程度及范围,判定血流动力学改变,观察侧支循环的形成,有利于临床了解脑血流状况,确定病变类型及分期。④根据造影结果,便于介入治疗。

三、脑功能显像(脑血流与代谢测定)

包括单光子发射断层扫描(SPECT)、放射性示踪氙的局部血流量测定(rCBF)、正电子发射断层扫描(PET),统称为发射型计算机断层显像。发射型计算机断层显像(emissioncomputerized tomography,ECT)探测的射线是引入体内的放射性核素发射出来的 γ 射线,不同于 X 线、CT 探测的射线是来源于体外穿透人体的 X 射线,后者称为穿透型(transmission)。

成像原理:注射示踪剂后,靶器官与非靶器官,正常组织与病变组织对示踪剂的摄取量不同,或选择性摄取、丧失摄取功能等,使示踪剂的分布出现显著不同。SPECT 或 PET 等核仪器的探测器,收集来自靶器官内发射出的核射线,并据射线密度的不同,经计算机按与 CT 类似的成像原理进行计算,组成图像。这种图像直接反映器官各部位的代谢、血流、生理、生化等改变,故称之为“功能显像”。

SPECT 结构上有两类,一类为多探头的环型,PET 也采用这种结构,分辨率高,成像时间短,但价格较高;另一类为 γ 照相机,其探头围绕身体旋转 360° 或 180°,进行全角度或有限角度的采样,是 SPECT 的主流。SPECT 常用的放射性药物是 ^{99m}Tc 和 ^{133}Xe 标记的各种药物,皆发射低能 γ 射线,半衰期相对较长。PET 使用的核素发射的是正电子,与电子相撞而湮灭时产生两个方向相反的 γ 光子,分别射入两个探头,通过符号电路而被探测到。不能同时射入两个探头的两个光子,不能形成符号信号被记录,因此 PET 被称为“光子准直”或“电子准直”,免去了一般的屏蔽型准直器,极大提高了探测灵敏度。但发射正电子的同位素半衰期很短,需由回旋加速器产生。常用的有 ^{15}O、^{11}C、^{13}N、^{18}F 等所标记的化合物,如 ^{18}F 脱氧葡萄糖、^{15}O$_2$、C^{15}O$_2$ 或 ^{13}NOH$_3$ 等,是人体所需要的化合物,可通过血脑屏障参与脑部代谢,因此 PET 可用于研究脑部活动的功能。

(一)ECT 技术的优势和不足

1.优势　ECT 技术是一种解剖形态和脏器功能相结合的“功能影像”,在一张图像上既可分析器官的形态,又可获得器官的整体及局部的功能情况;在某些疾病的诊断中灵敏度、准确性很高,有早期诊断的价值,并且进入了细胞和分子水平,能够观察脑细胞在思维活动中糖代谢等情况的变化,是一种无创检查。

2.不足　图像的解剖结构分辨不如 X 线、CT、MRI,图像处理比 CT、MRI 复杂,显像剂和采集方法不同,同一种显像剂用不同的采集方法可达到不同的目的,并且诊断术语相对较模糊。

(二)常用的 ECT 技术

1. 脑血流灌流显像和定量测定 脑血流灌流显像应用的放射性标志物为 ^{99m}Tc-HM-PAO，^{99m}Tc-ECD 和 ^{133}Xe，它们通过脑循环时，正比于局部脑血流量，单向被动扩散进入脑组织。正常脑组织显像表现为灰质、基底节、丘脑、脑桥等脑细胞集中的部位放射性物质的进入量明显高于白质区及脑室，形成皮质部位呈现浓影，白质及脑室部位为淡影，皮质之中以枕叶最浓，额叶次之，两侧影像基本对称。

脑血流定量测定分为绝对测量和半定量测量。绝对测量应用的是 Fick 物质守恒原理，半定量测定是选定某一区域为参照，其他感兴趣区的放射性密度，计算出相对血流量。半定量法简单易行，是分析影像的重要补充手段。绝对测量脑血流量的正常值为 $40\sim55$mL/（100g·min），皮质为 $50\sim70$mL/（100g·min），白质为 $20\sim30$mL/（100g·min）。

2. 脑代谢与神经受体显像 主要由 PET 完成，因为使用的核素是能参与脑代谢的 ^{11}C、^{13}N、^{15}O、^{18}F 等正电子发射体。常用的脑代谢显像有葡萄糖代谢显像、氧耗量显像和蛋白质代谢显像。葡萄糖代谢显像的机制是 ^{18}F-氟化脱氧葡萄糖（^{18}F-FDG）通过血脑屏障入脑后，被己糖激酶磷酸化为 6-磷酸 ^{18}F-FDG，不能继续代谢也不能透出血脑屏障，滞留在脑组织中，据此可获得可靠的放射性分布影像，并且借助于生理学模型的计算可得到局部和全脑的葡萄糖代谢率。

神经受体显像也有多种，如多巴胺受体显像、乙酰胆碱受体显像、5-羟色胺受体显像、阿片受体显像、γ 氨基丁酸受体显像等，其机制为显像剂入脑后与神经受体特异结合，应用 PET 或 SPECT 进行显像，可得到神经受体的解剖分布图，借助房室模型可估算显像剂与受体的结合密度和结合解离常数，用以反映受体数量和受体活性。

3. 脑显像、放射性核素脑血管造影和脑池显像 脑显像是利用血脑屏障阻止放射性药物进入脑细胞，正常脑实质呈放射性空白，而病变处血脑屏障破坏，放射性药物聚集。放射性核素脑血管造影是静脉"弹丸"式注射显像剂，连续采集，呈现显像剂在脑血管内充盈、灌流和流出的情况从而了解脑血管的形态和血流动力学变化。脑池显影为显像剂注入蛛网膜下腔后随脑脊液分布，显示蛛网膜下腔和个脑池的影像。

第二节　脑梗死的影像学诊断

一、病灶影像检查

缺血性脑血管病是脑血管病变引起急性脑缺血所致的脑组织坏死,即形成脑梗死。病理生理上,当脑血流量下降达正常值的 15%~--20% 以下时,神经细胞膜的 Na^+/K^+ 泵失调,钠和水流入细胞内,导致细胞内水肿。但这时 CT 及常规 MR 扫描仍为阴性。6 小时后出现脑细胞坏死和血脑屏障破坏,第 2 天至 1 周,脑梗死占位效应逐渐明显;在 8~14 天,梗死灶周围出现较丰富的新生血管及对病灶的修复,但血脑屏障尚未修复,这时增强扫描,梗死区出现脑回样强化。在 15 天以后,轻微的脑梗死可逐渐修复,经治疗后不能修复的可转变为脑软化或囊变,并逐渐出现脑萎缩征象。由于 CT 扫描时间短,多数医院 CT 室有 24 小时值班,一般都先做 CT 检查,以排除脑出血作为首选。但若有条件时,应首选 MR 检查,MR 比 CT 能更早地发现病变。对不典型的脑梗死,MR 的多方向切面观察病灶是否具有脑血管分布区的特性也比 CT 优越。目前利用 MR 的一些先进技术对超急性期(6 小时内)的缺血性脑血管病及早作磁共振弥散成像和灌注成像,了解病灶区病理生理变化,确定是否可做溶栓治疗等有重要作用。

（一）CT

1.影像学特征　CT 虽能直接显示梗死灶,但不能显示闭塞或狭窄血管及其病因。梗死灶多位于一条主要脑动脉供血区内,其中以大脑中动脉区常见(占 60%,大脑后动脉,大脑前动脉 5%,后颅凹 5%,多个动脉区及分水岭区 14%)。而部分供血区梗死又比全供血区更常见。典型梗死灶呈楔形的低密度区,常累及灰质和白质。这与肿瘤、脓肿和脱髓鞘病灶只累及局部脑区或白质有明显区别。累及深部白质和基底节的纹状体、内囊梗死为多条大脑中动脉深穿通支闭塞或短暂性 MCA 主干闭塞或皮质侧支循环良好的持久性主干闭塞引起。腔隙性梗死灶直径<1.5cm。

（1）早期特征:缺血性脑血管病最初 24 小时内一般不能显示梗死区的密度变化,难以做出诊断。少数大片脑梗死病例可于血管闭塞后 6 小时甚至更短时间,显示大范围密度略低区,累及皮质和白质,边界不清。部分病例显示早期特征性改变:①致密动脉征:发生在大脑中动脉、颈内动脉、椎动脉和其他大动脉。表现为一段动脉密度增高,CT 值为 77~89HU,而正常动脉为 42~53HU,动脉粥样硬化斑为

114~321HU。动脉密度增高为血管栓塞或血栓形成所致,易形成大面积脑梗死,预后不良。②大脑中动脉闭塞时的岛带(脑岛、最外囊和屏状核)皮、白质界面消失;豆状核轮廓模糊或密度减低。

(2)梗死特征:血管闭塞后第二天,缺血区脑组织密度明显减低,其部位及范围与闭塞血管供血区一致,边界不清,密度不均,在低密度区内散在高密度的斑点状影,代表梗死区内脑组织相对无损害区。1~2周,低密度区的密度变均匀且边界清楚,2~3周,梗死区因脑水肿消失和吞噬细胞的浸润,密度相对增加而成为等密度,称之为"模糊效应"。以后密度持续降低,1~2个月后,达脑脊液水平。脑梗死,特别是范围较大者,由于伴有脑水肿,也会产生占位效应;病后1~2周占位表现最为显著,以后逐渐消退。脑梗死经水肿期、吸收期,于第4~6周转入瘢痕期,坏死组织被吞噬、移除,仅遗留一囊腔,表现为边界清楚的低密度区。由于梗死灶液化、脑组织丢失或瘢痕收缩,可见邻近脑沟、脑室增宽扩大,中线结构向病侧移位,为陈旧性梗死灶。

(3)增强特征:脑梗死的不同阶段对造影剂强化反应不同。梗死区强化一般认为是由于血脑屏障破坏,新生毛细血管产生和血液过度灌流所致。梗死早期侧支循环刚开始建立,含造影剂的血液不能灌流梗死区的血管,此时即使梗死区有血脑屏障受损,也不发生强化。当闭塞血营发生再通或随新生毛细血管增生、侧支循环进一步建立时,含造影剂血液便可进入梗死区,经受损血脑屏障的血管外溢而出现造影强化。待受损和不健全的血脑屏障逐渐恢复,即不再出现造影强化。

(4)梗死性出血特征:常位于脑回边缘,表现为在低密度梗死区内出现点状、不规则的斑片状尚密度影或脑回样密度增高,与一般脑出血相比,其边界不清,密度较低,但较少白质水肿和脑沟变窄。而原发脑出血灶密度更高、更均匀,不限于灰质,不表现脑回状而多为圆或椭圆形。

(5)腔隙性脑梗死特征:显示为基底节区或丘脑区卵圆形低密度病灶,边界清楚,直径10~15mm。梗死区密度随时间逐渐减低,4周后接近脑脊液密度,并出现萎缩性改变。

(6)混合性卒中特征:表现为在大脑同一侧半球的不同区域或不同侧半球大脑、脑干或小脑,同时有脑梗死的低密度影和脑出血的高密度影。

(7)分水岭梗死特征:常见于①大脑皮质大脑中、前动脉供血区交界处:其特征是比通常的大脑前动脉梗死灶更靠外侧;从皮质向深部脑室旁白质扩展,而区别于肿瘤引起的只累及白质的脑水肿。②大脑中、后动脉的顶-枕交界处。

(8)静脉性脑梗死特征:由静脉窦和脑静脉血栓形成引起。①低密度区边界通常早期明显,脑水肿严重;②低密度区常超过一条主要动脉的供血区;③常见低密度区中央有斑片样或呈指状的出血;④增强扫描下的静脉窦流空三角征:垂直于上矢状窦的层面可见其边缘密度增强,内部由血栓充满而显示为低密度。由于侧支静脉通路增加,大脑镰也有增强,静脉窦血栓形成的 CT 表现有时缺乏特异性,甚至常无阳性发现,故有条件者可作 MRI 或血管造影。

2. 临床应用

(1)急性早期(3~24 小时):适用于临床分型为 TACI 或较重的 PACI 者,目的排除脑出血,确定病变大小、性质,是否为溶栓治疗适应证。如发现病侧大脑中动脉分布区显示①局部密度减低;②岛叶与基底节分界模糊;③大脑外侧裂、脑沟及蛛网膜下腔稍变浅;④侧脑室稍受压,提示为大脑中动脉主干或颈内动脉终末段闭塞;⑤偶在颅底可见高密度的大脑中动脉——MCA 高密度征。

一般非出血性脑梗死在起病 24 小时内常不能显示。如果临床考虑为腔隙性或小梗死,而估计为脑出血或急需溶栓治疗的可能又不大者,我们建议在发病 48 小时后才做首次 CT 检查,避免阴性结果而要再次复查,加重患者经济负担。

(2)急性期(24~48 小时):可确定梗死灶部位、大小。还能显示脑水肿及程度,以及有无合并出血和脑疝。一般缺血性脑水肿的高峰期在 3~5 天,2~3 周后完全消退。少数大片脑梗死可在 24 小时达高峰并引起脑疝。

(3)复查:①临床怀疑为大片脑梗死,而急性早期 CT 无明显异常发现者,应在 24 小时后再复查,将能清楚显示梗死灶,有助于指导治疗。②CT 证实脑梗死,如病情有明显恶化者可随时复查,以了解脑水肿进展及程度、有无合并出血和脑疝。③临床考虑为大脑半球中小梗死,但 24~48 小时内 CT 无相应异常发现,且病情稳定者,不必要复查,以免加重患者的经济负担。因为第一次 CT 已排除能引起神经功能定位征的其他见病因:如肿瘤、脓肿、感染及脱髓鞘病变等;而且病情稳定说明治疗有效。

3. 缺点

(1)后颅窝病灶:对后颅窝(脑干、小脑)小梗死观察,因不能消除骨影不够可靠,但采用高分辨率 CT 和薄层扫描技术,可一定程度上克服该缺点。

(2)微小病灶:1cm 以下的病灶常有遗漏。

(二)MRI

常规(标准)MRI 包括 T_1 加权成像;T_2 加权成像;液体衰减反转回复序列成像(Flair,水抑制成像)。对脑梗死,T_2 加权成像最早在缺血后 5~6 小时可发现异常改变,但通常要 18~24 小时病灶显示才较好,且对排除颅内肿瘤、感染等有较大价值。另对临床考虑为脑干梗死者,应在发病 24 小时后 MRI 检查,而不做 CT 检查。

1. 一般影像特征　　脑组织缺血后出现病变区水肿,早期为细胞毒性水肿,MRI 对水含量变化极为敏感,当变化 3%时即有明显的 MRI 信号改变,表现为加权像呈低信号,T_2 加权像呈高信号,尤以 T_2 加权像的长 TE、TR 序列最敏感。理论上脑缺血 1~2 小时即可见的 MRI 信号改变,实际上,目前常规 MR 技术下,一般要 6~7 小时后信号改变才比较明显。小病灶,尤其是脑干的小梗死灶也可清楚显示。梗死第 2 天起,血浆蛋白漏出进入病变组织使 T_1 值缩短,T_1 加权像呈等或稍低信号,但 T_2 加权像仍呈明显高信号。1 周后坏死组织开始被清除,梗死灶的边缘出现新生血管及新鲜肉芽组织,个别病例于病灶边缘在 T_1 加权像上可见脑回样线状高信号,可能为新鲜肉芽组织或新生血管周围血液渗出所致,为脑梗死特别是大面积脑梗死后病变演变过程中的一种表现,而非真正的出血性脑梗死。作 Gd-DTPA 增强扫描,病灶周边有明显脑回样强化,为"亚急性期"脑梗死的特征性表现。

一般来讲,梗死灶的范围与脑动脉供血范围一致,常同时累及皮质和白质,典型病灶呈三角形或楔形尖端指向脑室,亦可呈长方形,T_1 加权像呈低信号,T_2 加权像呈高信号。由于病灶内可含少量正常脑组织或肉芽组织,其信号强度不很均匀,伴脑水肿和轻度占位效应。

2. 脑水肿特征　　脑梗死尤其是大面积梗死常伴脑水肿和占位效应,但占位效应相对较轻成为特点。脑水肿在 T_1 加权像呈低信号,T_2 加权像呈高信号,早期常与梗死灶界限不清,一般 1 周后开始消退。早期脑水肿主要为细胞毒性水肿,常沿血管分布,血管再通后或侧支循环形成后的血管源性水肿多沿脑白质蔓延,越过阻塞血管分布区,并且相对高的灌流压损伤血管壁易引起出血。

3. 梗死性出血特征　　多见于栓塞性脑梗死或在溶栓治疗过程中出现,在脑梗死表现的基础上加权像上于病灶内显示斑片状高信号出血灶,常在梗死 1~5 天内出现,系血管再通后相对高的灌流压使已损伤的血管壁破裂所致。

4. 腔隙性脑梗死特征　　多位于基底节区、丘脑和脑桥,呈小点片状,常多发。T_1 加权像呈低信号,有时呈稍低或等信号使其在 T_1 加权像上显示不明显,但 T_2 加权像呈明显高信号。脑桥腔隙性梗死灶常呈前后走向的裂隙状,矢状面显示清楚,形态具有特征性。

5. 陈旧性脑梗死特征　　如脑梗死范围小且治疗及时,几个月以后 MRI 仅示局部脑萎缩,否则将演变成"慢性"脑梗死。病灶内神经胶质增生并逐渐形成囊性软化灶,其内部于 T_1 加权像呈低信号,T_2 加权像呈高信号,与脑脊液信号相近,同时伴周围脑实质的萎缩性改变,如局部脑沟增宽、邻近病灶处脑室局部扩大,甚至中线结构向患侧移位。有些老年患者常于 T_2 加权像上见脑白质内或皮质下散在小点片状高信号区,但患者多无临床症状。目前对其成因有多种解释,但根本上系慢性脑缺血所致。

6. 静脉性脑梗死与静脉窦血栓形成 静脉窦大多有流空效应而呈无信号区,当有血栓形成后流空效应消失,约 1 周由于血栓内正铁血红蛋白(methemoglobin,MHb)和细胞溶解的作用,静脉窦在 T_1 和 T_2 加权像上均呈高信号,为较明显的特征,2 周后常有再通,流空现象又随之出现。伴有的脑积水表现为脑室系统扩大,如有梗死灶可见相应 MRI 信号表现。

7. MRI 下的脑梗死灶易与下列病变相混淆,应注意鉴别:

(1)超急性期脑出血:T_1 加权像血肿为等信号,水肿呈低信号,T_2 加权像影响其信号变化的主要是水肿信号,故呈高信号,与脑梗死信号相似,但注意病灶的形态和脑出血影像学征象在 MRI 上随病程进展有规律性的演变过程,从而加以鉴别。

(2)多发性硬化:常多发,呈小片状,T_1 加权像呈低信号,T_2 加权像呈高信号,与腔隙性脑梗死相似,但病灶多位于脑白质及脑干,结合病灶位置和患者年龄、病史等有助于两者的鉴别。

(3)肿瘤伴出血:T_1 加权像上也呈现病灶内散在的斑片状高信号,与梗死性出血相似,但肿瘤占位效应明显、持久,Gd-DTPA 增强一般可见肿瘤强化,与脑梗死的特征性脑回样强化不同。

(4)脑内血肿:其信号强度均匀一致,有特征性信号演变规律,而梗死性出血的出血灶之间常有坏死组织使信号强度不均匀,且无血肿的特征性信号演变。

8. 诊断脑梗死时,与 CT 相比,MRI 的优缺点:

(1)优点:①空间分辨力和组织分辨率高。②对后颅凹观察无伪影,对脑干梗死诊断更敏感、可靠。③鉴别出血与非出血性梗死及诊断静脉窦血栓形成更敏感。

(2)缺点:①相对成像时间长,不合作患者检查困难。②患者体内不能有铁性磁体,否则引起危险。③使心脏起搏器失灵。④相对不够普及,价格昂贵。

(三)功能 MR

1. 弥散加权成像(diffusion weighted imaging,DWI) 是一种 20 世纪 90 年代发展起来的新 MR 方法。要求磁场强度在 1.5T 以上的磁共振机,配合专用软件进行。主要是利用弥散敏感梯度脉冲序列扫描并采集信号所得的图像即 DWI。通过定量计算水分子的表观弥散系数(apparent diffusion coefficient,ADC)来确定水分子弥散的速率大小。是一种对脑梗死超早期诊断很有价值的 MRI 方法。

在缺血性脑血管病的研究中,常规 MR 技术 T_1、T_2、质子密度加权像对于症状发生后 12~24 小时的梗死范围和部位的评价是非常有价值的,并能结合 MRA 非创伤地评价颅内和颅外血管。然而,在缺血的最初 6 小时内,这些方法并不能充分评价缺血的范围和严重程度。DWI 对早期缺血改变非常敏感,在缺血性脑血管病的早期,由于缺血后导致水分子弥散运动减慢,Na^+-K^+-ATP 酶泵功能降低而引起"细胞毒性水肿",脑缺血部位 ADC 值显著低于正常脑组织,缺血性脑血管病 30 分钟内 DWI 即可有明显改变,因此 DWI 较常规 T_2WI 能更早地发现脑缺血的改变。DWI 在发病 6 小时内,对发展中局部脑缺血的检测表现出极大的优势,使超早期诊断脑梗死成为可能。对新近的梗死灶由于其弥散受限在 DWI 上呈高信号,而对于陈旧性病灶由于血管源性水肿和组织坏死液化,弥散程度受限减低,中间有一个过渡期(约梗死 2 周)DWI 呈不易分辨的等或稍低信号。DWI 可以反映脑梗死的形成、发展和转归不同阶段的变化,对指导临床治疗有积极意义。

弥散张量成像(DTI)是在弥散加权成像的基础上发展的,指的是水分子在不均质组织内具有弥散各向异性的特征。脑缺血后病变区水分子扩散能力下降,脑组织水肿、纤维肿胀,纤维束间隙变小,纤维束受压迁曲、移位,部分可能破坏中断等,为临床分析、判断患者的运动功能和预后以及指导康复治疗都有一定帮助。

2. 灌注加权成像(perfusionweighted imaging,PWI) PWI 是利用快速扫描技术,通过评价脑血流量(CBF)、脑血容量(CBV)及平均通过时间(MTT)来描述早期缺血性脑血管病患者脑血流低灌注梗死区及缺血半暗带区。目前较常用的是血管内造影技术,通过静脉团注 Gd-DTPA,因其在短时间内能相应改变组织的磁化率,因而改变磁共振信号的强弱来测量组织的血流动力学改变。

PWI 能在超早期阶段提供非常有用的信息。在超早期脑梗死灌注图像改变要先于 DWI 图像改变。PWI 显示的超早期病灶中心血流灌注严重减少,而周围血流灌注逐渐增加,甚至出现过度灌注区。PWI 在评价脑缺血的血流动力学变化时,可得到与正电子发射体层摄影(PET)相似的结果。MTT 是一个非常敏感的脑缺血指标,它基本上可确定脑缺血性病变的范围;rCBV/rCBF 在脑缺血的最初阶段即发生变化,被认为是一个比较敏感的脑缺血指征。

3. DWI 与 PWI 结合 脑梗死病灶由缺血中心的梗死灶及周边的缺血半暗带组成,治疗的关键在于抢救缺血半暗带。缺血半暗带在 DWI 是围绕异常弥散核心周围的正常弥散组织,在 PWI 它具有灌注减少(由 rCBF 或 MTT 测量)但在以后的扫描灌注增加的特征。缺血半暗带的区域具有团注 Gd-DTPA 后 MTT 平均增加 73%而相对 CBV 增加 29%的特征;缺血半暗带的 PWI 及 DWI 是一个动态的过程:

即在超早期,PWI显示脑组织血流灌注异常区域的面积大于DWI上的异常信号区,DWI所示异常信号区多位于病灶中心,于发病几个小时后DWI上所示异常信号区域逐渐扩大,与PWI所示血流灌注异常区域相吻合,最终发展为梗死灶。

在最初24小时可以看到4种灌注-弥散异常的方式。

1型:灌注减低体积>弥散异常体积(70%)。

2型:灌注减低体积=弥散异常体积(10%)。

3型:灌注减低体积<弥散异常体积(10%)。

4型:正常的灌注,异常的弥散(10%)。

3型和4型表明在检测的时刻,部分或整个再灌注已经发生,并且出现时间(平均9小时)晚于1型和2型(平均6小时)。

PWI可以观察再灌注是否已经发生,评价灌注缺损的严重程度,结合DWI和PWI可以从理论上证实可逆和不可逆组织的特征。根据弥散和灌注缺损之间相差的区域可以给出处于危险状态组织大小量的标志:灌注体积远远大于弥散缺损,可能表明较大的区域具有潜在的危险性,如果积极采取措施恢复血流灌注,则这部分组织可以恢复;而相符的弥散缺损和灌注缺损可能标志着病损已经达到它的最终不可逆的大小。

总之,结合DWI、PWI及MRA可以超早期发现缺血性脑血管病的病变部位、损害范围、机制、缺血的可逆及不可逆损害区,缺血半暗带大小,血流灌流及过度再灌注情况等,为溶栓治疗提供直观的影像学资料。对决定是否溶栓,排除TIA有重要价值,因此DWI和PWI具有广阔的应用前景,并可部分代替PET用作临床研究。

二、血管病变诊断

主要确定导致脑梗死的血管病因:有无狭窄、闭塞、血管病变及它们的严重程度和部位。

(一)非侵入性检查

1.颅外颈部动脉用双功超声或彩色超声成像系统检查;MRA检查。两者的检查技术和方法不断进步,与侵入性血管造影结果的一致性很好,已有完全取代后者的趋势。

2.颅内动脉

(1)用经颅多普勒超声(TCD);经颅彩色多普勒超声(TCCD)。

(2)磁共振血管造影(MRA)。

(3)螺旋CT血管造影(CTA):静脉注射造影剂后CT,可三维重建颅内动脉解剖敏感度与 MRA 相近,可代替 MRA,且速度快,价格较便宜。

目前上述检查还不能完全代替损伤性脑血管造影,尤其对颅内小血管病变的诊断。

(二)侵入性血管造影术

1.常规法 现多用选择性导管术至血管起始部注射造影剂连续拍片的方法。

2.数字减影法(DSA) 现多用动脉法。

三、正电子发射断层扫描

由于其技术复杂,设备昂贵,需用放射性同位素,检查费用为 CT、MRI 的数倍,故目前主要用于脑血管病的临床科学研究,而较少用于临床诊断。

(一)研究脑血流与代谢调节

PET 是目前唯一能直接提供有关脑血流和脑代谢的 6 个主要生理参数的定量技术,即脑血流量(CBF)、脑血管容量(CBV)、脑血流平均通过时间(MTT,通常以 CBF/CBV 比率测算)、脑灌流压力(CPP,以 CBF/CBV 表示)、脑氧代谢率(CM-RO$_2$)、氧摄取分数(OEF)以及脑葡萄糖代谢率(CMRglu)。

生理条件下,由于自身调节功能,局部 CBF 保持稳定,CMRglu、CMRO$_2$、CBV 及 OEF 也总是很稳定。一旦 CPP 降至自身调节的低限,CBF 即开始下降,但由于 OEF 增加,CMRO$_2$ 可保持不变。当 CPP 继续下降,发展至局部 OEF 增加至接近理论最大值 1.0 时,大脑仍维持 CMRO$_2$ 正常。此期可称为灌流储备期,也可称为"血量减少"。如果 CPP 进一步下降,则脑细胞缺血、缺氧,CMRO$_2$ 急剧下降,称为"真性缺血",此时出现神经元功能受损,包括两种状态:可逆的(缺血性半暗带)和不可逆缺血损害状态(梗死)。

由于 CPP 降低可被阻力血管扩张抵消,早期常见 CBV 明显增加。随着血管代偿衰竭、代谢抑制和缺血的加重,CBV 增加量渐小。CBV 的显著增加常发生于自身调节期即血管扩张早期,能有效维持 CBF,见表 2-1。

表 2-1 缺血各期脑血流和脑代谢参数的变化

分期	CPP(%)	CBV	CBF	OEF	CMRO$_2$
自身调节期	60~100	↑	正常	正常	正常
血量减少期	40~60	↑↑	↓	↑	正常
真缺血(可逆)	20~40	↑↑	↓↓	↑↑	↓
梗死早期	<20	↑	变动	↑	↓↓

| 梗死晚期 | <20 | ↑ | ↓↓ | 正常 | ↓↓ |

通过 CBF 和 CBV 能计算出 CBF/CBV 比值(min^{-1})，后者可较好反映 CPP；因此可作为一种血流动力学储备指数，即阻力血管在 CPP 下降时血管扩张的储备，应用该比值可将 CPP 下降各期分开。CBF/CBV 阈值 $Tmirr^{-1}$ 以下时（正常对照为 $10\sim12min^{-1}$），CBF 下降，OEF 升高，相当于自身调节的下限。CBV 升高至最大时，OEF 值约为 0.53（生理值为 0.40）。最后，$CMRO_2$ 开始下降，CBF/CBV 比值稳定在 $4min^{-1}$ 左右。

（二）研究脑梗死的病理生理

1. 预测梗死的发生与大小　分析 PET 参数和组织最终结果的关系表明，通过 CBF 和 $CMRO_2$ 阈值可鉴别结构完整区和坏死区。缺血性脑血管病急性期，$CMRO_2$ 值低于 $1.4mL \cdot 100g^{-1} \cdot min^{-1}$ 的灰质，最终必然发生梗死。高于这一阈值，组织的预后则不确定，这与半暗带概念相一致。如果测得梗死部位脑组织 CBF 低于 $12mL \cdot 100g^{-1} \cdot min^{-1}$ 和 $CMRO_2 65\mu mol \cdot 100g^{-1} \cdot min^{-1}$ 的阈值，脑细胞死亡不可避免，各种治疗无效。过度灌流（luxury per-fusion，LP）即非营养性再灌流，其特征为氧供大于氧需，其 PET 标志为 OEF 下降。LP 与低灌流相反，提示以前缺血组织再灌流。因为这种灌流进入的组织细胞已死亡又称为非营养性再灌流。有报道认为，LP 区 CBV 增加（真性充血）表明该区血管麻痹性扩张。研究表明，发病 5~8 小时后 PET 评价其低代谢的组织容积与发病 3 个月后 CT 所示梗死容积高度相关，但两者并不相等，因为周围组织还存在缺血半暗带。因此，缺血性脑血管病急性期明显低代谢区的图谱可早期评估已经明确的损害，还能预言最终梗死的最小容积。

2. 再灌流与半暗带

研究发病 5~18 小时的患者，1/3 有早期高灌流，提示其闭塞动脉再通。这类患者大多数并无代谢降低，反而 $CMRO_2$ 明显升高，这表明细胞间能量依赖的过程在缺血后有所恢复。这部分病例，其恢复期 CT 常显示梗死灶较小。这点与再灌流可能加重缺血性损害的理论相左，但与动物研究显示的早期再灌流可减小梗死面积相一致。说明人类早期高灌流不仅无害，反而有益。关键是再灌流的时间，时间对于缺血组织至关重要。有人研究了缺血性脑血管病发病数小时内的半暗带向梗死的转变情况：有些尽管 CBF 稳定，$CMRO_2$ 仍下降，伴随 OEF 的戏剧性下降，即从高值降至低值，表明组织氧的耗竭；但有些并不出现加重，这与半暗带可逆与不可逆双向特征相一致。一系列的 PET-CT 相关资料分析表明，半暗带组织的最后结果(梗死或恢复),的确因人而异,而且即使同一患者不同区域也可发现血肿破入脑室的途径,表现为高密度区的通道使脑室与血肿相连。

(2)血肿溶解吸收期(2周~2个月):发病后2周左右,或更早一些,血肿开始溶解吸收。血肿边缘的血红蛋白破坏、纤维蛋白融解,高密度血肿边缘变模糊,高密度区向心缩小。血肿边缘部分密度降低,边界逐渐不清。融解与吸收逐渐向中心发展,密度平均每天减少1.4HU,20天左右由原来的高密度影转为等密度影,约3~4周后血肿完全溶解,病灶逐渐转为低密度影。

(3)囊肿形成期(>2个月):经过6~8周后,小的出血CT上可看不出痕迹,较大的血肿则成为边界清晰的充满水样液的囊肿。

脑出血的CT表现与血肿形成、吸收与囊变三个病理阶段过程一致。

(4)脑水肿:血肿周围的水肿也呈动态改变。在出血第一天可不出现或表现轻微,CT上表现为血肿周围宽度均匀的低密度带。出血后2周水肿最明显,范围最大,出现率100%。以后水肿逐渐减轻,血肿吸收期高密度灶周围的低密度带由周围的低密度血肿带和水肿共同构成,增强检查所显示的环影可将两者分开,环外低密度为水肿,环内低密度为血肿周边的吸收带。

(5)增强:多数情况下,对脑出血患者不作增强扫描。为了鉴别诊断或研究需要,进行强化造影,可发现血肿周边的低密度影内有环状强化,这种强化于发病后3~5周出现率最高。这种强化环,Zimmerman认为是由血肿周围毛细血管肉芽组织增生、自动调节机制丧失所产生的血液过度充盈和血脑屏障破坏等三种原因引起的,而Laster认为早期是血脑屏障破坏所致,晚期是毛细血管增生,肉芽组织形成。

2.蛛网膜下腔出血在出血 急性期CT阳性率约为80%~100%,随时间越长,阳性率逐渐减低,一周以后CT很难查出。蛛网膜下腔出血的直接征象是蛛网膜下腔密度增高,脑沟、脑池密度增高,出血量大时呈铸型。大脑前动脉破裂,血液多积聚于视交叉池、侧裂池前部;大脑中动脉破裂,血液多积聚于一侧的外侧裂附近,亦可向内流;颈内动脉破裂,出血也以外侧裂为多;椎基底动脉破裂血液主要积聚于脚间池和环池。蛛网膜下腔出血继发损害的征象较多,有脑积水、脑水肿、脑梗死、脑内血肿、脑室出血和脑疝等。脑水肿是由颅高压及脑血管痉挛所致,弥漫性低密度,以白质为主。脑梗死是严重血管痉挛的结果。

(二)MRI

1.脑出血

脑出血后血红蛋白在向含铁血黄素演变过程中形成不同形式的血红蛋白,各有其不同的 MRI 信号特点：脱氧血红蛋白（deoxyhemoglobin，DHb）属顺磁性，分布不均可产生 T_2 弛豫增强效应（T_2 proton relaxation enhancement，T_2PRE），使 T_2 值缩短，T_2 加权像呈低信号。正铁血红蛋白（methemoglobin，MHb）有明显顺磁性，也具有 T_2PRE 效应，但细胞溶解后 MHb 分布均匀，T_2PRE 效应消失反而使 T_2 值延长。MHb 内含大量不成对电子，与水分子作用产生"质子-电子、偶极-偶极"质子弛豫增强效应（proton-electron，dipole-dipole andproton relaxation enhancement，PED-DPRE），使 T_1 值缩短，T_1 加权像呈高信号，同时也缩短 T_2 值。含铁血黄素不溶于水，不论被巨噬细胞吞噬还是在细胞溶解后，其始终分布不均匀具有持久的 T_2PRE 效应，缩短 T_2 值；细胞溶解后具有较强的缩短 T_1 值的作用。据此，脑出血的 MRI 信号及其演变具有一定的规律性，并能反映出脑内血肿所处的各个时期，但血肿内含血量必须在 20mL 以上才具有特征性 MRI 信号演变规律。

（1）超急性期（急性早期）：出血 24 小时内，T_1 加权像呈低信号，T_2 加权像呈高信号，缺乏特征性信号变化'随血浆吸收，蛋白浓度增高，T_1 加权像上信号强度逐渐升高可呈等信号。

（2）急性期：出血第 2~3 天，T_1 加权像呈稍低或等信号，T_2 加权像上因 T_2PRE 缩短 T_2 值的作用而呈低信号。

（3）亚急性期：出血第 4~14 天，DHb 向 MHb 转化，初期 MHb 在细胞内形成，其 PED-DPRE 作用使 T_1 值缩短，并因血红蛋白的演变由血肿周边开始逐渐向中心部发展，此时血肿周边部为 MHb，中心部仍为 DHb，因此在 T_1 加权像上血肿周边为高信号，中央为等或低信号，是血肿进入亚急性期的标志；T_2 加权像上由于 MHb 的 T_2PRE 和 PEDDPRE 作用血肿仍呈低信号。随后细胞破裂 MHb 稀释分布均匀，T_2PRE 作用消失，同时 H^+ 含量增加，使 T_2 加权像也呈周边高信号中央低信号的特征。但 T_1 加权像上血肿周边高信号环的厚度较 T_2 加权像显示的宽，系 MHb 先在细胞内形成，而后才细胞破裂释放出所致。随着 DHb 完全演变为 MHb 和 MHb 的稀释，T_1 和 T_2 加权像上均呈一致性的高信号，血肿完全呈高信号所需时间长短与血肿大小密切相关。此期血肿周边可有少量 MHb 转化为含铁血黄素，使 T_2 值缩短，在血肿部分周边可见小弧形低信号带，以 T_2 加权像明显。

（4）慢性期：出血 2 周后，含铁血黄素在血肿周边形成并沉着，在 T_1 和 T_2 加权像高信号的周边可见环形低信号带，以 T_2 加权像明显，为慢性血肿特征性表现。随着出血的吸收和胶原纤维的增生，以及含铁血黄素的持续存在，在 T_1 和 T_2 加权像上呈混杂信号，最后形成瘢痕或囊腔。T_2 加权像敏感的含铁血黄素低信号的持续存在，是陈旧性出血的特征性标志。

（5）脑水肿：脑出血后 24~48 小时可出现脑水肿并逐渐加重，亚急性期后开始消退，至慢性期后几乎消失，脑水肿在加权像呈低信号，T_2 加权像呈高信号。脑内血肿常伴占位效应，表现为病灶邻近处脑沟闭塞、脑室受压甚至中线移位。

（6）其他：同一部位反复大量出血可形成不同时期的血肿，可呈分叶状，MRI 上可见不同时期的血肿并存。脑内血肿如破入脑室，T_1 加权像可见脑室铸型状高信号；血肿破入蛛网膜下腔急性期 MRI 常阴性，亚急性期后随 MHb 的形成，T_1 加权像可见蛛网膜下腔内线状高信号。

（7）MRI 与 CT 比较：MRI 对急性期以后的出血极敏感，特别是对脑内或蛛网膜下腔少量出血，可清楚显示出血灶，而 CT 常常呈阴性结果。对脑干和小脑出血，CT 常因骨性伪影干扰显示不清，MRI 则可清楚显示。但 MRI 对超急性期脑出血无特征性信号，定性困难，而 CT 则有特征性表现，因此超急性期和急性期脑出血应首选 CT 检查，MRI 更适于对急性期以后脑出血全面细致的观察。

2.蛛网膜下腔出血

（1）急性期：因为此期脑脊液中血液的血红蛋白主要为氧合血红蛋白和去氧血红蛋白，氧合血红蛋白虽然能增加脑脊液中的蛋白含量，引起少量质子密度增加，但不足以造成肉眼可见的信号强度变化；去氧血红蛋白可使 T_2 缩短，缩短的程度与其浓度的平方根成正比，若出血量太少，一般不能在 MRI 上显示。用 Flair 序列扫描可以提高阳性检出率。

（2）亚急性期或慢性期：蛛网膜下腔出血进入亚急性期或慢性期后，血红蛋白逐渐氧化成了高铁血红蛋白，顺磁性极强，使时间明显缩短，T_1 加权像上呈高信号，此时 CT 难以显示，MRI 显示效果非常好。

第四节　脑血管病相关病变的影像学诊断

一、脑动脉瘤

（一）CT

动脉瘤的 CT 表现有三方面：①动脉瘤本身的形态；②动脉瘤破裂出血；③动脉瘤引起脑血管痉挛及脑水肿。

动脉瘤本身的形态根据动脉瘤内血栓形成情况分为三种类型：

1 型：薄壁无血栓动脉瘤，CT 上显示为圆形高密度区，注射造影剂后明显强化。

2 型：有部分血栓形成的动脉瘤，CT 呈圆球形阴影，中心或偏心为高密度区，周围为高密度的边缘,两者之间为等密度影,分别代表动脉瘤内腔、动脉瘤外层纤维囊壁及动脉瘤血栓。造影剂增强检查血栓无强化,而动脉瘤中心的瘤腔和外层囊壁有明显强化,形成中心高密度区和外周高密度环,中间隔以等密度带,称为 IE 征(target sign),这种特殊形态具有诊断意义。

3 型:完全血栓化的动脉瘤,CT 显示为等密度影,造影剂强化时无中心增强,但可出现囊壁的环状强化。动脉瘤囊腔内强化是造影剂滞留于腔内,动脉瘤囊壁强化相当于硬脑膜的强化,动脉瘤内血栓不被增强。

动脉瘤破裂后,CT 上多不能显示瘤体,但可出现出血、脑积水、脑水肿、脑梗死、脑疝、脑干出血等改变。

(二)MRI

流动的血液由于流空效应在 MRI 上呈无信号区,血栓内的 MHb 在 T_1,和 T_2 加权像均呈高信号,含铁血黄素和钙化则呈低信号,因此根据瘤腔内血栓的有无和程度,动脉瘤的三种类型(无血栓形成、部分血栓形成和完全血栓化)各具有特征性MRI 表现。薄壁无血栓的动脉瘤于 T_1 和 T_2 加权像上均呈圆形、囊状或梭形无信号区。部分血栓形成的动脉瘤的瘤腔为无信号区,血栓部分因 MHb 与含铁血黄素分层交替存在而于 T_1 和 T_2 加权像上呈同心圆状分层排列的高、低相间的混杂信号,为动脉瘤的特征性表现。有时瘤腔内血液因形成涡流,流空现象消失,T_2 加权像呈不均匀高信号,并常伴有搏动性伪影。完全血栓化的动脉瘤在 T_1、T_2 加权像上也表现为环形分层的高、低相间的混杂信号,颇具特征性。但有些动脉瘤的血栓不具上述特征,T_1、T_2 加权像上只呈简单的混杂信号,特别是当有大量钙化时。动脉瘤多呈圆形,亦可呈管状,可多发,边缘多清晰、光滑,同时伴占位效应,如有脑出血则可见脑出血的特征性信号,并有脑水肿。脑血管造影仅能显示无血栓形成和部分血栓形成的动脉瘤瘤腔,完全血栓化的动脉瘤常不显影或仅见动脉中断。MRI 可准确显示各型动脉瘤的实际大小,有利于全面观察,特别对伴有出血的动脉瘤的显示与鉴别能力较 CT 和脑血管造影明显优越,但对载瘤动脉的确定不及脑血管造影,且对 5mm 以下的动脉瘤的显示远不及脑血管造影,对钙化的显示更不如 CT。

(三)DSA

动脉瘤主要通过脑血管造影进行诊断,可直接显示动脉瘤的部位、形态及形状,表现为以下几方面:①瘤腔显影:动脉干和瘤腔可同时显影,动脉瘤多呈球形、葫芦状及水滴状,有时呈分叶状,多有蒂与动脉干相连。后交通动脉起始部动脉瘤则多呈腊肠状或葫芦状,常向后下方延伸,动脉硬化引起的动脉瘤呈梭形或串珠状。动脉瘤腔内壁光滑,但有破裂出血或血栓形成时则毛糙而不规则。②循环时间延迟:DSA 可直接观察动脉期、毛细血管期和静脉期血流动力学全过程,动脉瘤不仅在动脉早期显影,在毛细血管期及静脉期仍可见整个瘤腔或部分瘤腔显影,排空时间延迟。③远端血管显影不良:动脉瘤较小时远端血管显影可正常,动脉瘤较大时则显影不良或不显影。④瘤腔内血栓形成:可使瘤腔显影不均,呈边缘性或中心性充盈缺损,如为网格状血栓则表现为网格状密度不均,瘤腔完全被血栓充填后,整个瘤腔可不显影,瘤腔入口处被血栓阻塞时或血管痉挛使入口紧闭也可不显影。⑤动脉瘤破裂:直接征象是造影剂外溢,间接征象为瘤腔外形不光滑、毛糙,呈尖突状。

二、脑血管畸形

(一) CT

脑血管畸形,以动静脉畸形(AVM)多见,CT 平扫不能很好地显示,诊断靠 CT 增强扫描或脑血管造影类技术,如 DSA、CTA、MRA。AVM 在 CT 上的表现可分 AVM 病变本身和并发症两方面观察病变本身在平扫时可显示为高密度、低密度及混合密度影,明显曲张的血管团、附壁血栓、病灶内的胶质增生及钙化可呈斑片状或不规则高密度影,AVM 及附壁血栓也可表现为低密度影。在造影剂强化后,AVM 病灶可呈现 4 种形态:①结节型;②斑点型;③混杂的不规则型;④均匀密度型。以不规则型为最多,其后依次为均匀密度型、结节型和斑点型,有时可见弧线状或树枝状的增强血管影。

由于 AVM 的"盗血",周围脑组织缺血引起脑萎缩,也可能是 AVM 出血,血肿破坏附近脑组织,吸收后留下瘢痕囊腔,均呈现脑萎缩改变。破裂出血形成的血肿在病变周围的脑实质内,位置多表浅,常发生在额、顶、枕叶,与动脉瘤出血不同。

(二) MRI

大的畸形血管因流空效应在 T_1 和 T_2 加权像上均呈无信号暗区,为 AVM 的特征性表现,畸形血管的走行与扫描层面平行时无信号区为管状,两者垂直时则为小圆形,异常血管间常隔以正常脑组织。一般的畸形血管于 T_1 和 T_2 加权像上呈混杂低信号,以 T_2 加权像敏感,为反复少量出血后 MHb、含铁血黄素及纤维化共同作用所致,尤以高场(>0.5T)MR 机显示明显。通常无脑水肿和占位效应,如伴出血可见血肿的 MRI 表现,并出现脑水肿和占位效应,出血可部分或完全掩盖原病灶。

1. AVM 常呈基底在脑皮质尖端指向脑室的楔形,亦可呈不规则状,T_1 和 T_2 加权像上均见无 MRI 信号的蔓状扭曲成团的畸形血管,中间隔以正常脑实质,有时可见粗大的供血动脉和引流静脉,但常规 MRI 难以确定其来源和所属,无明显占位效应和脑水肿。

2. 海绵状血管瘤　多位于脑深部,亦可位于皮质,呈结节或分叶状,可单发或多发。因有反复少量出血,病灶中心于 T_1 和 T_2 加权像呈混杂高信号,周边为带状低信号,以 T_2 加权像表现明显,系含铁血黄素沉着所致,为 MRI 特征性表现。

3. 静脉血管瘤　多位于额叶、大脑深部和小脑,畸形血管呈无信号区,系多支静脉汇合而成,典型的呈伞状或条状。条状的静脉发育畸形常规 MRI 有时不易显示,磁共振磁敏感加权成像(SWI)可以清晰显示畸形静脉,有助于诊断。

4. 毛细血管扩张症　MRI 能显示畸形血管及其反复出血后的特征性信号,并能清楚显示脑萎缩的程度。

MRI 对钙化不敏感,显示能力远不如 CT,如有大面积钙化则 T_1 和 T_2 加权像均呈低信号,以 T_2 加权像显示清,但 MRI 显示钙化的大小远较实际为小。MRI 不仅能显示畸形血管,更能清楚显示所伴发的脑出血程度和破入脑室及蛛网膜下腔的情况,较 CT 和脑血管造影敏感,反映病情全面,特别是能检出脑血管造影阴性的脑血管畸形。但是,对钙化的显示不如 CT,对畸形血管来源的确定不如脑血管造影。

（三）DSA

不仅显示畸形血管团,也可显示供血动脉、引流静脉和伴随的盗血征象。①畸形血管团:畸形血管团是动静脉畸形的特征性表现,在动脉早期即可显影,大小不等,形态各异,互相缠绕成团块状、蜿蜒状、谷穗状等各种形状,边缘不整,血管结构不清。②供血动脉和引流静脉:在动脉早期畸形血管团显影的同时,可见迂曲粗大的动脉进入异常的畸形血管团,可据畸形的部位而分别来自颈内动脉系统或椎基动脉系统。迂曲增粗的引流静脉也是在动脉早期显影,最后注入静脉窦,使静脉窦也提前显影,从而使动静脉循环时间缩短,一般为 1 秒左右,该时间越短,说明盗血越严重。

三、烟雾病

（一）CT

烟雾病是颈内动脉床突上段及其分支闭塞引起脑萎缩、梗死、出血和软化,同时伴有脑实质和脑膜广泛侧支循环形成。CT 可显示继发的脑萎缩、脑梗死、脑出血和脑软化等,主要诊断方法为脑血管造影。

烟雾病的 CT 表现有 5 个方面:①脑萎缩:呈现脑沟、脑裂扩大及侧脑室扩大。②脑梗死:两侧基底节及额、颞叶脑实质多发性低密度区。③脑出血:多见于额叶,形状不整,表现及演变过程与高血压脑出血相同,脑内血肿可破入脑室。④脑软化灶:为脑梗死和脑出血囊变所遗留的病灶,密度呈水样,边界清。以上4种表现,为非特异性改变。⑤在强化检查时,CT上可看到与脑血管造影上的异常血管网相一致的不规则点状、线状或网状血管影,多见于基底节区,为烟雾病的特殊改变,具有诊断意义。此外,脑底动脉环,特别是大脑前、中动脉近端充盈不良或不显影。

(二)MRI

烟雾病的MRI可见大血管狭窄或闭塞的邻近有蜂窝、网状的低信号影,是异常的侧支循环。MRI还能清楚地显示相应的梗死、出血、软化灶和脑萎缩。虽然MRI对异常血管的显示较CT清楚,但对其细致观察能力远不如脑血管造影,而对脑内继发性改变的观察MRI则较全面准确。

第三章 缺血性脑血管病

第一节 缺血性脑血管病的分类、分型

一、临床分类

缺血性脑血管病又称脑梗塞(cerebral infarction),现国内统一译为脑梗死,美国分类(Ⅲ)在"临床疾患"项下按病理机制分为动脉粥样硬化血栓性脑梗死、心源性栓塞性脑梗死、腔隙性脑梗死三大类型。

(一)动脉血栓性脑梗死

"动脉粥样硬化血栓形成性脑梗死(atherothromboticinfarc-tion)"这一名称中的"动脉粥样硬化"按ICD-9和ICD-10定义是一个广义的概念,它包括动脉粥样硬化、小动脉硬化、变性性或闭塞性动脉内膜炎、老年性动脉炎或动脉内膜炎等。因此,我们建议采用宣武医院同仁意见,把它统一翻译为"动脉血栓性脑梗死",而不像我国"脑血管疾病分类"(以下简称"中国分类95")译为"动脉粥样硬化血栓性脑梗死",这样可能更符合原意,不致国人误解为只包括动脉粥样硬化引起的血栓性脑梗死,其实也包括其他多种血管病因(如老年性、炎症性、自身免疫性、淀粉样变等)引起的血栓形成性脑梗死。

(二)心源性脑栓塞(cardiacembolism)

在"中国分类95"中先列一类"脑栓塞",再细分为心源性、动脉源性、脂肪性、其他共四类。但上述后三类中的"动脉源性",在美国分类(Ⅲ)中,已归入"动脉血栓性脑梗死"项下,其他二类临床上罕见。因此,我们建议在临床分类中与美国分类(Ⅲ)一样,不再另列"脑栓塞"一项。

(三)腔隙性脑梗死

腔隙(lacunar)原指脑深部穿通动脉闭塞引起的缺血性小梗死灶。腔隙性脑梗死(lacunar infarction, LAC I)是专指由这些梗死灶引起的、临床主要表现为腔隙综合征(lacunar syndrome, LACS)的一种脑梗死临床类型。影像检查显示最大直径小于1.5cm的小缺血灶或阴性。"腔隙"、"腔隙综合征"和"腔隙性脑梗死"三个概念

不能混淆。有相应的临床表现和影像检查支持的才可诊断为腔隙性脑梗死。近年国外文献出现腔隙性卒中(lacunar stroke)概念,其实是指临床表现为腔隙综合征,病因包括由小动脉闭塞或微栓塞或其他血管病因引起的腔隙灶,也包括小量出血或其他非血管性病因的小病灶所致的一类小卒中的总称。它只应用在还没有影像检查前的时限内。它包括腔隙性脑梗死,但不是腔隙性脑梗死的同义词。两者不能混淆。

(四)脑分水岭梗死

是指主要由血流动力学因素(低血压、低血容量、低心排出量等)引起、发生在脑内较大动脉供血区之间相邻部位的一种脑梗死。在 ICD-9 和 ICD-10,美国分类(Ⅲ)和"中国分类95",都没有把它列入脑梗死的分类中,但国内外一些专著中有列入。我们理解没有列入的主要原因是因为分水岭梗死本身在临床表现上除发病时有血流动力学异常外,缺乏特征,诊断和治疗上无特别理由必须与动脉血栓性脑梗死区分。

(五)出血性梗死

即梗死后出血,是指梗死的基础上再合并出血。只有"中国分类95"列入脑梗死的分类中。美国分类(Ⅲ)和近期文献都没有正式列入分类。可能是①它们都是在心源性脑栓塞或动脉血栓性脑梗死的基础上发生的,不是独立类型。②临床上除部分症状较原梗死加重外,无其他临床特征,甚至如无影像学检查,根本无法区分。现多称为脑梗死出血性转化(hemorrhagic transformation of cerebral infarction)。

(六)混合性卒中

自从我们报告脑出血合并脑梗死,并提出混合性卒中应单列为一卒中类型以来,国内已有许多临床、影像、尸检病理、动物实验等的系列报告,均证明混合性卒中的客观存在,且认为对进一步研究脑血管病的发病机制、诊断及防治有重要价值。

有关脑梗死分型问题,为了确定和评价适合早期溶栓和脑保护治疗的脑梗死类型,近年国内外文献中主张对早期脑梗死按临床表现再分亚型。我们建议也列入我国新的分类中。

二、脑梗死的分型

(一)美国分型

1990 年美国神经疾病和卒中研究所,以特别报告形式公布的美国脑血管病分

类(Ⅲ)中脑梗死(brain infarction)分为:

1.发病机制(mechanisms) ①血栓形成(thrombotic);②栓塞(embolic);③血流动力学(hemodynamic)。

2.临床病因分型(clinical categories) ①动脉粥样硬化血栓形成性(athero-thrombotic);②心源性栓塞(cardioembolic)腔隙性(lacunar);④其他(other)。

这是一个病因结合发病机制的分型:临床分型主要根据动脉病变分类:大动脉粥样硬化、动脉栓塞和高血压小动脉硬化及其他动脉病变。而三大发病机制则是长期慢性的大小动脉病变会突然脑梗死的原因。如果没有血液成分、凝血、纤溶机制参与的血栓形成或栓子脱落堵塞动脉,严重的动脉狭窄也不会导致梗死。同样,没有血流动力学的血流减慢、灌注压不足和(或)侧支循环代偿不全等因素配合,单纯动脉病变也不会引起脑梗死。

(二)LSR分型

瑞士洛桑卒中登记处的缺血性脑血管病分型(Lausanne stroke registry,LSR)更详细(表3-1)。

表3-1 LSR分型

病 因	1978—1987(%)	1988—1994(%)
1.大动脉粥样硬化	43.2	29
2.心源性脑栓塞	20.4	25
3.小动脉病	13.2	21
4.其他病因	16.8	15
不能确定病因或复合病因		

LSR分型标准:

1.大动脉粥样硬化 ①动脉腔狭窄>50%或闭塞:指相应的颅外动脉或颅内大动脉(MCA、PCA、BA),而无其他病因。②上述动脉的粥样硬化没有狭窄或<50%,而无其他病因;至少有以下5个危险因素中的2个:≥50岁、高血压、糖尿病、吸烟或高胆固醇血症。

2.心源性栓塞 有心内血栓形成或肿瘤,风湿性二尖瓣狭窄,换瓣术后,心内膜炎,心房颤动,病态窦房结综合征,左室壁瘤或心肌梗死后运动功能不全,急性(<3个月)心肌梗死,全心运动功能减退或障碍。而无其他病因。

3.脑小动脉病 高血压患者深穿通支梗死,而无其他病因。

4.其他病因　动脉夹层分离,纤维肌性发育不良,囊状动脉瘤,动静脉畸形,脑静脉血栓形成,脉管炎(动脉造影示多节段动脉狭窄、脑脊液细胞增多),血流病(如红细胞增多症,血小板增多症),偏头痛(有偏头痛史,当偏头痛发作时卒中发生),以及其他病因。

5.病因未能确定　未能确定为上述病因之一。

(三)TOAST 分型

在低分子肝素样物 ORG 10172 治疗急性脑血管病试验(Trial of Org10172 in Acute Stroke Treatment,TOAST)采用一种与 LSR 相似的缺血性脑血管病分型,目前已为国际上广泛应用,并出现多个改良版本,其基本分型:

1.大动脉粥样硬化。

2.心源性脑栓塞。

3.小动脉闭塞(腔隙)。

4.其他病因。

5.未能确定病因。并要求进行以下检查后确定:临床检查,脑 CT 或 MRI,心脏影像学检查,颅外动脉多普勒超声检查,动脉造影和凝血功能检查。

上述三种的分型方法都不能在发病急性期内,常规 CT、MRI 尚未能显示梗死的情况下迅速准确确定分型。这也是目前大组病例的随机对照时间窗内静脉溶栓研究不进行分型的原因。

近年重视 TOAST 病因分型。但要注意不能把 TOAST 病因分型的 5 种病因类型等同于缺血性卒中的病因。TOAST 病因分型方法的制定原是为临床研究服务的,目的在于将脑梗死的病例,按病因进行分类,为制订相应的治疗用药及二级预防决策提供临床依据。与严格的病因概念不同。

缺血性卒中是复杂疾病,其复杂性不仅在于脑梗死是由多种不同疾病构成的总称,更由于每一例具体的脑梗死都不是单一病因而是多层次的、多个病因协同导致的。不同于由特异病原微生物引起的颅内感染——脑膜脑炎,能确定该病原微生物是脑膜脑炎的单一病因。大多数缺血性卒中虽也可确定基础血管病变的主要病因,但单一血管病因不能单独导致卒中。早在 1856 年德国病理学家 Virchow 就指出:血流变化、血管壁损伤与血液成分改变是血栓形成的三大因素。时至今日,也公认血管壁病变、血液成分和血流动力学改变是引起脑梗死的主要原因。脑梗死不仅有非常复杂病理生理机制、同时有十分复杂的疾病发展变化过程。要认识其病因发病机制。首先要认识其层次结构:脑梗死是脑供血动脉被血栓堵塞,神经组织随即发生缺血梗死,出现神经功能障碍。所以它涉及脑循环和脑神经两大系统的疾病。也可以说前者是因,后者是果。其次要认识其过程结构:动脉狭窄-血流减慢-血栓形成-血管堵塞(侧支循环状况)-神经组织梗死-脑水肿、颅高压-系统并发症-疾病结局(恢复、残废、死亡)。也可以将每一个前过程,视为后过程的因。缺血性卒中就是这样由多个致病因素与自身代偿机制相互作用形成的多个正负反馈因果链、因果环、因果网共同导致的。不能只讲病因不谈或忽略发病机制,两者密切不可分割。

TOAST 分型基本照抄了美国脑血管病分类(Ⅲ)中脑梗死的分型的临床分型,但却省掉了发病机制。如此省略,却易误导人们以为只要有动脉狭窄的影像根据,就可确定是脑梗死的病因,不必再考虑引起血栓形成及(或)血流动力学障碍的各种因素。以为只要解除血管狭窄,同时控制危险因素,按指南、共识抗栓或抗凝就可预防各种缺血性卒中的复发。把缺血性卒中的治疗、预防简单化、公式化。

TOAST 分型虽被认为是当前国际上最广泛使用的缺血性卒中病因分型法,被认为有助于判断预后、指导治疗和选择二级预防措施。其实 TOAST 分型法包括其各国改良版本,都是"一个卒中后稳定期有关病因的全面评估,而并不是针对急性期的病因分型"。过多依赖高级的辅助检查(HR-MRI、TCD、MRA、CTA 或 DSA)等。临床医生在时间窗内做治疗决策时,由于来不及进行而缺乏必要的辅助检查资料,难以确定脑梗死的基础血管病变及血管闭塞的性质、栓子来源,无法准确做TOAST 病因分型,故该分型法对急性期临床区分病情轻重、病变部位和大小,选择溶栓等治疗方法帮助不大。而主要用于基础与某些临床研究。尤其我国缺血性卒中患者轻症的腔隙性脑梗死多,重症少,过分追求颅内外血管病因鉴别,脱离我国目前大多数医院的实际,并不可取。与之相比,OCSP 分型无须复杂的检查设备、相应的技术人员及不增加医疗开支,在任何中小型医院甚至社区医疗中心即能完成,更符合实际。

(四)OCSP 分型

由于常规 CT、MRI 发病 6~12 小时内难以发现梗死灶,现多寄希望于 MRA、CTA、DSA 或磁共振弥散加权扫描(DWI)甚至 PET。但除设备、技术、人力、经济等条件限制难以推广普及至广大中小医院外,即使大医院,患者要在发病 3~6 小时内到达医院,并完成 CT 及上述任一检查,也存在交通、值班、配合等困难,目前也难以实施。此外,对一些老年患者,CT 常可发现一些陈旧的小或腔隙样的低密度灶,急诊放射科医生有时作为新病灶报告,如经诊医生对重症大片梗死缺乏认识,容易接受 CT 的诊断而满足于腔隙性脑梗死的诊断,有可能延误诊治。英国 Bamford 等在 675 例脑血管病的大规模群体调查中提出脑梗死的 ocsp 分型方法。它是以原发的脑血管疾病所引起的最大功能缺损时的临床表现为依据,将脑梗死分为四个临床亚型(图3-1):①全前循环梗死(TACI) 部分前循环梗死(PACI);③后循环梗死(POCI);④腔隙性梗死(LACI)。前循环是颈内动脉供血区包括大脑中和大脑前动脉;后循环则为椎基动脉供血区。

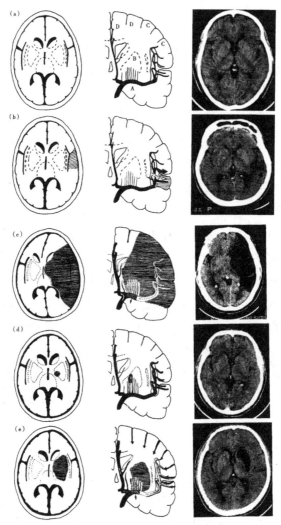

图3-1　示OCSP分型血管堵塞部位与梗死灶在CT中的位置

(a)正常;A-大脑中动脉;B-豆纹动脉;C-大脑中动脉皮质分支;D-大脑前动脉;(b)部分如循,梗死(PACI)-皮层梗死;(c)完全前循环梗死(TACI)-大脑中动脉供血区完全梗死;(d)腔隙性脑梗死(LACI)-内囊后肢;(e)部分前循环梗死(PACI)-基底节梗死

OCSP 临床分型标准：

1. TACI 表现为三联症，即完全 MCA 综合征的表现：①大脑较高级神经活动障碍（意识障碍、失语、失算、空间定向力障碍等）；②同向偏盲；③对侧三个部位（面、上与下肢）较严重的运动和（或）感觉障碍。

2. PACI 脑损害没有 TACI 那么广泛，常只有以上三联症两个，或只有高级神经活动障碍，或感觉运动缺损较 TACI 局限。可以为以下任一表现：①运动或感觉缺损+偏盲；②运动或感觉障碍+新的高级大脑功能缺损；③新的高级大脑功能缺损+偏盲；④单纯运动或感觉障碍，但较 LACI 局限（单肢轻瘫）；⑤单独的高级大脑功能障碍，当超过其一时，必须损害在同侧半球。与 LACI 不同，在于出现了高级皮质功能障碍，而运动感觉缺损没有那么严格局限。

一些年老患者很难区分 PACI 或 TACI，因不能确定是否有高级大脑功能障碍或视野缺损，如不确定，应视为 PACI，除非患者嗜睡。另外，臂、腿的完全瘫与否是与 LACI 的区别。

3. POCI 表现为各种程度的椎基动脉综合征：①同侧颅神经瘫痪及对侧感觉运动障碍（交叉）；②双侧感觉运动障碍；③双眼协同活动及小脑功能障碍，无长束征或视野缺损。

4. LACI 表现为腔隙综合征，即纯运动性轻偏瘫、纯感觉性卒中、共济失调性轻偏瘫、手笨拙-构音不良综合征等。

OCSP 分型法最大优点是不依赖于辅助检查的结果，CT、MRI 尚未能发现病灶时就可根据临床表现（全脑症状和局灶脑损害症状）迅速分出四个亚型，并同时提示闭塞血管和梗死灶的大小和部位：DTACI：多为 MCA 近段主干，少数为颈内动脉虹吸段闭塞引起的大片脑梗死；②PACI：A. MCA 近段主干闭塞，但皮质支侧支循环良好；B. MCA 远段主干、各级分支或 ACA 及分支闭塞引起的中、小梗死；③POCI：椎基动脉及分支闭塞引起的大小不等的脑干、小脑梗死；④LACI：基底节或脑桥小穿通支病变引起的小腔隙灶。

OCSP 各型比例据欧洲两组作者的研究：545 例中 TACI17%，PACI34%，POCI24%，LACI25%；200 例中 TACI27%，PACI30%，POCI16%，LACI26%。而我院1993 年 1 月—1994 年 12 月的 193 例急性期入院的脑梗死的构成：血栓性脑梗死67 例（占 34.71%），其中大梗死 40 例（20.72%），小梗死 27 例（13.98%）；心源性脑栓塞 28 例（14.50%）；腔隙性脑梗死 98 例（50.77%）。而 1995 年 1 月 1日—1996 年 12 月 31 日急性期住院的脑梗死患者 202 例中，按 OCSP 临床分型

TACI 20 例(9.9%)；PACI 39 例(19.3%)；LACI132 例(65.3%)；POCI11 例(5.4%)。可见脑梗死中会引致生命危险的急重型脑梗死无论欧洲两组还是我院病例中均占少数，大多数患者的预后比较好，治疗也不用太复杂。我国(正如我院一样)病例中腔隙性脑梗死的比例比欧洲更高，TACI 比例更低。临床上必须了解和掌握这一基本情况。

可见 TACI 和少数较重的 PACI、POCI 才是需紧急溶栓的亚型。这对指导治疗、评估预后有重要价值。而且复查 CT 或 MRI 即可最后确定分型。OCSP 分型具有明确特征，临床简单易行，可重复性高。据测试，只靠详细的病史与体检，不同医务人员间得出的结论大致相同，无统计学的显著差异。

《中国脑血管病防治指南(第 1 版)》在各国指南中首先提出："由于脑梗死的部位及大小、侧支循环代偿能力、继发脑水肿等的差异，可有不同的临床病理类型，其治疗有很大区别，这就要求在急性期，尤其是超早期(3~6 小时内)迅速准确分型。牛津郡社区卒中研究分型(OCSP)不依赖影像学结果，常规 CT、MRI 尚未能发现病灶时就可根据临床表现迅速分型，并提示闭塞血管和梗死灶的大小和部位，临床简单易行，对指导治疗、评估预后有重要价值。"《美国卒中指南 2003》也指出："缺血性卒中患者的评估应立即进行。询问病史、全身和神经系统检查是对疑为缺血性卒中患者紧急评估的基础。……脑成像检查是指导早期干预治疗所必需的(A 级)。对大多数医疗机构和大多数病例来说，CT 仍然是最重要的脑成像检查手段。"可见，指导缺血性卒中急性期治疗，OCSP 临床分型优于 TOAST 病因分型。

综上所述，缺血性脑血管病的分型是诊断治疗技术发展到现阶段的必然产物，已是大势所趋，但到目前为止，国际上还没有统一的分型方案。为此我们综合成一个方案供国内同道参考。

第二节　缺血性脑血管病的发病机制

缺血性脑血管病(脑梗死)是脑循环系统病变引起某血管闭塞，导致脑神经系统局灶缺血坏死、功能障碍等连续动态复杂疾病过程。因为它涉及循环与神经两大子系统，我们必须运用血流动力学、血液流变学及血液病学的相关原理、概念和缺血脑损害的临床病理生理演变过程知识才能系统分析清楚和正确理解。

(一)脑血管事件(血栓栓塞)原因、机制

缺血性卒中通常由于局部脑血管被血栓或栓塞闭塞，导致供血脑区低灌流而引起。近代血栓形成的发病机制最早由德国的 RudolphVirchow(1845)提出，就是著名的血栓形成三大因素:血管壁、血流及血液构成的改变。

1. 血管因素主要由高血压和血流动力学因素　引起的高血压小动脉硬化和大中动脉粥样硬化是脑血管病主要基础病因①动脉粥样硬化斑块:血压一旦急升,斑块内小血管破裂、出血可导致管腔突然狭窄;②致斑块表面溃疡面扩大,附壁血栓形成、血管腔狭窄、闭塞;③斑块表面血栓脱落形成小或微栓子,闭塞远端小动脉④高血压小动脉硬化管壁增厚、管腔狭窄,一旦血压降低,流速减慢就可引起血栓形成,管腔闭塞,血流中断。

2. 血流动力学和血液流变学因素　严重动脉硬化管腔狭窄(r 缩小,管腔狭窄 <75%)时,血压 P 是维持血流量 Q 的决定因素。按伯努利方程,当灌注压正常时,因血流不可压缩性,血管狭窄处血流速度反而增快,输送血流量 Q 并不减少。但如灌注压急降,血流减慢,血黏度剧增:按牛顿黏性定律 $\eta = T/\gamma$,切变率 γ 约相当流速 V,V 越慢,黏度 η 越大,至某临界值(即使凝血活性和血小板功能正常,凝血过程必然启动)血液从流体突变为固体的血栓。故当管腔狭窄>75%,一旦灌注压下降,流速减慢,血流量减少,血黏度增加,更易致血栓形成。

3. 血液因素　①血小板黏附血管损伤后内皮下组织暴露,血小板通过其膜上黏附受体与内皮下微纤维表面的黏附因子如 vWF 结合,使血小板黏附于内皮下;另一方面,受刺激的内皮细胞膜也表达黏附受体,使未激活的血小板可在其上滚动黏附。②血小板聚集释放血小板黏附到胶原上就被激活,并释放其内 ADP、TXA_2、5-HT、血小板活化因子等使更多的血小板黏附聚集,形成一个不十分牢固的白色栓子。③止血功能激活与血栓形成激活的血小板形态改变,膜磷脂蛋白重新排列,形成一个促凝表面。在损伤血管的组织因子及血小板因子作用下,启动凝血瀑布,经过凝血活酶作用,凝血酶原变为凝血酶,后者使纤维蛋白原变成纤维蛋白,与红细胞一起形成牢固的血栓,堵塞内皮损伤部分并使已狭窄的血管腔更窄甚至闭塞,导致血流减慢及停滞,形成更长的红色血栓,即闭塞性血栓形成。内皮损伤(如作为粥样斑块的结果)与血小板的相互作用形成的白色血栓,成为后来黏附的血小板和纤维蛋白的核心。这白色血栓也可破裂、脱落,作为栓子栓塞远端血管。另外,血小板功能或止血功能亢进;纤维蛋白原浓度增高;纤溶功能减退等,也可以促进血栓形成。

故导致动脉血栓形成有三大基本原因:一是高血压小动脉硬化和大中动脉粥样硬化导致的管腔狭窄及斑块形成,二是启动因素为血流动力学的血压急升或剧降与血容量减少,致血流速度突然增加或减慢,三是血液止血、纤溶因素变化,多为继发的促进因素,除偶见于某些血液病外,局部动脉血栓甚少单由血液因素引起。

(二)脑血管事件导致脑缺血、脑梗死灶形成的机制

1. 缺血时间阈值　无论由血栓或栓塞引起的脑血管闭塞,结果都是引起局部脑血流障碍,使脑缺血、缺氧。脑细胞是人体最娇嫩的细胞,血流一旦完全阻断,6秒钟内神经元代谢即受影响;2分钟脑电活动停止;5分钟起能量代谢和离子平衡被破坏,ATP耗尽,膜离子泵功能障碍:K^+流出,Na^+、Cl^-和水大量进入细胞内;持续5~10分钟神经元就发生不可逆损害。可见,要挽救脑组织就必须在不可逆损害发生前的短短时间内恢复血流供应。

2. 缺血的血流量阈值据研究表现为急性脑血管病的局部脑缺血的早期,血流并未完全中断,还有残余灌流,而缺血脑组织的突触传递,离子泵和能量代谢衰竭程度,缺血灶的大小都严格取决于残存血流量多少。当中度或严重脑缺血时,自动调节受损或丧失,以致CBF变化与灌流压成正比,这时可使研究者通过逐渐减少CBF,估计某些功能的临界血流阈值。在人局部脑缺血模型实验中,当血流量在大约20mL/(100g·min)时,氧摄取分数(OEF)达最大,氧代谢率($CMRO_2$)开始下降,脑皮质的正常神经元功能受影响,皮质细胞电活动停止。从局部缺血区得到诱发电位波幅减少。因此,该程度的缺血表示为丧失神经电功能的阈值(即电衰竭)。当血流降至15mL/(100g·min),诱发电位丧失,脑电变平。随着血流进一步下降,脑电图变为等电位,缺血组织由于细胞泵衰竭,其水和离子浓度改变。细胞不可逆损害的血流临界阈值大约为10mL/(100g·min)。在短期内,如果灌流能恢复,神经元仍可存活并恢复功能。在这阶段缺氧抑制线粒体代谢,启动糖的不完全的无氧代谢,使局部乳酸产生增加,pH下降,引起细胞内酸中毒,决定细胞膜功能的维持离子平衡的能量更加不足,细胞内K^+流至细胞外间隙,Na^+和水进入胞内(细胞毒性水肿),Ca^{2+}也进入胞内(引起线粒体功能衰竭和细胞膜控制离子移动的功能受损),迅速的K^+外流和Ca^{2+}内流意味着膜功能完全衰竭,这种程度的缺血意味着达到细胞离子平衡能力丧失的阈值(膜衰竭)。两个阈值构成缺血半暗带或半影区(ischaemic penumbra)血流的上下限。一般梗死灶中心区血流处于膜衰竭阈值以下,不可逆损害已发生,但中心区周围还存在一个缺血边缘区,血流量处于两阈值之间,它可以向两个方向发展:如血流马上恢复,功能可恢复正常;如血流再降至膜衰竭阈值以下或持续超过一定时间,则可能成为梗死灶扩大部分。

近来的研究认为功能和代谢紊乱有更复杂的血流阈值模式:随着血流下降,蛋白合成首先受抑制[大约血流阈值为45mL/(100g·min)],刺激无氧代谢[约35mL/(100g·min)],兴奋神经介质释放、能量代谢紊乱[约20mL/(100g·min)],最后缺氧性去极化[<15mL/(100g·min)],脑细胞死亡。

除缺血程度外,缺血持续时间也起决定作用(缺血阈值与其交叉)。当脑血流持续减至 10mL/(100g·min),细胞传导机制和神经介质系统衰竭,神经毒性介质释放,氧自由基和过氧脂质形成,神经元释放有神经毒性的血小板活化因子,这些均可损害细胞功能,最终导致脑细胞死亡。

3. 缺血半暗带(ischaemic penumbra)概念(图3-2)　电功能衰竭与膜功能衰竭两个阈值的发现,导致半暗带概念的产生,即在严重缺血的梗死中心(infarct cord)周围还存在无电兴奋性但仍存活的脑细胞。在这区域脑灌流处于"临界"水平,神经元功能由于组织代谢需要不能满足而降低,但细胞仍能维持离子平衡而存活。由于局部灌流储备利用达到最大程度,.灌流压任何进一步下降,都可使仍存活的缺血半暗带神经元死亡,但也可因再灌流或脑保护治疗而免于死亡。因此半暗带可定义为:有潜在可救活脑细胞的缺血边缘区。但半暗带并不完全是一个解剖学区域,更主要是一个血流动力学过程。在任何一个急性脑梗死患者,无法知道其缺血半暗带可能有多宽,会维持多久,以及在血流恢复后有多大程度的复原,但从 PET 的研究证明,在缺血卒中后有相当容积的、潜在存活的脑组织,相对持久地存在。目前还不清楚多长的缺血时间再灌注可以救活脑细胞或者可以从梗死区中挽救神经元。换言之,有效治疗时间窗多长,仍不清楚。半暗带也可变为局部充血带,可能与局部自动调节功能受损、CO_2 和乳酸等代谢产物堆积、侧支循环开放血流再通等有关。充血带内血流量虽然增加,但平均耗氧量减少,脑损害继续,称为"过度灌流"。此时,增加血流量会加重充血、脑水肿甚至成为"出血性梗死"。

通过近30年的研究,缺血半暗带已经从一个纯粹电生理/血流动力学为基础的概念,发展成为一个更广泛意义的代谢-细胞-治疗的医学概念。成为临床和影像诊断的重要靶标、治疗时间窗能否扩大的生物标志物。

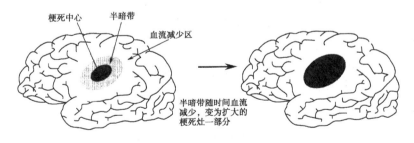

图3-2　示缺血半暗带

（三）缺血性脑损害的微观病理机制

脑血流持续减至约 10mL/（100g·min）以下，脑梗死发生，即使血流恢复再通，功能也可能不恢复。缺血引起细胞死亡的具体机制：目前研究认为脑缺血启动称为缺血性级联的一系列的神经化学过程。它是一系列在时间和空间中演变的复杂事件，缺血性级联通常持续好几个小时、几天甚至血液循环恢复后。由于级联中的每一个事件可能由一个或由多个其他事件引起，不同程度缺血的细胞也可以通过不同的化学过程导致相同或不同的事件，故缺血性级联实际上是高度异质性现象。一般可概括为：由于局灶性脑灌注不足，导致细胞能量衰竭，兴奋性氨基酸毒性、氧化应激、血脑屏障（BBB）功能障碍、微血管损伤、止血功能激活、缺血后炎症和最后神经元、胶质细胞和内皮细胞死亡等多个相互关联的不同层级和阶段：

1. 细胞能量衰竭　脑组织全靠血流供应的氧和葡萄糖代谢生成三磷腺苷（ATP）提供能量。一旦血流中止，氧、糖供应中断，细胞内 ATP 产能不足，导致依赖能量的维持胞内外离子平衡的离子泵功能障碍与神经元和胶质细胞去极化。离子泵衰竭导致 K^+ 外流，Na^+ 内流带动 Cl^- 和水大量进入胞内；加上糖无氧代谢产生的乳酸增多，CO_2、H^+ 等代谢产物堆积，造成细胞内酸中毒和高渗透压，更促使 Na^+、水内流，导致细胞性脑水肿。

组织缺血引起的酸中毒，可促进组织损伤，阻碍和延缓由几个机制引起的再氧合作用的恢复。这包括水肿形成，抑制 H^+ 外流，抑制乳酸氧化和线粒体呼吸。细胞内酸中毒可能加速细胞内水肿形成，包括 Na^+、Cl^- 在胞内积聚，它们是通过偶联的 Na^+/H^+ 和 Cl^-/HCO_3^-；交换引起的；酸中毒激活 Na^+/H^+ 交换，H^+ 漏出又引起 Cl^-/HCO_3^-；反向转运，导致 Na^+、Cl^- 在胞内积聚，伴随渗压性水积聚。换句话说，细胞力图调节胞内 pH，而不惜损害自己的容积调节。而且细胞外酸中毒引起 Na^+ 积留在 Na^+/H^+ 交换的外侧面，因而延缓或妨碍 H^+ 从酸中毒的细胞内抽出。最后酸中毒可阻断乳酸氧化酶形成，在乳酸脱氢酶复合体中，延缓当缺氧时积聚的乳酸氧化和在游离线粒体中的氧化磷酸化过程，最终妨碍 ATP 的产生。

2. 兴奋性氨基酸毒性（excitotoxicity）　谷氨酸是脑内主要的兴奋性神经递质，存在于30%的中枢突触中，并由突触前膜释放，突触后膜有 5 种亚型的兴奋性氨基酸受体：N-甲基-D-门冬氨酸（NMDA）受体、使君子酸（AMPA）受体、海藻酸（K）受体、亲代谢型受体和 L-2-氨基-4 磷酰丁酸（L-AP$_4$）受体。其中 NMDA 受体功能在于触发长时程突触增强（LTP）效应，与学习、记忆有关，NMDA 受体的离子通道开放，使 Ca^{2+}、Na^+ 内流；AMPA 和 K 受体开放 NA^+、K^+ 阳离子通道，产生兴奋性突触后电位；亲代谢型受体兴奋促进质膜内磷脂酰肌醇（PIP$_2$）水解，产生胞内第二信使:甘油二酯(DAG)和三磷酸肌醇(IP_3),对突触后神经元起慢兴奋作用。正常神经胶质细胞及神经末梢质膜上存在依赖 Na^+ 的高亲和性谷氨酸摄取系统,能在 1~2ms 内摄取兴奋过程释放至突触间隙内的谷氨酸。静息状态时,突触间隙内谷氨酸浓度仅 $1\mu mol/L$,而神经末梢胞内浓度为 10mmol/L,相差 1 万倍。正如上述脑缺血、缺氧造成的能量代谢障碍,使胞外 K^+ 浓度升高,神经元去极化,引起神经末梢内谷氨酸大量释放并逆转神经末梢和胶质细胞的高亲和性摄取系统的活动:把胞质内谷氨酸也大量排至胞外,使胞外浓度达 $500\mu mol/L$,持续过度刺激兴奋性氨基酸受体,主要导致 NMDA 受体操纵的 Ca^{2+} 通道(ROC)开放,大量 Ca^{2+} 内流;而 AMPA 和 K 受体引起的去极化反应可开放电压依赖性 Ca^{2+} 通道(VDC),增加 Ca^{2+} 内流;亲代谢型受体激活产生的第二信使 IP_3,能使胞内 Ca^{2+} 库释放 Ca^{2+}。胞内 Ca^{2+} 超载会引发以下一系列毒性反应,使神经元溃变、坏死。培养的皮质神经元接触 $100\mu mol/L$ 的谷氨酸仅 5 分钟即溃变、坏死。

正常细胞外 Ca^{2+} 浓度为胞内浓度的 $10^4~10^5$ 倍。为维持内环境稳定需不断调节跨膜 Ca^{2+} 浓度。Ca^{2+} 进入胞内主要通过 VDC 和 ROC,Ca^{2+} 排出胞外,主要靠 Ca^{2+} 泵(Ca^{2+}-Mg^{2+}-ATP 酶)和 Na^+-Ca^{2+} 交换,维持这一梯度的机制是直接或间接依赖能量的。当脑缺血、缺氧时,迅速的 ATP 丧失导致大量 Ca^{2+} 流入胞内,这是 Ca^{2+} 泵功能损害的结果,膜对 Ca^{2+} 的通透性增加及 Ca^{2+} 从胞内细胞器释放。兴奋性氨基酸递质从去极化神经末梢释放;谷氨酸过度激活突触后谷氨酸受体/通道复合体,引起 Na^+ 内流和去极化,通过 VDC 和 ROC 等 Ca^{2+} 通道开放,更多 Ca^{2+} 内流,胞内 Ca^{2+} 超载。

一个非生理性、非调节性的细胞内 Ca^{2+} 增高,引起细胞损害还涉及以下环节:Ca^{2+} 可激活 ATP 酶、钙依赖的磷酸酯酶、蛋白酶和核酸酶;改变蛋白磷酸化过程,从而影响蛋白合成和基因组表达;蛋白酶分解结构蛋白及激活 NO 合成(开始于自由基机制)等,最终导致神经元的磷脂膜、细胞骨架蛋白、核酸等重要结构解体,神经元坏死。

3. 氧化应激(oxidative stress) 氧化应激发生时,自由基生产胜过细胞抗氧化防御系统的内源性清除能力。有相当多的证据,活性氧和氮分子是缺血性卒中软组织损伤的重要介质。

自由基是任何原子、原子团或在外层轨道有未还原电子的分子。因为共价化学键通常结合电子对占有轨道,所以,自由基可以看作是一个"打开"的或"半"价键的分子,并可解释其极端的活泼性。在任何需氧的正常细胞过程可以产生少量自由基,如线粒体电子输送过程,容许氧接受单个电子,形成超氧基团(O_2^-),然而它们有毒性,可损伤蛋白、核酸、脂类和其他分子如细胞外层的复合葡聚糖(如透明质酸)。含硫氨基酸和多不饱和脂肪酸(脑内有高比例)特别易受其伤害。脑缺血生成超氧化物(O_2^-),通过黄嘌呤氧化酶和线粒体电子传递链漏出。从中形成过氧化氢(H_2O_2)的主基。过氧化氢反过来是羟自由基(OH)来源。一氧化氮是水和脂质可溶性的自由基,只需几秒钟的半衰期。它是由精氨酸生产的三种类型的一氧化氮合成酶(NOS)。一氧化氮合成酶 I 和 III 型是 Ca^{2+} 依赖,主要在神经组织和血管内皮细胞内表达。一氧化氮合成酶 II 型(诱生酶)由多种因子介导生成。缺血引起神经元和血管内皮细胞产生大量激活的 I 和 III 型一氧化氮合成酶,其后,包括胶质细胞和浸润的中性粒细胞也产生大量激活的 II 型一氧化氮合成酶。在脑内缺血产生的 I、II 型一氧化氮合成酶是有害的,但血管中 III 型一氧化氮合成酶产生的一氧化氮(NO)能通过舒张血管和抑制血小板黏附提高缺血半暗带的血流量,它能清除氧自由基并通过抑制白细胞黏附到血管内皮细胞而发挥抗炎作用。非对称二甲基精氨酸对一氧化氮合成酶的抑制作用可能会减少 NO 的生物利用度导致血管收缩、增加自由基生成、血小板聚集和白细胞黏附到内皮细胞表面转而加重缺血性脑损伤的进程。

氧自由基与其他组织成分产物的交互作用产生其他各种自由基。特别重要的是由超氧化物和 NO 形成的有高度毒性的过氧化亚硝酸盐。过氧亚硝酸盐自发分解产生羟基自由基。脂溶性的过氧化氢容易穿过细胞膜。同样地,超氧化物经阴离子通道通过细胞膜。因此,这两类自由基的远程作用是可能的。另一方面,羟自由基是活性最强、生存周期短暂的氧自由基,可导致大多数的软组织损伤。自由基存在一定的细胞作用范围,包括酶的失活,细胞内贮存的钙离子释放,蛋白质变性,脂质过氧化,破坏细胞骨架、DNA 和趋化性。线粒体功能受到自由基介导的线粒体内膜破裂而破坏,调解电子传输、H^+ 析出和产生 ATP 的蛋白质被氧化。细胞色素 C 是从线粒体释放的,为细胞凋亡提供一个靶点。严重的氧化应激可通过坏死导致细胞死亡,中度氧化应激可触发凋亡。

此外,氧化应激也可通过激活基质金属蛋白酶(MMP,尤其是 MMP-9)增加血脑屏障的通透性和损伤内皮细胞、损害脑细胞。而且,自由基影响脑血流量,是强烈的血管扩张剂。由于一氧化氮和超氧化物之间的互相作用,可以改变血管对二氧化碳的反应性,诱导血管收缩而不是舒张。另外,氧自由基还可增加血小板聚集性。

4.血脑屏障破坏(blood-brainbarrier dysfunction) 据报告缺血性脑血管病血脑屏障破坏发病率从 15% 至 66% 不等,差别很大,这取决于脑血管病严重性、评价应用的方法和时间。有几种机制促进缺血性损伤的血脑屏障开放。缺血发生后2小时内皮细胞基膜立即开始溶解并伴随血脑屏障通透性增加。早期(时间窗内)再灌注可暂时缓解血脑屏障的改变,但使用溶栓治疗和延迟再灌注反而可能加剧血管内皮损伤。BBB屏障丧失可能会导致缓激肽、血管内皮生长因子、凝血酶、激活的基质金属蛋白酶与其他活性蛋白酶的累积。如上文所述,氧化应激是血脑屏障损伤的早期刺激,可能激发神经元和胶质细胞的MMP-9释放,并通过内皮细胞基膜溶解导致血脑屏障损伤。早期血脑屏障开放后,梗死后24～72小时为严重BBB损伤的第二期。这一期更复杂,通过白细胞浸润和大量释放的MMP-9经中性粒细胞转移至缺血脑组织,导致更大的脑组织损伤。血脑屏障破坏允许血液成分渗漏到脑实质内。这些高分子量分子积聚血管外,形成高渗使水渗入增加,导致血管源性脑水肿,并通过颅内压增高引起继发性损害。此外,血管外红细胞导致梗死区的出血性转换。最后,血脑屏障渗漏促进炎症细胞迁移,可加重缺血后炎症反应。

5.缺血致微血管损伤(ischemia-inducedmicrovascular injury)　缺血通过增加血管内皮细胞通透性、间质变性和自动调节功能的丧失损害微循环(微血管床),加重脑组织损伤。此外,缺血可启动"白细胞-内皮细胞黏附"及"无复流"现象。脑血管自动调节功能是指脑血管床能在血压变化下保持脑灌注恒定的一种内在能力。一旦脑灌注压降低,小动脉舒张,减少血管阻力维持脑血流量不变。代谢因素(缺氧、腺苷、二氧化碳和酸中毒)、肌源性过程(平滑肌松弛后减少血管内压力)和内皮机制(一氧化氮、前列环素和内皮素-1)都可以促进血管舒张。

在再灌注的缺血性脑血管病已被证明有局灶甚至接近全脑的自动调节功能损害。缺血性脑血管病脑血管自动调节功能受损的病理生理学仍有争议,但缺血内皮损伤可能发挥作用。血管内皮损伤减少一氧化氮和前列环素释放,并可能诱导内皮素-1产生。这些进程导致血管张力增加,可能进一步损害脑梗死区与侧支血管的血流,加重缺血性损伤。一氧化氮生物利用度额外减少可能会造成不对称二甲基精氨酸抑制NOS作用。内皮素-1是非常强的血管收缩剂,能显著收缩脑微血管。缺血性脑血管病的血浆内皮素-1水平升高并与脑水肿相关。除血管收缩外,自动调节功能丧失不能保护脆弱的缺血半影区对抗血压变化可能造成的损害。脑血管病急性期低血压被认为对脑组织损伤不利,而高血压可改善一些患者脑血管病后的结果,也可能对另一些有害。脑微血管床对局灶性缺血快速显示多个动力学反应,其中有血管内皮细胞白细胞黏附受体表达。这不仅是缺血后炎症反应的一个重要步骤,而且还促成了"无复流"现象,是指闭塞血管再灌注后下游微血管床仍闭塞的现象。它归因于外在水肿的压迫、血管内皮的膨胀和由激活白细胞、血小板及凝血块引起的血管内阻塞。

6. 止血功能激活（hemostaticactivation） 高凝状态和血小板活化促血管内皮细胞损伤导致组织因子暴露血液中。随后，组织因于与因子相互作用，磷脂使 IX 因子转换为活化的 IXa 因子、X 因子转换为活化的 Xa。因子 Xa 参与构成复杂的凝血酶原酶复合物，后者转换凝血酶原为凝血酶。凝血酶裂解纤维蛋白原为纤维蛋白肽、纤维蛋白单体，在因子 XⅢ 参与下聚合链接成纤维蛋白凝块。纤维蛋白分子聚合，激活血小板、凝血因子和红细胞共同形成血栓。羧肽酶原 U 激活也表示凝血酶可激活纤维蛋白溶解抑制物，或凝血酶/血栓调节蛋白复合物生成纤溶抑制剂——羧肽酶 U。在缺血性脑血管病后首个第 72 小时后羧肽酶原 U 活性显著减少和患者对溶栓治疗反应差可能反映了更强激活了羧肽酶原 U/羧肽酶 U 通路和血栓扩展。缺血和高切应力环境下血小板被激活。血管闭塞 2 小时内活化的血小板在微血管内蓄积。血小板释放各种生化介质，促进凝血因子之间的相互作用，白细胞黏附到微血管内皮细胞，导致"无复流现象"。血小板还可通过释放自由基和血栓素 A_2 引起短暂血管痉挛，并可能通过释放趋白细胞移动的介质加剧炎症级联。这些机制对缺血性脑血管病是否重要仍有待阐明。缺血性脑血管病急性期，内源性纤溶通常被激活的凝血级联和血小板活化所压倒。这一点反映在止血指标，包括 D-二聚体、纤维蛋白单体、凝血酶-抗凝血酶Ⅲ复合物和血浆纤维蛋白等水平升高。

7. 缺血后炎症（post-ischemic inflammation） 伴随局灶性脑缺血有一个激烈的炎症反应，该反应以信号分子、炎症细胞、黏附分子和转录调质作为关键要素。随细胞免疫和体液免疫系统进程不断发展导致更多细胞损伤、微血管瘀血与血脑屏障破坏。几种类型细胞有助于缺血后炎症过程，首先小胶质细胞和星形胶质细胞被活性氧化物激活，星形胶质细胞都能分泌炎性因子如细胞因子、趋化因子和可诱导的一氧化氮合成酶等。另一方面，它们表达复杂的主要组织相容性及与抗炎反应相关的协同刺激分子。小胶质细胞是大脑固有的巨噬细胞并对中枢神经系统内在的免疫、吞噬、清除起关键作用。被缺血激活的小胶质细胞可以变成巨噬细胞并释放各种具细胞毒或细胞保护作用的物质。缺血发作后 4~6 小时内，循环白细胞黏附到血管壁和逐渐释放更多的炎症介质，对半暗带内可能挽救的脑组织造成二次损伤。中性粒细胞是最早显示基因表达大幅上调并渗透入缺血脑区的白细胞亚型。淋巴细胞的作用数据是矛盾的，单核细胞开始渗透只延迟几天。黏附分子在白细胞渗入脑实质中发挥举足轻重的作用。粒细胞和血管内皮细胞的相互作用主要由三组细胞黏附分子介导:选择素、免疫球蛋白超家族和整合素。尤其是 E-选择素和 P-选择素,在缺血的早期阶段上调和介导白细胞流动与补充。

在所有免疫球蛋白家族成员中,脑缺血时的细胞间黏附分子-1 和血管细胞黏附分子-1,已被最广泛研究。脑血管病发病后几小时内,细胞间黏附分子-1 被细胞因子刺激表达增加。脑血管病时血管细胞黏附分子-1 的作用仍未弄清。白细胞整合素被趋化因子、细胞因子与其他趋化物激活。为了使白细胞能连接到激活的内皮细胞,整合素必须在细胞表面表达,使能被内皮细胞黏附分子所识别。脑缺血后由免疫细胞和固有的脑细胞所产生的细胞因子是重要的炎症介质。研究最多的与脑血管病炎症相关的细胞因子是白介素-1、肿瘤坏死因子、白介素-6 和白介素-10。白介素-1 是主要促炎细胞因子,而肿瘤坏死因子有多重功能并可能会通过不同途径影响细胞凋亡或存活。白介素-6 很大程度上认为是促炎细胞因子,但其在缺血性脑血管病的作用更多是被掩盖的。促炎细胞因子生成增加和抗炎的白介素-10 浓度降低与较大的梗死灶及较差的临床结果相关。趋化因子在细胞通信和炎性细胞补充中是重要的。伴随局灶性缺血的趋化因子表达,如单核细胞趋化蛋白-1、巨噬细胞炎性蛋白-1 和 fractalkine(趋化因子之一,尚无中文译名)等,被认为可以通过增加白细胞浸润产生有害作用。趋化属性,除了发现趋化因子直接影响血脑屏障的通透性外。炎症级联还包括

上调几种酶的活性。花生四烯酸级联开始通过激活磷脂酶 A_2,继而提升细胞内钙水平。这些酶从水解甘油磷脂脂肪到释放花生四烯酸,后者又分别被环氧化酶或脂氧化酶代谢为前列腺素或白三烯。有两种环氧化酶,1 型可在多种细胞类型中表达,包括小胶质细胞与白细胞。2 型环氧化酶缺血后上调,发挥毒性作用,虽然两种都可以生成,但主要是通过前列腺素,而不是活性氧自由基起作用。在脑缺血时,脂氧化酶通道的作用目前知识有限。

白三烯是涉及血脑屏障功能障碍、水肿和神经元死亡的强烈趋化剂。在其他段落中,我们描述了在缺血时一氧化氮合成酶如何被上调,尤其是在流动的白细胞、小胶质细胞和星形胶质细胞,以及通过几个机制引起的损害。炎症细胞还生成活性氧和基质金属蛋白酶诱导更大的缺血性脑损害。现在普遍认识到,脑缺血诱导基因表达。在实验性卒中模型中,已证实几种激活转录因子参与调节炎症(核因子 kB、丝裂素活化蛋白激酶和活化蛋白-1),但在人类脑血管病,它们的功能仍有争议。

8.缺血诱导细胞死亡　缺血性损伤导致坏死:随着细胞膜功能衰竭,细胞及细胞器发生细胞毒性水肿引起一种暴发型细胞死亡。如果细胞死亡通过坏死的方

式,它会释放更多的谷氨酸和毒素到周围,引起周围的神经元死亡。同时很多脑细胞却以凋亡方式死亡,这是一种基因调节的程序性死亡,它使细胞经轻微的炎症或释放的基因产物作用而死亡。由局部缺血的程度、细胞成熟度、细胞内游离 Ca^{2+} 的浓度和细胞微环境等几个因素决定哪种死亡方式占主导地位。谷氨酸受体激活可能非专门地促进细胞凋亡:导致足够细胞损伤、激活细胞传感器,启动细胞凋亡级联。另一方式是,早期线粒体生产的活性氧化物减少细胞内的 K^+ 和增加毒性 Zn^{2+} 涌入,也可能触发细胞凋亡。半胱氨酸蛋白酶 3 介导的细胞凋亡是从线粒体释放细胞色素 C 开始,通过激活凋亡体复合物,反过来激活半胱氨酸蛋白酶。活化半胱氨酸蛋白酶是蛋白裂解酶,它调节关键的稳态和修复蛋白质。特别是半胱氨酸蛋白酶 1 和 3 似乎在缺血介导的细胞凋亡过程中发挥关键作用,而其他半胱氨酸蛋白酶家族成员可能在细胞死亡最后阶段更重要。最后,独立于半胱氨酸蛋白酶的程序性细胞死亡显示一个复杂的程序,而有别于上述的坏死和凋亡。它还通过线粒体蛋白等凋亡诱导因子与凋亡抑制基因-2/腺病毒 E1B——相互作用蛋白质,在缺血性卒中后的迟发性神经元死亡中起重要作用。伴随急性、永久性血管闭塞,坏死是主要细胞死亡机制。而温和的损伤,尤其是在缺血半暗带内往往导致凋亡。

9. 脑再灌注损伤　迅速恢复脑血流供应可通过挽救半暗带减少梗死面积和改善缺血性卒中患者的临床结局。矛盾的是,再灌注也可能加剧脑损伤和产生所谓"再灌注脑损伤"。"再灌注脑损伤"可定义为再灌注后由综合病因引起的、可挽救缺血脑组织的一个恶化过程。严重缺血患者早期复流,也增加与再灌注相关的脑出血风险,可能由微血管损伤所致。白细胞可能通过损伤内皮细胞、阻塞微循环、破坏血脑屏障及在脑组织中渗透释放的细胞因子和传播炎症等,在再灌注损伤中起关键作用。在再灌注损伤中血小板与白细胞起协同作用,它们通过无复流现象和释放各种生化介质,可以导致血管痉挛和加重氧化应激和炎症级联。此外,实验研究表明,补体激活通过形成几种炎症介质与膜攻击复合物,构成再灌注损伤的一个重要组成部分。最后,血脑屏障破坏与缺血后过度灌注可能会导致血管源性脑水肿和出血。

10. 缺血性脑水肿　脑缺血后发生细胞毒性脑水肿和血管源性脑水肿,压迫周围微循环,使血流淤积,微血栓形成,更减少脑灌流,加重缺血;再灌流后缺血灶相对于周围脑组织处于高渗透压、高离子状态,促使大量水分渗入缺血灶,更加重脑水肿。大片脑水肿导致颅内压升高,又使静脉回流受阻及动脉灌流阻力增大,形成缺血、水肿、颅高压恶性循环,可引起脑疝,危及患者生命。

在缺血发作后几分钟内,细胞毒性脑水肿的产生是细胞膜损伤引起胞内水积聚的结果。CT和同位素研究证实当时血脑屏障是完好的,内皮的紧密连接亦保持完整。细胞毒性脑水肿时灰质比白质更易受到影响,CT扫描表现为涉及皮质及皮质下区域的局限性低密度区。持续缺血后,血脑屏障的损坏导致血管源性脑水肿,血浆成分进入脑细胞外间隙,此时白质比灰质更易受影响,血管性脑水肿的CT表现包括了特征性的低密度手指样突起,并可伴有特征性的肿块效应。

　　临床观察提示脑水肿由脑血管病发作后数小时开始,2~4天达到高峰后逐渐减退,约持续1~2周。CT研究指出含液量是在梗死后7~10天达到高峰,某些病例在1个月内可仍可检出脑水肿。虽然水肿的CT判断可能因脑血管病引起血容量和CT上组织密度的改变而变得不可靠,但上述发现的确提示了第一周形成脑疝更多的原因,取决于水肿液积聚的速度而不是聚集液体的绝对量。

　　脑水肿及其肿块效应、中线移位、梗死灶大小、神经缺损严重程度等均与预后和最终结局有很密切的关系。脑水肿与梗死灶大小的相关可能解释了为什么水肿在腔隙性和小的脑干梗死灶看起来没有像较大的皮质或皮质下梗死灶那么普遍和突出。尸检显示了几乎所有致死性脑血管病的脑水肿表现,而死前的头颅CT只显示出<50%的急性卒中(致死性或非致死性)有脑水肿引起的肿块效应的证据。

　　肿块效应,脑移位最终导致脑疝。脑疝的最主要危险在于它通过压迫重要的血管和组织引起脑缺血、充血和水肿,疝内脑组织压迫导水管和蛛网膜下腔,又影响了脑脊液循环,导致脑积水和幕上脑脊液压力升高。脑干严重受压就可引起患者死亡。常见脑疝类型:①钩回疝;②小脑扁桃体疝(枕骨大孔疝);③扣带回疝;④中心天幕疝。

(四)决定脑梗死(缺血脑损害)严重程度的宏观关键因素

　　当一条主要动脉突然闭塞,该闭塞脑动脉的大小、位置和侧支循环决定梗死灶大小、造成脑功能损害的严重程度。前循环血管闭塞位置(决定口径)主要有:大脑中动脉近端主干、发出豆纹动脉后主干、支配大脑皮层(额顶叶)的上分支、下分支(颞叶);1支或多支豆纹动脉;大脑前动脉。后循环血管闭塞位置有:基底动脉近、中、远端(尖),各小脑动脉,大脑后动脉。

　　1.闭塞动脉大小　见图3-3,从图a示:小血管(豆纹动脉)闭塞致小梗死(腔隙性脑梗死)。图b示:大血管(MCA近端主干)闭塞无有效侧支循环致大梗死(完全前循环梗死)。大梗死导致脑结构功能损害比中、小梗死更严重。

　　2.闭塞动脉位置　同样大小的梗死灶,在大脑优势半球有语言中枢,易引起失语。但运动感觉中枢(中央前、后回)呈长条形,故偏瘫偏身感觉损害常不完全。在非功能区甚至可不引起神经功能障碍;而在内囊附近传导束集中,很小的梗死灶就可阻断锥体束导致完全的偏瘫。脑干横贯梗死可致深昏迷和四肢瘫。大脑皮层主要是神经元,对缺血缺氧更敏感,更容易脑水肿。基底节主要是神经纤维传导束,耐缺血缺氧,没有失语而可能有构音障碍。

脑细胞对缺血最易受损的是神经元,其后依次是少突胶质细胞、星形细胞和内皮细胞。

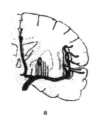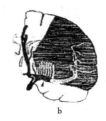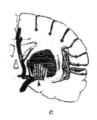

图 3-3　示闭塞动脉大小、侧支循环决定梗死灶大小

a:小血管(豆纹动脉)闭塞致小梗死;b:大血管(MCA 近端主干)闭塞无有效侧支循环致大梗死;c:大血管(MCA 近端主干)闭塞但有从 ACA 和PCA 皮层分支来的有效侧支循环致中梗死

神经元本身对缺血的敏感性也有不同类型,它与细胞所在位置有关。对如心搏骤停引起的全脑缺血最易受损的是大脑皮质神经元;对轻微缺血最易损伤的是海马 CA_1 和 CA_4 区的锥体细胞,其后依次是小脑、纹状体及新皮质的神经元。

3.侧支循环的有效性　动脉闭塞会减少,但很少会完全阻断氧和糖输送到相应区域的组织,这是由于丰富的侧支血管部分维持缺血区的血流。这种不完全缺血造成的脑梗死,在空间和时间上随血流动力学的变化而改变。图 3-3c 示:同样大血管(MCA 近端主干)闭塞,但由于有从大脑前动脉和大脑后动脉皮层分支来的有效侧支循环代偿,只引起中等大小的基底节梗死(部分前循环梗死)。

总结

综上所述,尽管缺血性卒中的病因、发病机制极其复杂,但局部脑血管事件引起动脉闭塞,导致脑缺血低灌注是决定性原因,一旦成为不可逆性缺血,脑细胞内必然发生:能量衰竭、兴奋性氨基酸毒与钙内流、氧化应激与自由基、炎症细胞因子生成等一系列的微观病理生理过程。同时脑微循环内必然有止血功能激活和微血管损害过程,它们反过来又进一步加重脑组织的损害,最终引起血脑屏障破坏、脑细胞死亡、脑水肿。所以,要挽救脑梗死,必须在时间窗内通过复流或开放侧支循环改善和终止低灌注。

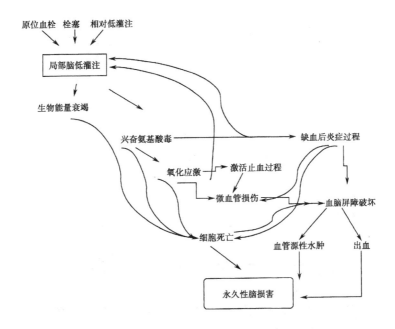

图 3-4　脑缺血病理级联(缺血瀑布)

　　缺血性卒中极其复杂的不同结局是由一系列因果链连锁构成的因果网络决定的。脑缺血低灌注这一病因网络主链早期不能迅速打断,缺血病理级联一旦启动,此时再单独或联合应用针对其微观病理生理机制的:兴奋性氨基酸阻断剂、钙拮抗剂、抗自由基制剂、消炎药、促进微循环和脑保护药等,都不能阻断这一正反馈的恶性病理过程(图 3-4、图 3-5),就不可能显示临床疗效。

　　"系统工程(system engineering)的核心就是把组成系统内部相互制约的诸多环节之间的因果关系搞清楚,包括:单、双向和多向因果关系。"这也是我们学习、理解、诊治和预防缺血性卒中的理论基础。

第三节　动脉血栓性脑梗死

　　动脉血栓性脑梗死(arterothrombotic infarction)相当于旧分类的"脑血检形成(throm-bo-sis)"加"动脉-动脉栓塞(artery to artery embolism)",文献中也称为大动脉闭塞性脑梗死。

【病因病理】

　　此类脑梗死主要在颅外内大、中动脉及其主要分支的血管病变的基础上发生,

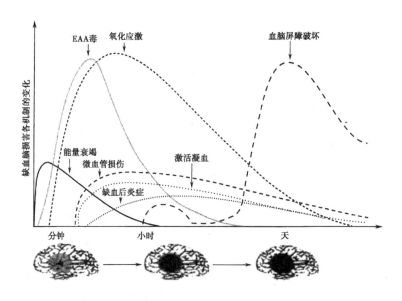

图 3-5 脑缺血病理级联各机制及缺血半暗带随时间的进展过程

其病因及发病机制有下列几个方面：

（一）动脉血栓形成

最主要病因为动脉粥样硬化斑块、溃疡、出血引起血栓形成，致急性血管腔狭窄、闭塞，血流停滞，供血区脑组织缺血坏死。西方人多见于颅外颈内动脉起始部，东方人常见于颅内颈内动脉虹吸段、大脑中、前动脉及其主要分支。

（二）动脉栓塞

动脉粥样硬化斑块碎片或血栓脱落成为栓子，栓塞远端脑内较小的动脉，即"动脉-动脉栓塞"。

（三）血流动力学与血液成分异常

上述两种情况的发生有血流动力学因素或血液成分改变引起的脑有效灌流及侧支循环代偿不足往往同时参与血栓形成或栓塞，有时甚至起主要作用。

（四）少见原因

有感染性或非特异性动脉内膜炎，先天性肌纤维发育不良、自然性狭窄变异、夹层动脉瘤及外伤等。

有关梗死灶的形成及脑损害的机制，参阅上节。

【临床表现】

动脉血栓性脑梗死的主要临床特点：①多见于有高血压、糖尿病或心脏病史的中老年人。②常在安静或睡眠中起病。③多无头痛、呕吐、昏迷等全脑症状;起病即有昏迷的多为脑干梗死;大片半球梗死多在局灶症状出现后意识障碍逐渐加深。④明显的定位症状和体征:决定于血栓闭塞那一根血管、梗死灶的大小和定位,可在数小时至3天内逐渐加重。

(一)前循环(颈内动脉系统)脑梗死

1. 颈内动脉　颈段颈内动脉闭塞如果侧支循环代偿良好,可不产生任何症状或体征,但若侧支循环不良,可引起同侧半球从TIA到大片脑梗死(梗死灶在同侧额、顶、颞叶或基底节区)的临床表现:从对侧轻单瘫、轻偏瘫、同向偏盲到失语、失认、完全性偏瘫和偏身感觉障碍,即表现为不同类型的大脑中动脉综合征(见下)。可有一过性单眼视蒙,但持续性单眼失明罕见。如先有TIA发作,后有大脑中动脉区梗死的临床表现,又可在颈内动脉起始部听到高调血管杂音者,极可能为颈内动脉起始部的闭塞引起的脑梗死。

2. 大脑中动脉(MCA)

(1)完全MCA综合征:MCA起始段(M$_1$段)阻塞,几乎一定引起神经系统功能缺损。因此处阻塞位于Willis环远侧,从对侧前循环经前交通支来的和从后循环经后交通支来的侧支血流均被阻隔,所以获得侧支循环的机会仅限于脑表面,从同侧大脑前、后动脉皮质分支来的吻合血流。MCA近端主干闭塞引起完全MCA综合征的临床表现:即既有深部MCA综合征的对侧偏瘫、偏身感觉障碍,又有浅部MCA综合征的对侧同向偏盲和向对侧注视障碍,在优势半球可有完全性失语,因广泛脑水肿常有昏迷,严重颅内高压可致脑疝而死亡。按OCSP分型,完全MCA综合征就是完全前循环综合征(TACS):①脑损害对侧的偏瘫;②对侧的同向偏盲;③新的高级皮质功能障碍(言语困难、空间定向障碍)。因为一般均有意识障碍,常使神经系统检查无法准确进行。

(2)深部MCA综合征:由单至数条MCA中央支闭塞时引起。另外,当MCA近端主干闭塞时,如果从皮质吻合支来的血流很有效,也可以只表现中央支闭塞症状即整个对侧偏瘫(头面、上肢、下肢)和(或)偏身感觉障碍、构音障碍,而没有皮质功能缺损症状。

(3)浅部MCA综合征:上部皮质支闭塞可出现中枢性面瘫及舌瘫,上肢重于下肢的偏瘫,优势半球可有运动性失语;下部皮质支闭塞可有感觉性失语,头和双眼转向病灶侧(或称向对侧注视麻痹),对侧同向偏盲或上象限盲,或空间忽视。当MCA发出中央支后的主干闭塞时,就可同时出现上、下皮质支闭塞的症状。

3. 大脑前动脉　主干闭塞引起对侧下肢重于上肢的偏瘫、偏身感觉障碍,一般无面瘫。可有小便难控制。通常单侧大脑前动脉闭塞,由于前交通动脉的侧支循环的代偿,症状表现常不完全。偶见双侧大脑前动脉由一条主干发出,当其闭塞时可引起两侧大脑半球内侧面梗死,表现为双下肢瘫、尿失禁、强握等原始反射及精神症状。

4.脉络膜前动脉　闭塞常引起三偏症状群,特点为偏身感觉障碍重于偏瘫,而对侧同向偏盲又重于偏身感觉障碍,有的尚有感觉过度、丘脑手、患肢水肿等。

(二)后循环(椎基动脉系统)脑梗死(POCI)

1.椎基底动脉　梗死灶在脑干、小脑、丘脑、枕叶及颞顶枕交界处。基底动脉主干闭塞常引起广泛的脑桥梗死,可突发眩晕、呕吐、共济失调,迅速出现昏迷、面部与四肢瘫痪、去脑强直、眼球固定、瞳孔缩小、高热、甚至呼吸及循环衰竭死亡。椎基底动脉不同部位的旁中央支和长旋支闭塞,可导致脑干或小脑不同水平的梗死,表现为各种名称的综合征。体征的共同特点是下列之一:①交叉性瘫痪:同侧脑神经瘫(单或多)伴对侧运动和(或)感觉的功能缺失;②双侧运动和(或)感觉的功能缺失;③眼的协同运动障碍(水平或纵向);④小脑功能缺失不伴同侧长束征;⑤孤立的偏盲或同侧盲。高级皮质功能障碍的也可见于后循环综合征(POCS),如失语、失认。有一些症状体征可出现在POCS患者上,如Homer综合征、眼球震颤、构音障碍、听觉障碍。较常见综合征有:

(1)中脑腹侧综合征(大脑脚综合征、Weber综合征):多为供应中脑的基底动脉穿通支闭塞引起,表现为病侧动眼神经麻痹(瞳孔散大,对光反射消失,眼球向内、上、下活动受限);对侧锥体束受损(偏瘫)。

(2)脑桥腹外侧综合征(Millard-Gubler综合征):多是供应脑桥的旁中央支闭塞所致,表现为病侧展神经(眼球外展受限)和面神经周围性麻痹(皱额、闭眼、鼓腮不能,鼻唇沟变浅,口角歪向对侧),对侧锥体束受损(偏瘫)。

(3)延髓背外侧综合征(Wallenberg综合征):以前认为是小脑后下动脉(PICA)闭塞的结果,又称小脑后下动脉综合征,现在证实由PICA引起的只占10%,约75%由一侧椎动脉闭塞引起,余下的由基底动脉闭塞所致。其典型临床表现是:①突发眩晕、恶心、呕吐、眼震(前庭外侧核及内侧纵束受损)同侧面部痛温觉丧失(三叉神经脊髓束及核受累);③吞咽困难、声嘶、软腭提升不能和咽反射消失(舌咽、迷走神经受损);④同侧共济失调(绳状体损害)对侧躯体痛温觉丧失(脊髓丘脑侧束受累);⑥同侧Horner综合征(眼睑下垂、瞳孔缩小和眼球内陷,为交感神经下行纤维受损表现)。

(4)基底动脉尖综合征:由基底动脉顶端为中心直径2cm范围内的左、右大脑后动脉,左、右小脑上动脉和基底动脉顶端及供应丘脑下部、间脑和中脑的许多穿通支闭塞引起,临床表现为视觉障碍,动眼神经麻痹,意识障碍,行为异常,意向性震颤,小脑性共济失调,偏侧投掷及异常运动,四肢不同程度的瘫痪或锥体束征等。

(5)闭锁综合征(lockedin syndrome):最早由 Plum 和 Posner 提出,是指患者四肢瘫痪,去大脑强直姿势,意识清楚,但不能说话,仅保存睁闭眼和眼球垂直运动功能,并能以此表示自己的意思。其主要病灶位于脑桥腹侧。大部分由于基底动脉脑桥旁中央支闭塞引起。

一侧椎动脉闭塞而对侧有足够代偿供血时,可以完全没有症状;双侧或单侧椎动脉(双侧椎动脉大小常差异很大,基底动脉主要由较粗侧椎动脉供血时)闭塞也可导致基底动脉综合征。

2.大脑后动脉　闭塞时引起枕叶视皮质梗死,可有对侧偏盲(黄斑回避);也可出现无视野缺损或不能用视野缺损解释的其他视知觉障碍(识别可见物体、图片、颜色或图形符号的能力丧失)。中央支闭塞可导致丘脑梗死,表现为丘脑综合征:对侧偏身感觉减退,感觉异常和丘脑性疼痛和锥体外系症状。

3.小脑　梗死少见。临床上难与小脑出血鉴别。除可伴脑干体征外,典型表现称为急性小脑综合征:偏侧肢体共济失调,肌张力降低,平衡障碍和站立不稳,严重眼球震颤、眩晕、呕吐,但在最初数小时内无头痛和意识障碍,随后出现继发性脑水肿、颅内高压表现类似脑出血。

【诊断】

在临床上,具有上述典型表现及特点者诊断不困难,急性重症大面积脑梗死要注意与脑出血鉴别,一般后者发病较急,从起病至高峰时间更短,起病时血压高。CT 或 MRI 检查能准确鉴别。如果无 CT 或 MRI 条件,必要时可慎重作腰穿鉴别。

尽管很多临床综合征看似有明确的血管系统定位,但由于患者的血管变异和血管病变往往合二为一,很少以单纯的方式出现,故很难做出准确的病变血管定位。常规 CT、MRI 有助于确定梗死灶所在的供血区。理论上,磁共振血管造影(MRA)、CT 血管造影和数字减影血管造影(DSA)可确定病变血管所在,但在临床实际,急性期尤其在时间窗内,因受经济、技术、人力等条件所限,很难实施这些检查。

【治疗】

遵循脑梗死的分型分期治疗原则,具体方案及实施方法详见本章第六节。

第四节　腔隙性脑梗死

腔隙性脑梗死(lacunar infarction,LACI)是脑梗死的一种最常见的类型。腔隙(lacu-nar)——本来是个病理名称,按病理概念它是指单一的深穿动脉暂时或永久地闭塞导致一个有限的坏死区域。文献中很少报道临床放射病理之间的准确联系,只能在横切面上称为小的、深的梗死,假定这个区域是在一个单独的穿通动脉供血区域内。腔隙大多出现在豆状核或那些临床上没有表现或不被发现的地区;但如果在内囊、脑桥,这些上下行神经通路集中的地方,临床表现与解剖学上的小损害可有肯定联系。腔隙性脑梗死是专指由这些梗死灶引起的一种脑梗死临床类型。

【病因病理】

脑穿通动脉多以直角从脑内主干动脉分出供应大脑半球深部白质、核团和脑干,这些动脉多为终末动脉,侧支循环差,当高血压致这些小动脉硬化、狭窄、血栓形成或脱落的栓子阻断其血流,引起其供血区的梗死,导致相应的临床表现。影像检查多可显示最大直径小于 1.5 cm 的小梗死灶。

在西方国家,无症状的腔隙性脑梗死灶多由脂质透明样变引起的闭塞所致,常见的管径是<100μm。有症状的腔隙性脑梗死灶最可能由小的动脉粥样硬化所致,管径在 40μm 左右。

一些病例,特别是基底动脉穿通支闭塞,可能由于穿通动脉被邻近动脉的粥样硬化斑块所阻塞,心源性栓塞的可能性是存在的。单纯根据腔隙综合征(LACS)不能分辨闭塞的动脉是前循环还是后循环(以往多认为在前循环)。小的深梗死是某些脑干综合征的常见原因(常为纯运动性轻偏瘫加上单一脑神经损害或眼球运动障碍)。

【临床表现】

腔隙性脑梗死的主要临床特点:①多见于有多年高血压病史的中老年人。②急性或逐渐起病,无头痛、意识障碍等全脑症状。③可表现为腔隙综合征(LACS)之一。④症状多可完全恢复,预后良好。⑤反复发作可表现为假性球(延髓)麻痹综合征和腔隙状态:其原因是脑白质腔隙灶的群集,尤其是锥体束、基底节和纹状体。假性球麻痹包括强哭强笑(情绪失控)、原始反射、构音不良、吞咽困难、作呕反射(gag reflex)增强。腔隙状态的假性球麻痹还伴随特征性的小碎步态、全身运动不能(缺乏运动)、面部表情呆板及双侧锥体束征。有时尿失禁。可伴从轻微到明显的血管性痴呆的精神障碍。

最常见的腔隙综合征有下列四种:

(一)纯运动性轻偏瘫(又称单纯运动卒中,PMS)

PMS是腔隙综合征中最典型、最常见的。它常被描述为有腔隙综合征核心的特征。在20世纪早期即将腔隙与PMS联系起来,但临床诊断标准直到Fisher和Corry1965年才制定,他们定义为:同侧的面部、肩和腿完全或不完全的瘫痪不伴有感觉缺损、视野缺损、言语困难或运动性失用等。在脑中的损害,偏瘫不伴眩晕、耳聋、抽搐、复视、小脑性共济失调和粗的眼震,患者表现为腔隙综合征,没有失语、视觉空间障碍、视野缺损,也没有明确的脑干功能缺损,在脑血管病的任何时间没有嗜睡。PMS必须包括面、臂、腿的三者之二,特别是臂,不是单指手,而是整个肢体。这个定义允许有感觉症状而没有体征。此定义强调是指急性期,并不包括近期内曾发生的脑血管病症状,如失语。一个患者有满足上述条件的症状体征时,极可能是病变在运动锥体束紧密集中的地方,因为病变若在皮质引起这么大范围面、臂、腿运动障碍,几乎是肯定会有影响认知和视觉的功能。很巧的是,大多数这些相应的解剖结构(内囊、脑桥)都是由深部穿通支供血的。

在初始的9例尸解中,6例梗死灶在内囊,3例在脑桥基底,这强调了相同的临床症状可以分别由MCA或BA的深穿支闭塞引起。PMS还被报道发生在锥体束的行程中,包括放射冠、大脑脚和延髓的锥体束。然而,从总体上看,解剖上的分布在大样本的研究中还是与初始的结论相符。

在20世纪80年代早期,临床病理的联系有所报道。尽管理论上有任何情况的运动障碍,但还是证明了,越是局限的运动障碍越可能是大脑皮质病灶所致。临床上腔隙综合征中凡指偏瘫的,都是包括全部面、臂或全部臂腿的。这实际上是说一个肢体的单瘫并非典型的腔隙综合征。引起单瘫的多是位于放射冠或它与内囊之间的、小的、深的腔隙,这些部位纤维相对分散些。

只有单瘫、偏瘫才可能是腔隙梗死灶引起的运动障碍,肢体部分运动障碍则很可能是皮质性损害。

(二)单纯感觉卒中(PSS)

偏侧躯体出现感觉症状,通常是一过性或先为一过性再转为持续性,大多数主诉为感觉减退和(或)感觉异常,有时为不舒服或烧灼感。PSS相对少见。早期的定义:必须有感觉缺失的客观体征,而迟些时候Fisher在1982年指出有些病例有持续的感觉症状而缺乏客观体征。1978 年有这样的一例病例得到病理上的证实。多数 PSS 病灶在丘脑,与早期结论相符,在腔隙性梗死中致 PSS 的病灶是最小的。

（三）感觉运动卒中（SMS）

较其他类型报道晚十年,尸解一例病灶在丘脑的邻近的内囊处也苍白,有报道在内囊外的小梗死、小出血导致 SMS 多在内囊后肢,因阻断丘脑皮质通路而致,病灶较其他的腔隙综合征大（MRI）。SMS 仅次于 PMS 常见,31% 在内囊后肢,22% 在放射冠,7% 在内囊膝部,6% 在前肢,9% 在丘脑。在放射冠的病灶体积平均是内囊处的两倍,但总的都比 PMS 的大,MRI 可检出髓质中大部分的迄今为止未被临床发现的病灶。

（四）共济失调性偏瘫

又称运动失调性轻偏瘫（AH）,包括同侧共济失调-下肢轻瘫（HACP）和构音障碍-手笨拙综合征（DCHS）两类。尽管这一组综合征很早就同其他腔隙综合征一起被记述,但不像 PMS、PSS 那样作为典型的 LACS 被接受,可能因为描述体征的困难和相对少发的缘故。HACP:无力的下肢,特别是踝和脚趾,巴宾斯基征阳性以及同侧的上肢、下肢的显著辨距不良。DCHS 主要是构音障碍和手的笨拙,2/3 的病例有同侧下肢的锥体束功能缺损及共济失调步态,相应的病灶是在脑桥基底部。Fisher 把不同病例不同的无力部位归咎于运动纤维被脑桥核所分散。如果按严格的临床标准检查,可发现症状所提示的病灶在对侧脑桥基底部。

肢体的共济失调伴随同侧锥体束征时不一定提示小脑血管病。

【辅助检查】

脑 CT、MRI 显示与临床表现相应位置有一缺血病灶（最大直径<1.5cm）或正常。但有认为 16% 的腔隙综合征患者在影像学上可以找到另外的病灶来解释神经症状,这种比例在 SMS 中更高。

【诊断】

首先我们要严格区分"腔隙（灶）"、"腔隙综合征"、"腔隙性脑梗死"三个不同概念。

"腔隙（灶）"原是病理学概念,现也可视为影像学概念。"腔隙综合征"是症状学概念,指经典的纯运动性轻偏瘫、纯感觉性卒中、共济失调性轻偏瘫、构音不良-手笨拙综合征等提示新腔隙病变引起的特殊临床表现。但腔隙综合征也可由小量出血、皮层梗死引起。"腔隙性脑梗死"则是缺血性卒中的一种临床亚型。

"临床"是该概念的核心内涵。虽然它借用了"腔隙性"和"脑梗死"两个病理学名称，但它彻头彻尾是个临床概念。因为卒中是临床急症，必须有相应的临床表现。作为卒中亚型的腔隙性脑梗死，也必须有相应的急性临床表现才能诊断。影像学检查可以正常（因检查太早或病灶太小或机器性能限制）或有相应直径<1.5cm 的"腔隙灶"。所以，用有、无急性卒中事件区分有、无症状腔隙性脑梗死是概念混淆的典型例子。是腔隙性脑梗死就有症状，无症状就不是腔隙性脑梗死，否则患者与临床医生如何知道。无临床症状、单从影像上发现的是"腔隙灶"，不能诊断为腔隙性脑梗死。虽然三个概念中都有"腔隙"，但各有不同内涵，不容混淆。

一般根据多年高血压病史，突然出现局灶性神经定位体征，影像检查在相应脑区有或无腔隙灶可做出腔隙性脑梗死的临床诊断。临床虽有典型的"腔隙综合征"表现，但无行影像检查，不能肯定为腔隙性脑梗死。可暂称为"腔隙性脑血管病"，因为少数"腔隙综合征"可由

小量脑出血、小的脱髓鞘病灶、不明原因的小软化灶引起。待影像检查排除这些可能病因后，才可诊断为腔隙性脑梗死。常规 CT 可以发现大脑皮层下直径 5mm 以上腔隙灶，由于层厚以及容积效应对 5mm 以下的小腔隙灶则不易显示或模糊不清，但可通过薄层扫描得以相当程度的解决。另由于受伪影干扰，CT 不易发现脑干的腔隙灶。MRI 能清楚显示。即使 CT 未能发现腔隙灶，但可排除可能引起腔隙综合征的其他非缺血性责任病灶，也是诊断腔隙性脑梗死的重要影像学间接证据。多年来，临床就是靠病史、腔隙综合征与 CT 扫描结合来诊断大多数腔隙性脑梗死的。要确诊脑干腔隙性梗死才必须行 MRI 检查。腔隙性梗死的正确诊断对有 CT 配置的医院，多数无太大困难，关键是弄清概念，正确认识和处理临床信息与影像信息的关系。

【治疗】

多数病情较轻，无须特殊治疗就能恢复良好。必要时可针对病因及症状作相应处理，应避免溶栓、过度脱水、降血压过猛等不适当治疗。恢复期后要确定血压控制方案：高血压可诱发脑出血，过低血压可导致腔隙性脑梗死复发。

第五节　心源性脑栓塞

心源性脑栓塞(cardiogenic brain embolism,CE)是缺血性脑血管病和短暂性脑缺血发作的常见病因,但是在临床上常被漏诊。长期以来,心源性脑栓塞被认为仅占很少一部分,过去报道心源性脑栓塞的发病率较低,Meiritt(1938)统计占脑血管意外的9.3%,占缺血性脑血管病的6% (Matsumato 等,1973),之后的1986 年的Hayman 观察到心源性脑栓塞的比率上升至19%。近年来超声诊断技术的进展证明栓子是缺血性脑血管病的重要原因。目前认为,15%~20%的缺血性卒中患者由心源性栓塞所致,在青年人中更可高达30%。Torvik 对缺血性脑血管病320 例的尸解研究发现,其中79 个可分辨病理性质的新鲜病灶,47%为栓塞性,53 %为血栓性。

准确地说,心源性脑栓塞所占的比率仍不清楚,有学者认为椎-基底动脉供血区的缺血性卒中,主要是在局部病变的基础上并发血栓形成,而1/3 以上的大脑中、后动脉闭塞是来自心脏或大血管的栓子所致。也有指出椎基动脉的栓塞仅占10%左右。栓子从颈总动脉进入颈内动脉的机会比进入颈外动脉多3 倍。进入颈内动脉者,绝大多数进入 MCA 及其分支,因为颈动脉直接始于主动脉弓和无名动脉,MCA 是颈内动脉的延续,而椎动脉起始于锁骨下动脉,并且颈内动脉的血流量多,每侧颈内动脉每分钟血流量为 300~500mL,而每侧椎动脉每分钟血流量为100~150mL。这就使心脏排出的栓子容易随血流进入颈内动脉和 MCA,较少绕道锁骨下动脉进入椎基动脉。左右两侧 MCA 发生脑栓塞的机会大致相等。大脑前动脉和后动脉栓塞较为少见,由于血液流动呈层状血流,因此,如在同一来源不断产生栓子,而反复发生的脑栓塞,常在同一血管。

心源性脑栓塞患者约50%可发生梗死后出血(出血性转化),机制为动脉被栓塞后,闭塞远端的血管发生缺血性改变,继而扩张及血压下降,使栓子推向远端,或栓子破碎崩解向远端移动,阻塞于更细小的动脉分支,原被阻塞的动脉恢复血流灌注,由于此段动脉已有缺血性改变,血液可自病变血管漏出,进入原缺血梗死区域,造成梗死区继发性出血。

【病因病理】

心脏栓子可来自有病变的或缺损的心瓣膜、心腔壁及其隐窝处的附壁血栓。引起脑栓塞的各种心脏疾病可归纳为三类:

(一)心脏瓣膜病和心内膜病变

病变瓣膜和心内膜上有赘生物或附壁血栓,脱落的碎片随血流进入脑循环,造成脑栓塞。虽然心脏排出量最多15%~20%流入脑动脉,但心脏排出的栓子有50%进入脑动脉。

1.风湿性心脏病随着风湿病 防治工作的成效,风湿性心脏病的发病率已有降低,但在青年人中,风湿性心脏病仍然是心源性脑栓塞的重要原因。20%的风湿性心脏病患者并发全身性栓塞,其中50%是脑栓塞。瓣膜病并发心房颤动者,其脑栓塞的发病率为无心房颤动者的14~16倍。主动脉瓣膜病变和无心房颤动病史者也能并发脑栓塞。二尖瓣狭窄伴心房颤动患者,心房壁特别是心耳处心肌收缩无力,血流迟缓,易发生附壁血栓,血栓性栓子是造成脑栓塞的原因。

2.细菌性心内膜炎 是人们熟知的心源性脑栓塞的原因。感染性心内膜炎患者中,约20%证实有栓塞性脑梗死。此类梗死有明显出血倾向,而且是其表现特征。超声心动图见到赘生物者较未见到赘生物者,栓塞风险要高得多,前者为34%,后者仅7%。

3.非细菌性血栓性心内膜炎 也称消耗性心内膜炎。尸检时瓣膜赘生物常可见于癌症及其他非传染性消耗性疾病患者,心源性脑栓塞也可作为潜在癌肿的一种特征性表现。因长期消耗,心脏瓣膜周围形成无菌性赘生物或内膜上血小板黏附、聚集和附壁血栓形成。赘生物和血栓性栓子,造成脑栓塞和其他部分的动脉栓塞。因此,有长期消耗性疾病患者发生血栓栓塞疾病,应考虑本病的可能。

4.二尖瓣脱垂 是常见病,正常的青年中发生率可高达6%。它可能不是心源性脑栓塞的常见病因,但在一些青年脑血管病患者中却有重要作用。患者的二尖瓣和腱索黏液样变,二尖瓣和腱索松弛和伸长,心脏收缩时伸长和松弛的二尖瓣呈囊状突入左心房,引起严重的二尖瓣逆流,心房壁和囊状二尖瓣的心房侧之间血流停滞易形成血栓。因脱垂的瓣尖可以出现黏液瘤样变性,并促使血小板聚集而共同形成栓子,故常导致小卒中或身体其他部位的栓塞。并发细菌性心内膜炎造成菌性栓塞。

5.心肌梗死后左室附壁血栓 急性心肌梗死累及心室壁和心内膜,病变部位形成附壁血栓,脱落的栓子造成脑栓塞。但心肌梗死引起的脑栓塞少见,多发生于前壁受累的患者。此时做超声心动图常可发现室壁有血栓形成。少数心肌梗死后并发心房颤动者可导致脑栓塞。左室壁瘤患者在心脏失活动节段也可存在附壁血栓,此类患者仅5%引起脑栓塞。

6.卵圆孔未闭(patentforamen ovale,PFO)

PFO 作为胎儿时期的一个残留物,25%的成人是处于开放状态的。在右房压力增高的情况下,可出现自发或诱发心房间右向左分流。尸检研究已经证实 PFO 在成人中的发生率为 17%~35%。Lechat 等在 1988 年报道用经胸超声结合注射造影微泡,发现不明原因脑血管病患者伴有 PFO 者较对照组多见。在不明原因的青年脑血管病患者中,PFO 的检出率 50%以上,而在一般人群中只有 25%。有研究显示 PFO 合并房间隔瘤的患者,发生脑血管病的机会更高。PFO 发生心源性脑栓塞的机制可能与反向栓塞的同时伴有隐性深静脉血栓形成,后者可能发生于脑栓塞之前,有时与肺栓塞或肺动脉高压有关。另外在 PFO 的管道内可能形成局部血栓,经食管超声可在房间隔的左和右边看见漂浮的血栓,从而明确 PFO 是栓塞的根源;还有研究显示伴有 PFO 的患者可发生一过性房性心律失常,并且由于可能发生阵发性心房颤动的潜在危险,引起的栓塞危险性进一步增高。

7. 充血性心肌病　出现左室附壁血栓,也可以是脑栓塞的栓子来源。

(二)心律失常　引起脑栓塞的主要有:

1. 心房颤动(atrial fibrillation,AF)　心房颤动使脑血管病危险性增加 5.6 倍。如同时有风湿性心脏瓣膜疾病则 AF 造成的危险更严重。但是由于风湿性心房颤动较非瓣膜性心房颤动少见,所以风心病引起的脑栓塞在全部脑栓塞中还不足 1/10。60 岁以上的人群中至少 2%~3%有心房颤动,而 70 岁以上估计为 9%。60 岁以下单纯慢性非瓣膜病性心房颤动患者发生脑栓塞的危险性与同年龄、同性别的对照人群无明显差异,60 岁以上危险性明显增加。心房颤动患者发生脑栓塞的机制是心房壁尤其是心耳壁处几乎无活动,血流停滞形成附壁血栓,脱落成栓子致脑栓塞。高血压病、心脏功能失代偿和凝血功能亢进是心房颤动患者发生脑血管病的危险因素。

研究认为,毒性甲状腺肿并发心房颤动的患者有 30%出现脑栓塞,如同窦-房病变一样,其心房节律紊乱是间歇性的,当心房颤动一段时间后重新转为窦性心律时脑栓塞危险最大。由于脑栓塞是毒性甲状腺肿特别是老年患者的常见并发症,所以一些"长期"心房颤动的患者可有一定比例的亚临床型毒性甲状腺肿,反之,有毒性甲状腺肿的患者也有可能出现一定比例的亚临床心房颤动,临床上应提高警惕。

2. 病窦综合征　是一种以间歇性心房颤动和不同程度的窦房结异常活动为特征的疾病,表现为窦性心律缓慢,并可间有心动过速。血流停滞一段时间后,心耳内产生血栓,当窦房节律恢复,心房协同收缩时,血栓则被推入大循环,导致脑栓塞。通常是动脉粥样硬化所致的窦房结病变。

(三)心脏外科手术并发的脑栓塞

因体外循环和心脏外科技术的进步,接受心脏外科治疗的病例增多,其中主要是冠状动脉粥样硬化性心脏病患者。心脏外科手术的患者,可由于以下几种情况而并发心源性脑栓塞:①体外循环过程中产生微栓子,激发微血栓栓塞。手术过程中发生空气栓塞或脂肪栓塞。②人工瓣膜指环尤其是合成材料所制者,是脑栓塞增加的重要原因。人工二尖瓣较主动脉瓣有更高的危险。不论是机械瓣膜还是生物瓣膜的附近均可能有血栓形成,血小板-纤维蛋白原构成的附壁血栓脱落的碎片可造成脑栓塞。这种脑栓塞多数见于瓣膜置换术后的前3个月内,金属瓣膜置换术后的患者,需要长期服用抗凝药物,自行停药者术后数年也可发生脑栓塞。这类病例近年有增加的趋势,彩色超声心动图能检出瓣膜上的血凝块,并显示瓣膜血流改变的特征。

总之,心源性脑栓塞的病因众多。2009年发表的ASCO分型将缺血性脑血管病的病因按照肯定、可能、较小可能三级进行了划分,对心源性脑栓塞病因也列表分级描述。

【临床表现】

典型的心源性脑栓塞有以下临床特点:①发病年龄较年轻;②多有心脏病史或者可确定的心脏栓子来源;③急骤起病,通常数秒或数分钟内出现偏瘫、偏身感觉障碍等相应局灶体征;④发病常伴癫痫发作或意识改变,但一般持续时间较短暂。

心源性栓塞多发生于活动时,但也可发生于安静时或睡眠中。脑栓塞引起的神经系统功能障碍,取决于栓子的数目、范围和部位。多数在数秒至数分钟达到最高峰,头痛约15%,可出现于病侧,呕吐较多见。约50%~60%的患者起病时有意识障碍,但持续时间可较短暂,大血管或者椎基动脉被阻塞时可迅速出现昏迷,可有广泛性脑水肿及高颅压征。脑栓塞还可导致局限性癫痫、轻偏瘫、视野缺损、失语等。

除了神经系统的定位症状和体征,还有栓子来源的原发病表现,如风湿性心瓣膜病、心房颤动、心内膜炎、先天性心脏病、心肌梗死等临床表现。

【辅助检查】

(一)脑影像学检查

近年研究发现以下脑影像学改变更多见于心源性脑栓塞患者:①非穿通支部位多发性梗死,特别是前后循环、左右前循环同时存在的梗死灶;②完全前循环梗死或皮质单一相对较大的梗死,或交界区梗死,但血管检查未见相应血管狭窄的依据。

（二）神经血管学检查

全面的神经血管学辅助检查应包括颅内外脑血管、主动脉弓、下肢静脉。检查方法包括 MRA、CTA、TCD、颈部动脉及下肢静脉血管超声、经胸壁心脏超声(transthoracic echocardiography, TTE)、经食管心脏超声(transesophageal echocardiography,

TEE)、DSA 等。鉴于 MRA 联合 TCD,或者 CTA 联合 TCD,加上颈部血管超声,对血管狭窄的诊断的敏感性和准确性已经和 DSA 非常接近,因此,并不推荐常规 DSA 检查\[州。此外,TCD 不仅可以检测颅内外血管狭窄和闭塞,而尤为重要的是可以直接检测微栓子。如同时发现双侧前循环或者前后循环都有微栓子存在可帮助判断为心源性脑栓塞。

（三）心脏检查

包括胸部 X 线、心电图、超声心动图特别是 TEE 能发现心房颤动患者的左房血栓,而 TEE 在 MRI/MRA 提示栓塞而无血管狭窄的患者使用价值最大,但是 TEE 有一定的检查痛苦甚至风险。多排 CT 和高磁场 MR 无创、分辨率高、患者依从性好,可以直接清晰显示心脏和主动脉弓的多种病变,同时研究显示与 TEE 相比,还可发现更多的心内血栓和主动脉斑块病变。

（四）心电生理检查

心房颤动是心源性脑栓塞最为常见的原因,所以对于心房颤动的检查无疑是心源性脑栓塞中的重要一环。持续性心房颤动容易诊断,但阵发性心房颤动不易被发现。24 小时 Holter 心电监护对心房颤动的诊断价值高于常规心电图。另外,近年来,还有学者推荐应用 STAF 评分来协助诊断心房颤动。评分较高者(≥5 分者)应进一步筛查,包括 Holter 心电监测。

（五）血清学检查

长期以来,众多学者试图利用各种血清学指标来鉴别缺血性卒中的病因,但未有获得公认的结果。近年数个研究发现心源性脑栓塞患者血浆脑钠素水平明显高于其他脑梗死患者,因此血脑钠素增高在一定程度上可能有助于预测心源性脑栓塞的诊断,但其特异性和敏感性仍有待进一步研究。也有较多报道关注 D-二聚体,但特异性不明确。有学者的研究发现结合上述两项指标对心源性脑梗死的预测更有价值,但这组资料的特异性和敏感性仅为 60% 左右。因此,目前血清学指标检测用于心源性脑栓塞的诊断价值有待进一步研究。

【诊断】

目前心源性脑栓塞的诊断率还远远低于实际发病率,在诊断上首先应全面了解缺血性脑血管病的所有病因,其次,当所谓隐源性脑血管病时,更要高度注意潜在心源性栓塞的可能,此外,还要注意多种病因混合存在的情况。

以往多根据上述临床表现来诊断心源性脑栓塞,CT 和 MRI 等脑影像技术广泛应用以来,还可依据梗死灶多发,见于两侧,或病灶大,并以皮质为底的楔形,绝大多数位于 MCA 支配区,且同一 MCA 区域常见多个、同一时期梗死灶,易合并梗死后出血等特点诊断心源性脑栓塞。

根据近来的研究,众多学者认为,具备以下任一项时,应首先考虑心源性脑栓塞的可能,进一步寻找确诊或可能协助诊断的证据,包括通过各种心脏检查筛查各种心源性脑栓塞的病因如心房颤动的存在,通过血液学检查指标等帮助诊断:①临床发作突然,发病后病情立即达到高峰,病情较重,缺乏大血管病变证据;②病灶位于颅内动脉主干或主要皮质分支区域,即皮质及皮质-皮质下交界区域(非穿通支部位),而血管检查缺乏大血管病变证据;或者位于多个血管分布区域,或者灰白质交界区域,特别是双侧前循环,或前后循环同时累及;③TCD 在双侧前循环或前后循环同时发现微栓子信号;④未能发现明确的病因。

【治疗】

应包括原有心脏疾病和脑栓塞的治疗。对大脑中动脉主干栓塞的患者,到达医院时在溶栓治疗时间窗内,如无禁忌证可争取静脉溶栓治疗。为预防栓塞的再发,可应用抗凝剂华法林或抗血小板聚集药物阿司匹林、氯吡格雷、西洛他唑等。心脏有栓子来源,包括超声心动图检查发现心腔内有赘生物或血栓样物质,在排除抗凝治疗禁忌证后,更应考虑使用口服华法林抗凝治疗。抗凝治疗期间应检查凝血功能,注意并发颅内或身体其他部位的出血。具体治疗方案和方法详见有关章节。

第六节　大脑中动脉主干闭塞引起的脑梗死

大脑中动脉(MCA)供血区脑梗死在临床上最常见。其中 MCA 主干闭塞引起的急重型、大片脑梗死,又称广泛半球梗死,虽然较少见(澳大利亚有个回顾分析连续5年共1440例缺血性卒中住院患者的报告,其中属广泛半球梗死的有53例占3.7%),但该亚型脑梗死症状重,死亡率与残废率高,是临床需紧急溶栓救治的重要脑梗死类型。故此特别专门论述。

【病因病理】

闭塞原因主要是原位血栓形成和栓塞。以往认为血栓形成多于栓塞,近年来由于辅助检查的手段不断提高,脑栓塞的诊断率也逐年增高。上述澳大利亚报告心源性栓塞引起的占58%。国内白求恩医科大学第一医院神经内科刘群报道的一组84例MCA主干梗死患者中有风湿性心脏病和心房颤动41例,冠心病心房颤动5例,心脏室壁瘤及附壁血栓各1例,颈内动脉有改变9例,即有明显栓子来源占该组70%左右;该组死亡患者中经解剖证实心源性栓子栓塞3例,血管源性栓子栓塞1例,故作者认为中动脉主干梗死的主要病因是栓塞。当有风湿性心脏病、二尖瓣脱垂、黏液瘤、非细菌性心内膜炎、心房颤动、心肌梗死与主动脉瓣病变时,栓子可来自心脏。MCA闭塞部位可在主干或某些分支。如果主干段突然被栓子阻塞,因该处阻塞位于Willis环之外,是脑循环网络关键易损节点之一,不能通过前、后交通支获得对侧和后循环的血流代偿作用,只能靠脑表面与同侧大脑前、后动脉吻合获得侧支循环,如这些侧支循环代偿不良,则梗死区域与一侧MCA主要的供血范围吻合甚至更大,呈现大片梗死。

【临床表现】

MCA主干闭塞表现为完全MCA综合征:对侧偏瘫、偏身感觉障碍、偏盲和双眼向对侧注视障碍,在优势半球可有完全性失语,迅速发展为广泛脑水肿,常有颅内高压、昏迷,甚至脑疝,处理不当患者可死亡。幸存者可有严重的偏瘫,此时上肢最严重,呈皮质型感觉障碍。在优势半球时,失语症明显,有时有不完全性偏盲。详见本章第二节的完全MCA综合征。

【诊断】

MCA比任何动脉更易发生闭塞。闭塞时其症状几乎无法与颈内动脉闭塞鉴别,除非做血管造影。一般有前驱症状如一过性视物不清或一眼失明,则大多为颈内动脉闭塞。然而,栓子可起自颈内动脉而闭塞症状表现在MCA。常规CT、MRI在发病24小时(或更早)可显示梗死范围占大脑中动脉供血区(包括大脑皮层和基底节)75%以上,其中有少数可扩展至部分大脑前或大脑后动脉供血区。CT早期影像的诊断价值:①最常见为病侧 MCA 分布区显示:局部密度减低;岛叶与基底节分界模糊;大脑外侧裂、脑沟及蛛网膜下腔稍变,侧脑室稍受压。提示为 MCA 主干或颈内动脉终末段闭塞。②偶在患侧颅底可见 MCA 高密度征(HMCAS),提示该处有血栓。但这要求有较高分辨率的 CT 和保持患者头部不动。

急性期确定 MCA 主干闭塞方法:

(一)临床判断

根据 OCSP 分型法为完全前循环梗死的临床表现(详见本章第一节)。

(二)MCA 高密度征(hyperdense middle cerebral artery sign, HMCAS)

指因血栓致 MCA 闭塞后,在单纯 CT 扫描时,MCA 本身 X 线吸收值比脑实质或对测正常 MCA 高,是 MCA 主干闭塞的超早期 CT 表现。1981 年首先由 Yock 等报道,当时他们认为高密度影为钙化的栓子所致。1983 年 Gacs 等经脑血管造影研究发现,MCA 的高 X 线吸收值并非一定是钙化的血栓,可发生导致动脉闭塞的任何血栓或栓子。1989 年 Tomsick 等经大量病例研究指出,MCA 的高 X 线吸收值比钙化时 X 钱吸收值低,诊断 HMCAS 时,应除外在动脉硬化基础上出现的动脉壁的钙化。

1. HMCAS 出现的时间　龟井彻正等观察了 22 例脑栓塞患者,发现 HMCAS 最早可见于发病后 30 分钟,在发病后 6 小时内至少有 63% 的病例可见到 HMCAS,半数患者于 24 小时至 14 天内消失。据 Tomsick 等报告,发病后 1.5 小时内即可见到 HMCAS,7 天内消失。目前多数学者认为 HMCAS 于栓塞后 6 小时内出现,24 小时至 7 天内消失。

2. HMCAS 的出现频度及部位　关于 HMCAS 的出现频度各家报告不一,占 MCA 区域闭塞患者的 21%~63%,差异之大是主观或客观因素影响所致,这些因素可导致假阳性或假阴性结果的产生,诸如:①部分容积效应(partial volume average):某些 HMCAS 在 10mm 断层图像上未能检出,而在 3mm 或 4mm 层面上可能检测到;②解剖变异:动脉的走行变异可影响 HMCAS 的检出,因血管的垂直方向切比斜切或水平切密度高;③将血管钙化误诊为 HMCAS:多见于老年动脉粥样硬化,其钙化常表现为双侧血管,且 X 线吸收值高于 HMCAS;④扫描伪影;⑤诊断者本身的分辨能力:Tomsick 等于 1990 年报道了由 6 位放射科专家共同参与研究的 25 例急性 MCA 栓塞患者的 HMCAS 现象,双盲分析结果表明,其敏感度为 78.5%,特异性为 93.4%,精确率为 91.3%,说明如果诊断正确的话,HMCAS 是 MCA 栓塞的一个非常敏感而精确的指标。HMCAS 可出现在 MCA 的任何部位,其中以 M_1 段出现频率最高,且较易诊断。

3. HMCAS 的临床意义　有学者认为 HMCAS 的消失可能意味着动脉内栓子溶解、血管再通,因此以 HMCAS 消失作为 t-PA 等溶栓药有效的评定指标。HMCAS 的消失也可能是随着时间推移,栓子逐渐成为等密度的变化。据我们经验 HMCAS 可作为时间窗内溶栓的重要客观根据。

Tomsick 等曾对 55 例 MCA 栓塞患者的 HMCAS 与临床关系方面进行研究,发现 18 例伴有 HMCAS 者比不伴 HMCAS 者梗死面积大,龟井彻正等报告的 22 例 MCA 栓塞患者死亡的 9 例中,有 8 例 HMCAS 阳性,故提示 HMCAS 阳性者易出现大面积梗死,且预后不良。

(三)床边 TCD 检查

患侧 MCA 无血流信号,或流速极慢,如患侧 MCA 血流速度、血流信号基本正常,则可排除 MCA 近端主干闭塞的可能。

【治疗】

参见本章第七节。

第七节　脑梗死的分型、分期诊治

一、脑梗死分型分期治疗的必要性

(一)溶栓复流治疗

虽然迅速溶解血栓,恢复血流是最基本、最有希望的治疗方法,大量的研究也证明,溶栓只能在血管闭塞 3~6 小时的时间窗内恢复血流,脑梗死才可能挽救,超过时间窗复流,可能引起严重后果。但脑梗死不是单一疾病,而是一组包括不同类型亦即有不同病因、严重程度、临床转归的疾病的总称。影响病情轻重和预后的主要因素是由闭塞血管大小、部位和侧支循环功能所决定的梗死灶的范围、位置。轻者如小动脉闭塞引起的腔隙梗死可在数小时、1~2 天内,不必溶栓或其他治疗也能自愈,溶栓则要冒脑出血的风险;重者如 MCA 近端主干闭塞引起的动脉血栓性梗死,发病后很快就恶化,时间窗内尽早溶栓或及时去骨瓣减压术可能挽救。以往已进行的 5 个大规模多中心临床随机对照试验,无论是失败的用链激酶的意大利急性脑血管病多中心研究(MAST-I)、欧洲急性脑血管病多中心研究(MAST-E)、澳大利亚链激酶研究(ASK)′,还是用组织型纤溶酶原激活剂(rt-PA)静脉溶栓的欧洲急性脑血管病协作研究(ECASS),以及认为成功的著名的美国国家神经病与卒中研究所(NINDS)rt-PA静脉溶栓研究,都是根据临床、CT排除脑出血、达到最低神经功能缺损评分、排除禁忌证后确定入选病例的,都不再区分脑梗死的类型。著名专家Caplan曾评价后两组研究:"两组大规模的随机静脉溶栓治疗试验表明,急性卒中患者应用rt-PA可能是有效的。然而,也有很高的出血发生率,有时甚至是致命的。以上两组试验无明确血管病理或卒中的病因,没有把血管研究作为溶栓的基础。……如果没有进行血管造影或无创性血管研究(CTA、MRA或超声检查),治疗时,医生甚至不知道患者是否有血栓存在。……我认为目前已发表的有关溶栓治疗的建议是不成熟的。如果在3小时的时间窗内,所有CT扫描怀疑急性脑缺血的患者均予溶栓剂,我们将永远对那些尚无答案的重要问题做出回答;而且我们还会造成许多脑出血和死亡。单纯脑扫描并不足以确定病因或指导治疗。个人意见,溶栓剂只能在卒中专家指导下进行,而且只能在血管研究发现大动脉内血栓时使用。……仅以存在缺血为标准对患者进行大系列研究是不恰当的,可能只是浪费精力、时向和资金"。因此,脑梗死溶栓治疗前就必须再分型,选择适合溶栓的亚型病例,排除不适合的亚型病例,否则,脑梗死溶栓治疗不可能取得理想疗效并能普及推广应用。

(二)药物的临床疗效评价

由于脑梗死发生发展的复杂性,单独一种药物可能仅有轻微治疗作用,临床评价其疗效必须进行大规模的随机对照研究。过去这些研究的人选病例也多是根据临床、CT排除脑出血、达到最低神经功能缺损评分要求来确定的,通常也不再区分脑梗死的类型。但不同国家,不同种族的脑梗死的亚型构成比有显著差异,如我国由高血压小动脉硬化引起的腔隙性梗死占脑梗死的50%以上,而欧美国家只占25%左右。相反由颅内外大动脉粥样硬化引起的颅内主要动脉血栓闭塞性梗死欧美人的比例相对要比中国人高(见后)。大组病例多中心随机对照研究可保证同一地区治疗组与对照组的亚型构成具可比性,但不能保证不同地区、不同种族、不同国家的研究中的亚型构成的一致性。如阿司匹林治疗急性缺血性脑血管病有两个著名的研究:①国际性卒中临床药物实验研究(InternationalStroke Trial, IST) 36个欧美国家,467家医院19 435例缺血性卒中患者(96% CT检查),其中一半患者分为2组对比观察阿司匹林疗效:病后4小时内服药300mg/d或静脉注射100mg/d,维持14天。结果:14天死亡率治疗组/对照组无差异。6个月死亡与残废率治疗与对照组比为62.2%/63.5%。治疗组缺血性脑血管病复发率下降,脑出血率不增加,6个月死亡与残废率,相当每1000例减少14例。②中国人急性卒中临床药物研究(Chinese Stroke Trial, CAST)413家医院21 106例(96% CT)随机抽样安慰剂对照。病后 48 小时服 160mg/d,维持 4 周,4 周或出院时评价结果:治疗组与对照组比较,死亡 343 例(3.3%)/398 例(3.9%),复发 167 例(1.6%)/215 例(2.1%)均明显下降。颅内出血 115 例(1.1%)/93 例(0.9%)稍增加,但无统计差异。总评相当出院时死亡与残废每 1000 人减少 11 人。欧洲 IST 与中国 CAST 两组研究均取得相似的阳性结果。根据这两组结果认为,缺血性脑血管病急性期应用阿司匹林是有效而安全的。但如果从两组亚型的疗效分析,则两组结果有明显差异,见表 3-2。

表 3-2　按 OCSP 分型,IST 和 CAST 的疗效

	IST 例数	6 个月疗效	CAST 例数	14 天疗效
TACI	4638(24%)	有效	1883(9%)	有效
PACI	7921(40%)	有效	11 445(55%)	有效
POCI	2228(12%)	无效	1444(6%)	有效
LACI	4657(24%)	无效	6263(30%)	有效

从上表可看出,在 IST 中阿司匹林只对大动脉粥样硬化血栓性脑梗死引起的TACI 和 PACI 有疗效。它并不降低 14 天内死亡率,主要通过降低缺血性卒中复发率,在 6 个月后体现疗效;但在 CAST 中对所有亚型均有效,既降低 14 天内死亡率也降低 4 周后死亡率和残废率。阿司匹林是抗血小板聚集剂,对血栓形成有预防作用,但对脑血管病无直接治疗作用,IST 结果证实了这一点。但 CAST 结果似乎超出了阿司匹林本身的药理作用。因此,CAST 的亚型确定是否准确,可能是疗效与 IST 似同实异的关键。

已有些大型药物研究注意到对脑梗死不同亚型的疗效差异进行比较。如低分子肝素样物 ORG10172(Danaparoid)治疗急性缺血性脑血管病的随机对照试验,总体评价是该药对 3 个月后的转归无改善,但按亚型评价发现该药对大动脉粥样硬化梗死亚型的有效、显效率明显高于对照组,而其他亚型与对照组比较无差异。说明对脑梗死治疗药物疗效评价非区分亚型不可。

另外如"腔隙性脑梗死的经典定义为纯白质病变,而脑白质不含突触或受体复合物,因此,针对 NMDA 受体复合物质的治疗不可能对这种卒中有效"。如果要评价这类药物的疗效,就不能选腔隙性梗死的患者作研究对象。总之,必须区分不同脑梗死亚型来分别评价药物或治疗方法的疗效,无论是是抗血小板聚集剂、纤溶

剂、脑保护剂,中医中药还是各种物理、康复疗法的疗效。这可能是改变目前对脑梗死治疗评价混乱的关键。

二、紧急分型诊断

脑梗死的主要特异治疗是时间窗内紧急溶栓,但并非所有脑梗死病例均适宜溶栓。MCA 主干完全闭塞导致的大片脑梗死的重症患者,起病急骤,缺乏良好的侧支循环,紧急溶栓是最重要的治疗措施。相反,没有主干闭塞或有良好侧支循环的轻型或腔隙性脑梗死患者,就诊时已有部分恢复,不必溶栓也能恢复良好。因此,当头颅 CT 排除脑出血后,及时做出相应的紧急亚型诊断,区分患者的轻重和梗死灶大小,以便实施针对性治疗。避免重型轻治,丧失抢救时机或轻型重治要冒脑出血等并发症的风险。但国外的卒中指南,都没有提出溶栓前必须紧急临床分型的方法。或寄希望于多模式 CT 和多模式 MRI 来早期发现缺血半暗带,但限于时间和设备,目前无法在临床普遍推广使用。

目前各国指南对诊断方法的评价都是对单一诊断方法的价值评价,并无集成多种诊断方法得到可靠的综合诊断信息方法的评估。在我国医疗条件和设备相对落后的现实状态下,学会集成整合病史、临床症状、体征和简单、容易进行的必要辅助检查(如 CT、TCD)的信息,进行 OCSP 分型,指导缺血性卒中的临床诊治的方法,具有重大推广和应用价值。

为了指导诊治决策我们推荐 OCSP 分型为紧急诊治分型;急性期后、多项辅助检查都有结果时,为"判断预后"和"选择二级预防措施"也可用 TOAST 病因分型。

(一)结合 NIHSS 与 OCSP 分型的脑梗死紧急快速分型法

美国国家卫生研究院卒中评分法(NIHSS),归纳了所有与卒中相关的神经功能缺损,用简单的不同分值表示。其初始的评分能很好预测最终梗死灶的大小。一次检查评分只需 5~8 分钟,可靠性好。通常总分 10 分以上就提示大血管闭塞。这些用量表评分方法(包括 NIHSS)主要用于评估病情严重程度,不能准确区分病变部位和大小。

OCSP 分型方法能区分梗死部位和大小,但比较粗略不够精确。为此我们将二者优点结合,通过根据皮层症状和运动、感觉等长传导束症状重新排列 NIHSS 的各项目,曾设计出改良 NIH 评分 OCSP 分型法。但在实用中仍感觉颅琐,为此再精简为卒中快速 OCSP 分型法(表 10-3)。

按表 3-3 的方法 1~2 分钟内确定脑梗死的大小、部位,实现快速 OCSP 分型,值得推广应用。

(二)综合诊断信息的紧急分型

目的是区分梗死灶大小;确定是否适合溶栓或扩容稳压、开放侧支循环治疗。脑梗死溶栓治疗难题是时间窗很窄,常规的 CT、MRI 在时间窗内难以确定梗死灶大小、部位。溶栓治疗又有可能引起脑出血,但愈早开始脑出血概率愈低。因此,要紧急收集各种诊断信息:脑梗死时间窗期能提示闭塞血管及脑损害大小、部位的主要.临床信息,如语言、高级神经活动、偏视、鼻唇沟、上下肢肌力、感觉等定位征基础上的 OCSP 分型。CT 可确定有无出血;早期缺血、梗死征。TCD 可测 MCA 血流指标;主干闭塞表现为无血流或血流极慢,Vs<30cm/m;腔隙性脑梗死血流正常。根据 MCA、BA 血流也能评估血管闭塞部位及侧支循环状态。

表 3-3　卒中快速 OCSP 分型法

分型	皮层症状(意识、凝视、失语)	长束症状
TACI	≥1 项	3 部位(面舌瘫和上肢、下肢运动、感觉障碍)
PACI	≥1 项	2 或 1 部位
LACI	0	3 或 2 部位(纯运动,或单感觉)
POCI	0 或≥1 项	交叉或双侧体征(或小脑征)

注:意识指不同程度意识障碍;凝视(可称反方向为注视不能:与偏瘫同侧为前循环大脑病变,交叉为后循环脑干病变);失语(感觉、运动或混合性)而非构音障碍

脑梗死形成阶段能提示梗死灶大小、脑水肿、颅高压程度的主要信息是临床症状、体征、TCD,24 小时后的 CT 或 MRI 可准确确定梗死灶部位、大小,是评估侧支循环状态、脑水肿颅高压严重程度的决定性指标(金标准)。

三、分期诊断

按病理生理观点,缺血性卒中是一个复杂的动态变化过程,较为严重的临床亚型,都可分为超早期(溶栓时间窗,3~6 小时)、脑水肿颅高压期(6 小时~14 天)、恢复期、后遗症期等。每一期都有重要或关键的病理生理环节和相应的最合适的治疗处理方法或药物。也即是说每种治疗方法或药物都只适合某病程分期或时间窗,并不一定适合缺血性举中的全过程。这也同时说明要取得最好疗效,必须在每一期都采用最适合的疗法或药物,否则某一期错误治疗将导致前功尽弃,治疗失败。因此,应制订分期诊断的时间标准、临床症状体征标准和影像学标准。这对重症缺血性卒中的治疗处理非常重要。目前各国指南对治疗干预的方法和措施都是

单独评估,没有分型、分期选用不同治疗方法获得更好治疗效果和预后的系统治疗方法的评估。

四、脑梗死急性期分型分期综合治疗决策

(一)轻症(小动脉病变引起的 LACI 及较轻的 PACI)

用简单或对症方法治疗。

(二)重症(大动脉闭塞引起的 TACI、POCI 和较重的 PACI)

综合集成各种治疗手段,分期治疗。治疗措施:

1. 溶栓治疗。

2. 扩容稳压与开放侧支循环治疗,注意过分扩容升压可能加重脑水肿,升高颅内压。

3. 脱水降颅压脑水肿期应用。根据脑水肿、颅内高压程度和反映血容量的参数:血 HCT、渗透压、中心静脉压、出入水量、皮肤弹性调节脱水剂用量和时间间隔。

4. 重症监护。(图 3-6)

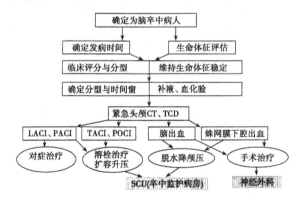

图 3-6 脑血管病急诊流程简图

五、脑血管病治疗方法与药物系统评价

(一)一般治疗与特异性治疗

1. 两类治疗都重要《欧洲指南 2003》说:"'一般治疗'是指针对维持重症患者病情稳定,以便控制能对卒中转归起负面作用的全身问题以及为完成特异性治疗提供最佳生理基础所进行的治疗策略。目前的共识是,一般内科问题的处理是卒中治疗的基础。……大多数作者同意对生命功能提供足够的支持是基本的治疗。"可见,一般治疗是所有重症卒中治疗的前提和基础,与特异性治疗都是整个治

疗程序的不可或缺的组成部分。这也是重症卒中要尽快送入重症卒中病房救治的主要原因。应强调一般与特异性治疗是同等重要的,不要造成以为特异性治疗才是特效的错觉。

2. 溶栓复流与增加灌注压、开放侧支循环 《美国指南 2003》说:"由于大多数卒中是颅内动脉的血检栓塞性闭塞引起的,恢复或改善缺血区的灌注是治疗的关键。……到目前为止,只有静脉 rt-PA 治疗被证明是有效的。"

但不应忘记人脑动脉系统经历数百万年的进化,除有前后左右颈内动脉和椎动脉 4 条主要人脑动脉供血外,还有颅底动脉环沟通这 4 条动脉;大脑表面大脑中、前、后动脉的软脑膜上分支可沟通同侧前、后循环,额、颞、顶、枕各脑叶;颅外的颈外动脉可通过五官的吻合支和脑膜中动脉与颅内的颈内动脉分支沟通,共同构成复杂、有效的网络供血系统。目前认为:"侧支循环在脑缺血的病理生理中起关键作用,可以决定缺血性脑损害的严重程度。"因此,我们不应只考虑通过溶栓恢复闭塞动脉血流这一单一的途径,而忘记迅速开放侧支循环也是恢复或改善缺血区血流,挽救缺血半暗带脑组织的另一重要治疗途径。要开放侧支循环改善缺血区血流,扩张血容量、维持较高的平均动脉压以升高脑灌注压是最直接有效的方法。当供应大脑某部分的动脉(如大脑中动脉 MCA)近端因血栓或栓塞导致严重狭窄或闭塞时引起该脑区的血流急剧减少,可致脑梗死,但梗死大小还决定于侧支循环的有效性。侧支循环不能有效代偿,就发生 MCA 供血区完全性梗死。相反,在较高灌注压下,软脑膜侧支循环及时开放可从大脑前、后动脉分支反向供血 MCA 皮层供血区,完全代偿大脑中动脉主干闭塞引起的相应额顶颞叶皮层缺血而只发生小穿通支供血的基底节脑梗死。

《欧洲指南 2003》指出:"通过维持正常的高水平的血压和正常心率来保证理想的心排出量是卒中处理的必要基础。中心静脉压应维持在 $8\sim10cmH_2O$……可早期提出血容量不足或超负荷的警告,这两种情况都对脑灌注有不利影响。血容量必须维持稳定。……心排出量增加可能会增加急性缺血后自动调节能力丧失区域的脑灌注。"又说:"研究表明,缺血半暗带的血流被动地依赖于平均动脉压。因此,要想维持足够的脑灌注压,就必须避免血压急剧下降。"可见,液体管理以增加血容量、心搏出量和维持较高的平均动脉压这一系列增加脑灌注压的一般扩容稳压治疗措施,也是开放侧支循环,恢复缺血区血流,挽救缺血半暗带脑组织的关键特异性治疗措施,甚至比溶栓治疗更符合病理生理代偿机制,更安全、更少副作用。各国卒中指南都只推荐时间窗内溶栓治疗,但都没有专门提及扩容稳压、开放侧支循环等治疗,反映治疗策略上存在极大的片面性。原因就在于"卒中一般治疗的许多方面尚未在随机临床试验中充分评价"。

3.脱水降颅压治疗　由于缺血性卒中是动态变化过程,脑水肿、颅高压是重症卒中全过程中不可逾越的阶段,是决定是否会发展为脑疝和死亡结局的关键病理环节。它们不是脑血管病的并发症,而是重症脑血管病不可分割的重要组成部分。脑水肿、颅高压期的监测、早期的液体管理和高渗脱水降颅压与适时施行去骨瓣减压术一起,应看做是重症卒中脑水肿颅高压期的系列特异诊治措施。《欧洲指南2008》就是将"脑水肿、颅高压"治疗与溶栓等一起列为"特殊治疗"之一。当然也要防止对没有脑水肿颅高压的腔隙性脑梗死或还没有进入脑水肿颅高压期的病例,过早或过长时间的脱水降颅压治疗,导致血容量不足或血压过低,加重脑缺血甚至肾功能不全。

(二)抗血小板、抗凝、降纤维蛋白药物

病理生理和药理学证明它们都不能恢复已经被血栓闭塞的动脉血流,也不能开放侧支循环,更不能挽救缺血死亡的脑组织,而主要起预防血栓形成作用。缺血性卒中绝大多数是动脉或心腔局灶血栓栓塞引起,不是全身止血、凝血、纤溶功能异常。而应用抗血小板、抗凝、降纤药物将可能引起全身止血、凝血、纤溶功能改变,可能导致各器官出血的副作用。不应将这些治疗列为缺血性卒中的特异性治疗。

目前抗凝药只用于心房颤动引起心源性脑栓塞的患者。非心源性脑梗死的患者,也不能无选择使用阿司匹林等抗血小板药物。尤其在我国由高血压小动脉硬化引起的腔隙性脑梗死占缺血性卒中的大多数,而高血压性小动脉硬化也是脑出血的病理基础。这些腔隙性脑梗死患者随时可能脑出血及微出血,就不应长期应用能延长出血时间、会诱发或加重出血的抗血小板药。降纤药物确实疗效还没有得到公认。

(三)溶栓治疗

1.溶栓剂　目前各国指南溶栓只推荐 rt-PA。我国九五攻关课题大组多中心研究证实"6 小时内采用尿激酶溶栓相对安全、有效",国内很多医院都有尿激酶溶栓治疗脑梗死获得良好效果的临床实践经验。当前 rt-PA 基本是进口的,尿激酶国产,药费是 6 千多元比 6 百多元。从注意兼顾疗效、风险、价格和易使用性上考虑,目前国内应首先推荐尿激酶。

2.我国溶栓治疗必须分型　国外指南不分型只考虑 NIH 评分,6~23 分都是溶栓适应证。鉴于我国缺血性卒中以腔隙性脑梗死占大多数,而重症卒中只占少数。国内已有多个临床研究证实 OCSP 分型法与 CT、MR 及 DSA 等影像学检查有很好的相关性,肯定 OCSP 分型法在卒中紧急溶栓治疗中的价值。主张一般的腔隙性脑梗死(LACI)不必溶栓治疗,只选择完全前循环和部分前循环梗死患者进行溶栓。可以结合 NIH 评分快速 OCSP 分型法;OCSP 分型法与 CT 和 TCD 结合,能帮助在时间窗内做出是否适合溶栓的准确判断。减轻医护人员的压力,避免轻症患者承担不必要溶栓的痛苦和经济损失。

3. 基底动脉闭塞溶栓　约 1/5 的缺血性卒中为后循环梗死,其中基底动脉闭塞引起的预后恶劣,死亡与重残达 90%。一篇系统分析在 6～12 小时时间窗内对基底动脉闭塞患者实施静脉或动脉溶栓的多个小样本临床研究的文章,纳入的达大样本的 420 例,溶栓后近一半闭塞血管再通,近一半能生活自理。并认为静脉与动脉溶栓效果相近。说明基底动脉闭塞引起的严重脑梗死与前循环大片脑梗死都是应积极溶栓的卒中类型。《欧洲指南 2008》推荐“即使在发病 3 小时以后,静脉溶栓也是基底动脉闭塞的一种容许的治疗选择(Ⅲ级推荐,B 级证据)”。在中国当前条件下,基底动脉闭塞者在 12 小时内也应争取静脉或动脉溶栓。

(四)神经保护剂

常规静脉溶栓治疗脑梗死的安全性和有效性已经得到普遍公认,但溶栓治疗有时间窗限制(3～4.5 小时内),这使人们寄希望于没有严格的时间限制的神经保护治疗。

神经保护是指用于阻止缺血后脑组织的一系列病理生化反应,干预缺血级联的各个环节,达到延长神经组织存活的药物或方法。认为缺血级联反应的每个环节都是神经保护治疗的靶点。但在过去 20 年中,估计有 10 亿美元用于研发卒中治疗药;然而,这一巨大的投资除溶栓剂(rt-PA)外没有产生临床有效的药物,使基于神经保护剂的当代卒中药物发明战略备受质疑,前景暗淡。

其实脑缺血级联(缺血性脑细胞损害的主要病理机制)一旦启动,缺血性脑损害就是一个迅速、单向正反馈、不可逆的恶性动态过程。兴奋性氨基酸拮抗剂、钙通道阻滞剂、自由基清除剂等所谓神经保护剂,从时间和空间上都难以达到“缺血半暗带”脑细胞内外能发挥药理作用的靶点,从而无法显出疗效。因此,经 20 年研究还没有一种神经保护剂研究成功,就不难理解了。我们能否跳出制药公司只从药物考虑问题的惯性思维?从病理生理上说,葡萄糖和氧气才是脑细胞真正的活命剂和保护剂。有则生,无则死!有血流就有糖和氧,维持和保证脑的血流供应就是最好的脑保护。有文献指出,维持血压、血糖、体温和氧饱和度四大生理参数是适用于所有缺血性卒中患者、最基础和最好的非药物性的脑保护措施(non-pharmacological neuroprotection)。

　　总之,脑血管病没有单一的、特效的灵丹妙药,但有很多在特定型、初期应用,能发挥良好作用的药物或疗法。但正如战争武器有飞机、导弹、大炮,也有步枪、刺刀、手榴弹。没有任何一种武器可以打赢一场战争。《中国卒中指南》概括地指出的:"脑梗死的治疗不能一概而论,应根据不同的病因、发病机制、临床类型、发病时间等确定针对性强的治疗方案,实施以分型、分期为核心的个体化治疗。"

第四章 脑出血

第一节 概　述

脑出血(cerebral hemorrhage)是指非外伤性脑实质内的自发性出血,又称脑溢血。原发性脑出血的病理机制是复杂的,病因多样,但绝大多数是高血压小动脉硬化的血管破裂引起的,故有人也称高血压性脑出血。高血压脑出血在中国居民中发病率较高,约占全部脑血管病的30%～38%,其中基底节区脑出血占全部高血压脑出血的80%左右,且高血压脑出血急性期的病死率为30%～40%。出血原发于大脑半球的占80%,主要位于基底节区,其次发生在脑叶;脑干和小脑的出血占20%左右。

【病因病理】

脑出血的病因很多,最主要是高血压动脉硬化。然而,在发生机制上,实际上每一例脑出血并不是单一因素引起,而可能是几个综合因素所致。从血管病理来看,常见有微动脉瘤或者微血管瘤、脑动静脉畸形、淀粉样脑血管病、囊性血管瘤、颅内静脉血栓形成、硬膜动静脉瘘、特异性动脉炎和真菌性动脉炎、烟雾病、动脉解剖变异、颈动静脉瘘。血流动力学方面,有高血压和偏头痛。血液因素有抗凝、抗血小板或溶栓治疗、嗜血杆菌感染、白血病、血栓性血小板减少症等。其他罕见的有颅内肿瘤、酒精、苯异丙胺、可卡因、交感神经兴奋药。尚有原因不明(特发性)脑出血。

但不管是何种原因,其最终均导致血管破裂形成血肿。实验上可观察到血肿周围组织随着病程进展而发生一系列的病理生理变化,在血肿形成30分钟后出现海绵样变性,6小时后邻近的脑实质内随时间的变化,由近及远有坏死层、出血层、海绵样变性及水肿等。血肿周围脑组织的这些变化,除了机械压迫外,主要是血浆、血细胞成分,如血红蛋白及其他血管活性物质等起着重要作用。出血后颅内容积增大,破坏颅内内环境的稳定。除了脑出血本身对脑组织的破坏外,颅内压增高可以影响到其他脑组织,特别是当颅内压水平与动脉压水平相当时,血肿对周围脑组织的直接机械性压迫达到某种程度时,脑供血减少。基底节大量出血也可因中

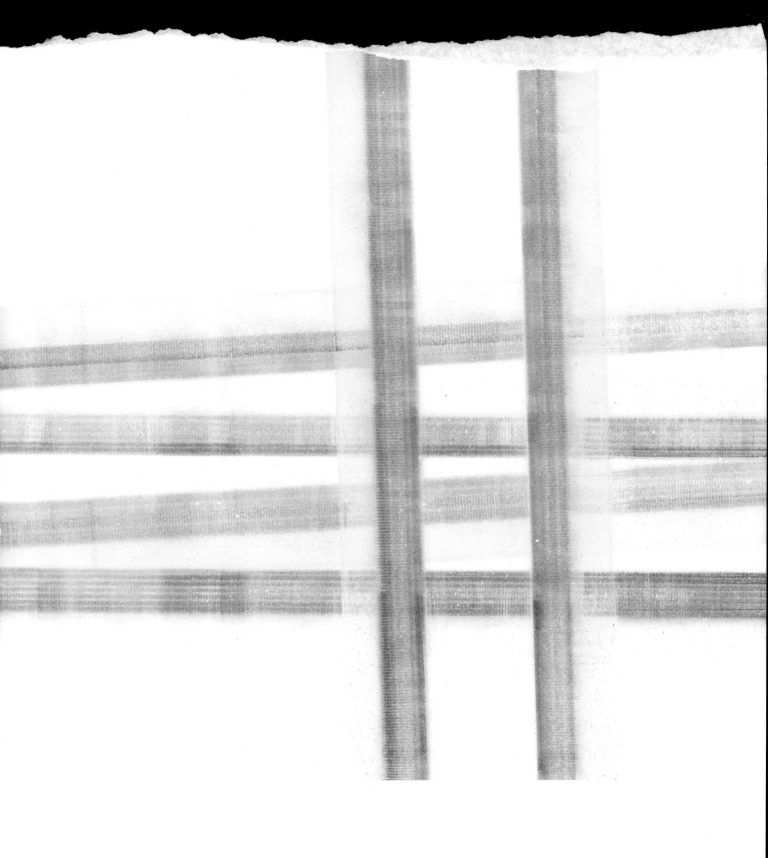

线移位,同侧脑室受压变形而使对侧扩大,第三脑室受压闭塞,导致严重颅内高压,甚至脑疝。缺血、缺氧、水肿、颅内压升高后,又阻碍静脉回流,增大脑灌流阻力,更加重脑缺血、脑水肿、颅内高压,形成恶性循环甚至导致脑疝和继发脑干衰竭而危及生命。尤其是小脑出血距脑干较近,更为凶险。

【临床表现】

脑出血多发生在没有系统治疗、血压控制不好的高血压病人,常在体力活动或情绪激动中突然发病。发病时多有血压明显升高。临床表现轻重差别很大,主要决定于出血部位和出血量。也与机体反应、全身情况等多种因素有关。有作者观察 179 例有明确发病时间的自发性脑出血病人,发现大多数发病时间在 6 点 ~14 点,高峰发病时间是在 10 点 ~12 点。意识障碍是判断病情轻重的主要指标。按出血部位可分为以下类型:

(一)壳核出血

即曾命名为内囊外侧型出血,为高血压性脑出血最常见类型。多由外侧豆纹动脉破裂引起。血肿向内囊压迫可导致典型的对侧偏瘫和偏身感觉障碍,位于优势半球可有失语。若扩展至额颞叶或破入脑室可导致颅高压症及昏迷。

(二)丘脑出血

即曾称内囊内侧型出血,为第二常见出血类型。丘脑为皮质下感受感觉性质、定位和对感觉刺激做出情感反应的一个重要神经结构。典型症状是偏身感觉障碍。丘脑病变时因感觉核团损害部位、范围、性质的不向而表现各种感觉受损的症状。

(三)脑叶出血

即皮质下白质出血。老年人常为高血压动脉硬化或淀粉样变血管病引起,青壮年多由先天性脑血管畸形所致。小量出血症状轻,酷似腔隙性脑梗死。大量出血呈现各种脑叶功能受损的征象,如额叶的精神异常、摸索、强握等;颞叶的幻视幻听、感觉性失语等;顶叶的单下肢感觉障碍、失用、体象障碍等;枕叶的皮质盲。出血破入蛛网膜下腔者,脑膜刺激征明显,易误诊为原发蛛网膜下腔出血。

(四)脑桥出血

多由高血压致基底动脉的旁中央支破裂引起,可立刻昏迷、四肢瘫痪、双瞳孔针尖样大,数小时内死亡。小的基底部出血可引起"闭锁综合征",表现为四肢瘫痪,不能说话和张口,仅以睁眼和眼球垂直运动来示意应答,貌似醒状昏迷。也有小出血者,症状轻微,预后较好。

(五)小脑出血

多发生于一侧半球,突然站立和步态不稳、肢体共济失调、构音障碍(吟诗状)、眼球震颤,伴头痛、头晕或眩晕、恶心、呕吐。有的可以并存脑桥受损的体征。血肿压迫脑干可昏迷、死亡。小血肿的症状轻,恢复快。

(六)脑室出血

多为继发性(绝大多数继发于高血压性基底节和丘脑出血),也可为原发性的(出血局限于脑室内),症状随出血部位、脑室积血量及是否阻塞脑脊液通路而异,并非都一定预后不良。若为脑室铸型出血,或伴有脑室扩大和颅内高压者病死率高。脑室出血大多由于基底节出血后破入侧脑室,以致血液充满整个脑室,有的还流入蛛网膜下腔。小脑出血和脑桥出血也可破入到第四脑室。

长期以来一直认为脑出血只是很短时间内活动性出血,时间约为 20~30 分钟。其后的临床征象恶化通常是由于脑水肿、脑积水或全身性因素所致,近来随着 CT 的广泛应用,进行了动态观察,发现有的患者在一段时间内依然继续出血,表现为血肿增大,并与神经功能障碍的加重相关。主要见于丘脑及壳核,发生于 24 小时内常为持续性出血,而数日后出现的则为继发性出血。有人报道一组如 4 例脑出血的血肿扩大,大部分在 6 小时内而少数在 7~12 小时发生,个别病例在 2~14 天仍有血肿增大。初次 CT 血肿类型、肝功能损害、纤维蛋白原低等均与血肿扩大有关,然而最主要的原因是高血压。

【辅助检查】

(一)颅脑 CT

CT 对急性出血敏感,被认为是诊断急性颅内出血的金标准。CT 可明确出血的部位、范围和脑水肿的程度以及脑室系统情况。临床一旦怀疑脑出血应立即行颅脑 CT 检查,对指导治疗、估计预后有重要价值。近 12 年中通过 CT 观察脑出血类型的变化,我们认为,自从 CT 作为常规诊断手段后,幕上出血患者的死亡率有很大幅度的降低,原因有多种:①作为脑出血主要致病原因的高血压在目前已能进行有效的治疗;CT 可确诊在过去无 CT 情况下误诊为脑梗死的小量脑出血,从而使患者能及时得到正确的治疗;②不断提高的影像学技术能帮助我们对疾病进行准确的分类,因而能指导医师进行有效的治疗;③脑出血急性期死亡原因主要是脑出血引起的小脑幕裂孔疝,CT 能及时诊断脑血管病的类型,因此在急性期就能进行有效的治疗。

颅脑 CT 的价值:

1. 出血灶密度血肿的密度随病期不同而有差异:

(1)急性期(<1 周):新鲜血肿平扫呈边界清楚,均匀一致的高密度影,圆形或卵圆形,周围常有一低密度环。小脑半球血肿或蚓部血肿较大时,均可产生占位效应,一般 3~7 天达到高峰,可压迫第四脑室和脑干,甚至发生小脑扁桃体疝。血肿向前破入脑室;若少量积血,CT 显示脑室内局限高密度影,出血量大可发生脑室铸型时,全脑室呈均匀一致的高密度影,血肿与脑室相连的高密度影,为血肿破入的通道。伴发脑积水时,则脑室系统扩大。出血进入蛛网膜下腔时则显示相应的高密度影。

(2)血肿吸收期(2 周~2 个月):约 2 周(或更早一些),血肿周边溶解,血肿变小,密度变低,边缘较模糊,脑室受压者,脑室形态可有恢复。约 3~4 周后,血肿可完全溶解,病灶呈低密度。

(3)囊肿形成期(>2 个月):约 6~8 周后,低密度灶明显缩小,无占位表现,最后呈低密度囊腔,边缘较清楚,CT 值接近脑脊液。小病灶形成瘢痕。

2. 其他作用　CT 对脑内血肿的诊断敏感且准确,经常复查不但了解血肿的发展趋势,还可进行以下研究:

(1)计算脑出血量:如 ABC 法测定脑内出血量。可根据出血灶形状在 CT 面积上基本看作是椭圆形的简易公式 ABC/2 法进行测定。方法:选出最大出血面积的 CT 层面,测出该层面出血的最大直径(A),再测该层与 A 呈 90°的最大直径(B),然后算出脑出血 10mm 一层的层数(C),但每一个 C 面的出血面积要与最大出血面积比较后得出,若比值为 75%,算作 1;为 25%~75%算作 1/2;<25%则不计,各层相加得出 C 值,所有数值均按厘米计。最后 A、B、C 值相乘除以 2,得出出血量。该法测定的血肿量精确,与计算机法有显著的相关性(r-0.96)。

(2)血肿扩大:血肿扩大的诊断标准:脑出血 24 小时后 CT 示血肿体积超过首次 CT 50%或两次 CT 血肿相差 20mL 以上。血肿扩大对预后有指导意义。CT 检查费用相对较低、需时短,有利于多次重复检查,以诊断血肿扩大。也有研究认为利用造影剂在血肿内的外渗,CTA 与 CT 增强有助于筛选血肿扩大的高危患者。

(3)多发性出血:多发性原发性脑内出血可根据病史,在 24 小时内首次 CT 检查时发现有 2 个以上的血肿,发生率约 2.0%~2.6%。

(4)病因诊断:CTA/CT 静脉造影(CTV)有助于诊断脑出血的病因,包括动静脉畸形、肿瘤、烟雾病、颅内静脉血栓形成等。

（二）颅脑 MRI

同 CT 一样，也可明确出血部位、范围，脑水肿及脑室情况。以往认为 MR 对脑出血不敏感。现在对于急性出血，梯度回波及 T_2 敏感性加权 MRI 与 CT 同样敏感，而对诊断陈旧出血比 CT 更敏感。而在高磁场强度下（1.5T 或以上），常规序列对脑出血也敏感，是由脱氧血红蛋白的顺磁效应所决定的，其在血肿发生初几个小时就存在。T_1 加权像呈等密度，T_2 加权像呈略高密度影。故脑出血早期也可经 MRI 常规序列诊断。

由于磁场强度不同的 MR 信号显示有差异，现以中、高场强的 MRI 为准分述出血各期的表现：

1. MRI 分层 血肿在 MRI 上由内向外分 4 层，即核内层、核心外层、边缘层和周围脑组织反应带。

2. MRI 表现 分为五期：

（1）急性早期（≤24 小时）：T_1 加权像上血肿呈略高或等信号，T_2 加权像为高信号。此期核心层和核外层表现相仿，但无边缘层的信号减低带，早期阶段可无水肿带，数小时后出现轻度水肿。

（2）急性期（2~3 日）：T_1 加权像呈等信号，T_2 加权像为略高信号。此期血肿周围有较明显的血管源性水肿，表现为 T_1 加权像低信号，T_2 加权像高信号。

（3）亚急性期（4~14 日）：核心层 T_1 加权像呈等信号，T_2 加权像为低信号，核外层 T_1 加权像为高信号，T_2 加权像呈低信号。典型表现是：T_1 加权像上高信号核外层围绕一等信号核心层，而周围水肿带可不甚明显或为一低信号带，在 T_2 加权像上为低信号核外层和连成一片的低信号核心层，绕一高信号的周围水肿带。

（4）慢性早期（15~21 日）：核心层、核外层信号一致，均为高信号，周围水肿带消失，出现低信号边缘层。

（5）慢性期（>3 周）：与上一期大致相仿，核心层、核外层、T_1 加权像为均匀一致的高信号，不显示边缘层，无周围带。T_2 加权像上核心层、核外层亦为均匀一致的高信号，边缘层显示低信号，组织水肿不明显或无水肿。此种情况可持续数周或更长，此后形成囊腔，T_1 加权像和 T_2 加权像均为低信号。

可根据临床情况、患者耐受性、经济情况、时间、是否可提供 MR 检查等具体情况选择 CT 或 MR 检查。如发现血肿形状不规则、水肿范围异常大、出血发生在少见的部位及可疑肿块等异常征象，须进行进一步影像学检查以明确继发性脑出血的原因。无创检查无法诊断病因时，可行 DSA 检查。

（三）腰穿脑脊液检查

脑脊液压力一般均增高,多呈均匀血性,但无血不能排除小量出血。有 CT 条件时,不作为常规检查。

（四）脑血管造影

DSA、MRA 或 CTA 可显示血管走行的移位,还可有助于明确脑出血的病因(如动脉瘤、血管畸形等)。

（五）经颅多普勒(TCD)

有助判断颅内高压和脑死亡。超声波可显示中线波移向对侧。当血肿 ≥ 25mL,TCD 显示颅内血流动力学不对称改变,表示颅内压力不对称,搏动指数(PI)较平均血流速度(FV)更能反映颅内压力的不对称性。

（六）脑电图

出血在大脑半球,脑电图常呈广泛性异常,多为慢波,以病侧半球较突出。

【诊断】

典型者大多数为 50 岁以上,较长期的高血压动脉硬化病史,活动中或激动时突然发病,发现不同程度的头痛、呕吐、意识障碍等症状,以及偏瘫、偏身感觉障碍、失语等局灶体征,病程发展迅速,通常可做出临床诊断。确诊以 CT 见到出血病灶为准。

在无 CT 的情况下,本病应与以下疾病鉴别:①原发性蛛网膜下腔出血;②脑外伤后硬膜下出血;③内科疾病所致的昏迷(如低血糖、糖尿病、药物中毒)。

【治疗】

脑出血一旦由头颅 CT、MRI 确诊后,治疗开始前要先初步确定脑出血的病因,针对病因采取相应的治疗措施。

严重的凝血因子缺乏或血小板减少症应输注所缺乏的凝血因子或血小板。口服华法林引起的国际标准化比值(international normalized ratio,INR)升高须停用华法林,并予静脉使用维生素 K 及维生素 K 依赖的凝血因子,尽快纠正 INR。以往推荐使用新鲜血浆,现有提出使用浓缩的凝血酶原复合物或重组因子Ⅶa(recombinant factor Ⅶa, rFⅦa)。浓缩的凝血酶原复合物与新鲜血浆相比总体疗效相当,但比新鲜血浆能更快纠正 INR,而且较少副作用,可作为新鲜血浆的替代物。rFⅦa 虽然可降低 INR,但不能补充所有的维生素 K 依赖的凝血因子,因而不能像凝血酶原复合物一样修复凝血酶的生成,所以不能单独用来治疗口服抗凝药引起的脑出血。其他医源性颅内出血如使用尿激酶、蛇毒制剂溶栓等也可使用新鲜血浆治疗。输注血小板治疗因长期使用抗血小板聚集药物如阿司匹林、氯吡格雷等引起的脑出血是否有效尚不明确,有待进一步研究。然而,对非上述原因引起的动脉破裂出血使用止血剂无效。rFⅦa虽然可减少非抗凝药引起的脑出血的血肿扩大,但有增加血栓形成的危险,临床应用是否获益尚不明确,不主张不加选择的应用。

(一)一般性支持治疗及对症处理

原则上就地诊治。尽量让病人安静卧床1~2周,尤其是高血压患者。

1. 保持呼吸道通畅　注意保持良好的体位,昏迷者可取头侧位,不宜仰卧位,以防舌后坠而堵塞气道。多拍背部,以利痰的排出,勤吸痰,有呼吸道阻塞的征象时应及时气管切开,以免缺氧而加重脑水肿。以混合5%二氧化碳的氧并间歇吸入为宜,因吸入纯氧过久可导致脑血管痉挛,甚至发生氧中毒。

2. 维持营养和水电解质平衡　通常在起病的第一、二天内禁食。昏迷或不能进食者,第三天行胃管鼻饲。适当限制液体入量,一般每日不宜超过2500mL,如有高热、呕吐、多汗、利尿过多等可酌情增加。避免使用高糖液体,必要时给脂肪乳、白蛋白、氨基酸或能量合剂等。

3. 降温　体温降低后,脑代谢降低,耗氧量减少,有利于脑细胞恢复和减轻脑水肿。但对脑出血,应用药物作冬眠降温时副作用很多,如冬眠合剂中的哌替啶可抑制呼吸,氯丙嗪可有血压降低等副作用。全身降温可影响心脏功能,易发生肺炎等并发症,故临床多用冰毯物理降温。

4. 护理　病人有昏迷或肢体瘫痪,勤翻身,早期行床上肢体功能锻炼、按摩,以防褥疮或下肢静脉血栓形成。注意口腔清洁,保持大小便通畅。

(二)调控血压

脑出血后血压升高的机制主要有两方面:①神经内分泌系统(交感神经系统、肾素-血管紧张素轴、糖皮质激素系统)的应激反应;②颅内压升高。关于高血压性脑出血的血压理想控制问题一直存在争议。一方面,血压持续性显著升高不仅可能引起血肿扩大、血肿周围水肿及继续出血,而且会增加脑血流量和颅内压;研究结果表明高血压性脑出血后12小时内收缩压>140~150mmHg者,与血压上升程度较低者相比,死亡率和致残率均明显增加。仅有一项研究发现收缩压<140mmHg者预后较差,但对于这项研究,也有学者提出病情严重的患者容易伴有很低的血压,因此,低血压虽然与高死亡率相关,但不一定是高死亡率的原因。另一方面,以往认为在血肿周围有一局灶性缺血区,快速降低血压可能引致脑灌压下

降,进一步加重脑组织缺血性损害,但神经影像学至今未能发现血肿周围半暗带。

以往认为相当部分的脑出血常伴有颅内高压,此时高血压是维持有效脑灌流所必需的,过分降血压可能会减少脑灌流量,加重脑水肿。故应先着重降颅压,随着颅内压的降低血压也会跟着下降。但过高的血压或血压波动较大易致继续出血,所以有人主张参照患者发生脑出血前的基础血压水平,对原血压正常者,使血压逐渐下降至发病前的水平或稍高于原有水平数。《美国卒中学会 2007 版自发性脑内出血治疗指南》推荐收缩压>200mmHg 或平均动脉压(mean arterial pressure, MAP) > 150mmHg 时应予连续静脉用药逐渐降压,每 5 分钟监测一次血压;如收缩压> 180mmHg 或 MAP> 130mmHg 并有颅内高压时,则应监测颅内压,间断或连续静脉用药降压,维持脑灌注压>60mmHg;如收缩压>180mmHg 或 MAP>130mmHg 但无颅内高压时,则应间断或连续静脉用药降压,每 15 分钟监测一次血压。一般认为将血压维持在 160/90mmHg 或 MAP 在 l10mmHg 即可,降血压不宜过速、过低、以防止引起脑供血不足,加重脑损害。

然而,2008 年一项开放、随机、对照研究急性脑出血的积极减压试验(INTensive BloodPressure Reduction in Acute Cerebral Hemorrhage Trial,INTERACT) 入选了 404 例中国病人,其中 203 例进入静脉降压组,在脑出血后 1 小时内将收缩压降至 140mmHg 并至少维持 24 小时,另外 201 例按以往美国心脏学会(American Heart Association, AHA)指南维持收缩压在 180mmHg 作为对照,结果发现 24 小时内血肿扩大的比率降压组比对照组小,而且未发现神经功能恶化和其他副反应,两组预后无差异。另一项研究急性脑出血的减压治疗(An-tihypertensive Treatment in Acute Cerebral Hemorrhage, ATACH)也证实了脑出血早期快速降压的可行性及安全性。因此《美国心脏学会/美国卒中学会 2010 版自发性脑内出血治疗指南》认为脑出血早期收缩压从 150~220mmHg 快速降至 140mmHg 是安全的。

降压应根据患者的临床情况选用恰当的药物。一般主张不用强力的神经节阻滞剂。可肌内注射硫酸镁,现多认为静脉滴注硝酸甘油,更利于滴速控制,易行又安全。可同时加用呋喃苯胺酸(呋塞米)等利尿剂,使 MAP 降至 110mmHg 左右,继以口服降压药维持(如卡托普利及降压控释片等)。对顽固性高血压,用多种降压药无效时,可慎用硝普钠 25~50mg,加入生理盐水 500mL 中,以每分钟 20 滴左右的滴速缓慢静脉滴注,严密观察血压,一旦降至要求水平,立即停止滴注。在用降压药时,除了防止副作用外,当降血压效果不显著时,还应排除颅内高血压所致的血压增高,必须积极同时用脱水剂。此外,不管是药物或是脑病变所引起的血压持续过低,都应选用升压药(多巴胺、去甲肾上腺素等)以维持所需的血压水平,防止脑损害的进一步加重。

（三）抗脑水肿降颅内压

较大的脑内血肿压迫脑组织引起脑水肿，多在 2～3 天内达高峰，其结果是颅内压增高，甚至导致脑疝。因此，控制脑水肿和颅内高压是降低病死率的关键。颅内压的精确判断，须依靠特殊的仪器，且有一定的创伤性，不能满足临床需求。临床上通常可凭意识障碍、血压、脉搏、呼吸等变化以及影像学表现来判断。

对小血肿应控制出入水量，控制性过度换气，使血二氧化碳分压控制在 3.3～4.0kPa（25～30mmHg），可降低脑脊液的二氧化碳分压，pH 上升，引起血管收缩，达到降低颅内压之目的。一旦颅内压降低，即要停止过度换气，以免引起碳酸血症；但停止过快又易引起颅高压反跳，应在 4～24 小时内渐渐停止过度换气。

临床上有指征使用脱水剂时，一般采用静脉或肌内注射，在严重失水又有颅内高压时，可试行颈动脉内注射甘露醇 40～60mL，可达到脑组织脱水而对全身影响较少。必须根据颅内压增高的程度和心、肾功能等全身情况来考虑选用脱水剂及其剂量。在昏迷较深或出现脑疝早期征象时，须用强脱水剂。通常应选 2～3 种交替使用，如 20% 甘露醇、呋塞米、甘油类制剂。有心或肾功能不全者，常须先使用呋塞米或依他尼酸钠。使用等渗盐水可防止血液浓缩，3% 盐水可补充液体和控制颅内压。也可用胶性液体（20% 或 25% 的白蛋白）来防止血容量减少，避免低血压。

脱水时要注意血浆渗透压的改变，以 310～320mOsm/L 为佳，若临床脱水效果不好，可适当增加，一旦收效，应维持高渗透状态。为避免脑细胞肿胀和颅内压反跳性增高，使用脱水剂时要逐渐减量，一般需用 1～2 周。

对肾上腺皮质激素的利弊评价不一，现今仍有不少人主张在严重颅内高压甚至脑疝时，与强脱水剂合用，如 20% 甘露醇 250mL 加地塞米松 10mg 静脉滴注。有人首选地塞米松 10mg，静脉推注，也可降低血肿周围的水肿。由于脑出血的昏迷者多易合并消化道出血和肺部感染，可能因用肾上腺皮质激素而加重或掩盖病情，加上激素降低颅内压作用缓慢，不能迅速抗脑水肿，故不主张常规使用，尤其是有糖尿病者更要慎用或禁用。因易诱发应激性胃出血，应同时用胃黏膜保护药。

临床实践表明，脱水治疗时对小和中量出血确实有效，但对血肿压迫引起的严重脑水肿，脱水疗法难以根本改善预后，大多需加用手术方法。

（四）并发症处理

1.消化道出血　重症自发性脑出血常合并胃肠道出血，病死率明显升高，其原因多归于胃肠道应激性糜烂、溃疡。

过去多认为胃肠道病变多发生在脑出血的 6～10 天或胃肠出血是脑出血的终

结,在脑出血的 3~7 天内以糜烂为多,以后以溃疡常见。近年来发现呕血多在脑出血的发病当时及 2 小时内(70.1%),24 小时内 83.6%。重症监护病人胃镜下监测应激性胃肠出血常在 24~48 小时内发生。总之,应激性胃肠出血是随着病情危重发展而很快生。

在胃肠出血的危险因子中,最重要的是:①机械通气延长,超过 4 天 65% 发生胃肠出血;

②凝血障碍的出现,血小板减少低于 $100000/mm^3$,凝血酶原时间延长,部分凝血激酶时间延长,应用抗凝剂等;③基础疾病恶化,如败血症、休克、弥散性血管内凝血等。

多数学者认为胃肠道出血系丘脑下部损害引致,还与脑干、边缘系统、额叶眶面及海马区等损害有关。丘脑下部有特殊的解剖生理特点:①有数以万计的神经分泌细胞;②与垂体密切神经联系集中于漏斗部;③有丰富的毛细血管网,超过其他部位一倍以上;④丘脑下部的血脑屏障不够健全,毛细血管通透性高。故当缺氧、感染、颅内压升高等应激因素作用时,该区极为敏感,易产生水肿、出血等改变。

临床上许多非丘脑下部出血时发生胃肠道出血,可能是各应激因素间接影响丘脑下部的结果,可能有以下几个方面:①释放 ACTH 使肾上腺皮质激素增高,促使胃蛋白酶分泌增加;②交感神经张力改变,血中儿茶酚胺浓度增高,致胃血管收缩,胃黏膜缺血,黏膜屏障受损;③丘脑下部受损可直接使迷走神经活动过度增强,大量乙酰胆碱使胃酸及胃蛋白酶增高。此外,尚有中枢神经损害可引起胃泌素明显增高,脑干或丘脑下部损害所致呼吸衰竭,内脏血管舒缩障碍,使胃黏膜血流减少,黏液及碳酸氢钠分泌减少;颅内压升高时血中胰多肽升高,它与胃酸分泌呈正相关。

治疗上主要采用:控制胃内 pH,保护胃黏膜可口服或胃管注入氢氧化铝凝胶或镁乳,静滴西咪替丁、雷尼替丁、洛赛克等;胃内降温及血管收缩药,有用冰盐水或去甲肾上腺素加冰盐水;止血剂可用云南白药、三七粉、白芨粉等。严重出血者需输血以改善凝血机制。用内镜技术,如电凝、激光对局部溃疡出血有效。近二十年来由于内科治疗水平的提高,应激性胃肠道出血需外科手术已罕见,内科治疗无效者多是病程晚期(终末状态)。

已证明 H_2 受体阻滞剂在降低临床出血方面优于抗酸剂。细胞保护剂硫糖铝,是一种有效预防治疗药。在临床上它与抗酸剂及 H_2 受体阻滞剂有同等效果。但值得注意的是,改变胃 pH,胃酸降低后胃内革兰阴性菌繁殖达 90%~100%,导致院内感染吸入性肺炎发生率增高。单独用 H_2 阻滞剂肺炎发生率为 6%,若与抗酸剂联用则为46%,而硫糖铝只有1.5%,发生率最低,是有希望的预防治疗药。

近年来普遍开展对危重病人应激性胃肠道出血的预防治疗,临床胃出血发生率有可能降低。但多数学者认为,近二十年来危重病人临床应激胃肠道出血发生减少,并非由于预防治疗,而是通气支持疗法的改善、休克处理的进展、危重病人早期注意胃肠营养的补充、控制出血倾向及败血症、减少激素应用、注意防止病人出血的危险等因素有关。

2.肺部感染 重症脑出血,尤其是意识障碍、吞咽困难等患者,口腔或气管内分泌物不易及时清除,易导致吸入性肺炎。另一常见的原因是胃内容物的反流,尤其是平卧位鼻饲灌注流质饮食时,严重的大量反流,甚至造成窒息。此外,原先患有慢性支气管炎、肺气肿等的老年人,脑出血后更易继发肺部感染。除了用敏感的抗生素,应勤转身拍背,及时清除口腔及气管内分泌物,防止反流误吸等。

3.控制抽搐脑出血发病后2周内癫痫临床发作的发生率为2.7%~17%,连续脑电图监测发现临床下发作的发生率为28%~31%。《美国心脏学会/美国卒中学会2010版自发性脑内出血治疗指南》认为临床发作及伴有意识障碍的临床发作须予抗癫痫药物。一个大型的单中心研究发现预防性抗癫痫治疗能显著减少脑叶出血后的临床发作,但也有研究认为接受预防性抗癫痫治疗的患者预后更差,因此,对于脑出血后是否预防性抗癫痫治疗目前还有争议。另外,抗癫痫治疗选用药物时尽量不用地西泮类和巴比妥类,以免影响意识观察。

4.其他 有些脑出血患者可出现心功能损害(大多数为心电图改变)、肺栓塞或水肿、深部(尤其下肢)血栓形成等,应注意及时相应的治疗。

(五)手术治疗

脑出血导致脑损伤的病理生理机制主要是:血肿增大对周围脑组织造成的机械压迫和血肿吸收继发的周围脑组织的毒性作用;早期手术可以解除血肿的占位效应和周围脑组织的中毒反应,但此时颅内出血可能还是活动性出血,开颅清除血肿可能增加再出血的风险,而且手术清除血肿需要切开血肿浅层的脑组织,造成新的出血,从而产生负面作用。现已发现脑出血引起脑缺血体积可以超过血肿体积的几倍,是血肿外科清除术不理想的另一原因。脑出血初期发生的局部缺血大部分是不可逆的,因此,早期去除大块病灶试图作为唯一治疗手段,未必能转变缺血过程,应同时采用神经保护剂,也许可减少缺血性脑损害。

脑出血是内科治疗还是手术,历来争论较多。主张手术治疗较优者认为内科治疗不能防止脑疝致死。然而,若脑出血量大、病情危重,外科手术也不易改变这种状态。被广泛接受的观点是意识水平正常和轻微神经功能缺陷的病人不需要手术,同时昏迷伴瞳孔固定也无手术价值。争议的是指有嗜睡或昏睡和伴有严重神经功能缺陷者是否手术,要结合临床情况来决定。

目前比较一致的看法是:①大脑半球大的中央血肿,伴昏迷和瘫痪,任何内、外科治疗均不能改善;②脑叶出血,无颅压升高,无须手术;③中青年脑出血患者,脑叶或小脑血肿较大,脑疝风险较高,及时抽吸或清除血凝块可防止脑疝及生命中枢被压迫;④小脑血肿可出现急性脑干压迫症状,应在脑干压迫引起意识丧失之前,急症手术可以挽救生命;⑤病人无脑积水或脑干压迫最好用内科治疗;⑥脑干血肿也可定向抽吸或内科治疗。

目前认为,对小量出血不必冒手术风险,可在 CT 监护下内科治疗。少数病情不断恶化,CT 证实血肿继续扩大者,适时清除血肿仍属必要。对发病时出血量大,保守治疗显然无效的重症患者,应及时手术。凝血障碍所致的脑出血和血管淀粉样变易诱发别处脑组织再出血,手术难奏效。

1. 手术方法　手术方法的选择应根据经验和具体情况决定。目前用于临床的有开颅血肿清除术、钻颅穿刺吸除术、脑室引流术。

(1)血肿清除术:手术取决于血肿的大小和位置。小脑出血因靠近脑干,在出现不可逆性恶化之前多无明显先兆,故为了防止突然发生脑疝,手术是唯一有效的治疗手段。除非临床症状轻微,出血量<10mL 者可考虑暂时保守治疗。大部分关于脑出血手术治疗的随机研究都把构成脑出血全部患者 10%～15% 的小脑出血患者排除在外;一项非随机研究表明小脑血肿直径超过 3cm 或出现脑干受压或脑积水者手术清除血肿较内科保守治疗可取的更好的临床预后;如果血肿直径小于3cm,没有脑干受压、脑积水,内科保守,治疗则会取得更好的预后。尽管关于小脑出血的随机研究尚未开展,不同治疗手段预后的差异正如前所述,同时由于临床患者的不均衡,导致相应的研究可能无法开展。单用脑室引流管取代直接清除血肿通常被认为是不够的,也是不被推荐的,尤其在出现脑池受压的患者。对出血原因诊断不清,疑为血管畸形、肿瘤者,可行手术进一步明确。

大脑半球血肿大于 50mL,临床治疗效果不佳或原血肿增大 1 倍以上可考虑手术。近十年来不少报道脑干出血手术成功例子,以血肿直径>3mm 为宜。若脑干出血在几小时内意识丧失者,手术效果不佳。但有些血肿直径>3mm 者意识水平始终正常,则不必手术。

STICH(Surgical Trial of Intracerebral Hemorrhage)研究表明距皮层表面 1cm 以内的血肿通过发病后 96 小时内的手术治疗可能取得更好的临床预后,尽管这一研究的数据之间没有统计学差异(比值比 0.69,95%可信区间 0.47～1.01),脑叶出血且 GCS 评分在 9~12 分之间的患者也倾向于通过手术来取得更好的临床预后。STICH 研究表明血肿距皮质表面超过 1cm 且 GCS 不超过 8 分的患者内科治疗较手术治疗预后更好。另一项研究纳入了 108 例幕上皮质下或壳核出血超过 30mL 的患者,结果显示手术治疗效果明显优于(发病一年后 Glasgow 预后评分提示更好的恢复、更轻的残疾)内科治疗,但是总体生存率相同。其他的随机研究纳入的病例太少,难以评估各组的临床预后,只涉及深部脑出血的患者,或者没有报告这些方面的结果。

《美国心脏学会/美国卒中学会 2010 版自发性脑内出血治疗指南》推荐脑叶出血超过 30mL 且血肿距皮层表面 1cm 以内者,可考虑开颅清除幕上血肿(lib B)。

(2)钻颅穿刺吸除术:随着立体定位及 CT 引导定位的发展,采用血肿单纯穿刺吸引、(2)血肿破碎吸引及注药溶解血肿等方法,钻颅血肿吸引术已变得简单易行、创伤小、不需全身麻醉即可施行,因此易被接受。血肿>30mL 者或血肿增大 24 小时后可行钻颅萃吸术。根据我们的研究天幕上血肿引流与内科保守治疗的结果表明,对于脑出血>30ml,中线移位<2mm 血肿,位于脑叶或基底节,神经功能缺陷评分在 20~39 分之间,行血肿引流术可有效地改善脑出血患者的生命预后。数个研究小组发展了微创的血肿清除技术,通过把溶栓或内镜与立体定向设备联合起来。关于这些技术的随机研究都显示在发病 12~72 小时内应用这些技术(无论是否联合立体定向设备)可以更好地清除血肿和降低死亡率,但是均未显示可改善临床预后。

(3)脑室引流术:脑室出血可引起下述 3 种变化:①颅内压增高;②向外压迫脑室周围组织;③影响脑脊液循环。脑室出血的占位效应引起颅内压升高,从而引起脑血流减少。脑室扩大是病理生理变化的基础,所以治疗目的在于:①迅速清除脑室内的积血,减少占位效应;②分流脑脊液恢复正常循环;③降低颅内压;④减轻脑损害。

尽管置入脑室引流管从理论上可以引流脑室内的出血和脑脊液,但是,单用脑室引流管效果往往不佳,因为很难保持导管通畅并缓慢清除脑室内的出血。因此,在治疗脑室出血时使用溶栓药物作为脑室引流管的辅助手段已经引起了研究人员的广泛兴趣。

动物实验和临床试验报告了脑室内应用溶栓药物,如尿激酶、链激酶、rt-PA,通过加快血肿清除和血块溶解,可能降低 IVH 的致残率和致死率。最近,脑室内出血(intraventric-ular hemorrhage,IVH)快速血凝块溶解评估临床研究(CLEAR-IVH)分别评估了 52 例开放剂量脑室内应用 rt-PA 的 IVH 患者,症状性出血发生率为4%,细菌性脑室炎发生率为2%,30天死亡率为17%;也有报道可诱发癫痫。尽管脑室内应用rt-PA看起来并发症发生率不高,但是这种治疗方法的有效性和安全性仍有待进一步研究确认。

一些研究探讨了IVH患者的其他辅助治疗方法,如内镜下的血肿清除,脑室切开术,脑室腹腔分流术及腰椎穿刺引流术;但是这些方法均缺乏充分的研究证据。

尚有报道结合腰穿脑脊液置换法,获得相当的效果。

2. 手术时机　关于早期手术的时机目前尚未达成共识。相关临床研究报告从发病到手术的时间从4小时到96小时不等,从而使得比较不同的手术时机对预后的影响相当困难。日本开展的一项回顾性研究纳入了100例壳核出血且在发病7小时内手术(60例发病后3小时内手术)的患者,结果表明临床预后优于预期。但是,后续的关于12小时内手术的效果的随机研究得出了截然相反的结论;关于发病后4小时内手术的小样本研究显示再出血的风险明显增高。发病后24、48、72、96小时内手术的相关研究均未显示可改善临床预后,除STICH关于皮质浅层出血的研究以及发病后12~72小时内微创技术治疗的皮质下出血的患者,正如上述。

【康复】

由于与缺血性脑血管病相比,脑出血发病率较低且很多研究把蛛网膜下腔出血与脑出血合并起来研究,导致关于脑出血恢复的自然史及遗留残疾和功能恢复的预后的结论难以分析。另一重大问题在于康复研究中所采用的预后评估方法敏感度太差,以至于难以发现组间的差别;尽管如此,依然有证据表明脑出血患者恢复较缺血性脑血管病更快,更好。

总体来看,恢复在前几周较快,但是可能持续数月时间,几乎一半存活的患者需要其他人的辅助来完成日常活动;但是,不同的患者恢复的速度和程度不同,没有绝对的关于何时恢复过程停止的规律;认知、心情、社会支持都会影响恢复,且难以区分内在的恢复和适应性恢复;一个简单的预后评分系统纳入了年龄、脑出血体积和部位、入院时意识水平、脑出血前认知损害等因素来预测发病后90天的自立能力;考虑到脑出血常位于脑叶,多并发脑室内扩展,一些具有特定认知缺陷或延迟恢复与血肿体积不成比例的患者可能需要专门的康复治疗。

近年来中风康复服务已经引起了广泛关注,一方面是患者追求最优恢复的需要,另一方面也是昂贵的医疗服务向政府财政施压的结果。目前的证据充分证明:与传统的非专门的中风病房相比,合理组织的、多方面的住院病人(中风单元)照顾明显改善生存、康复和家庭生活能力;并努力试图把这种服务模式延续到社区。简而言之,早期院外医疗支持和家庭为基础的康复项目已被证实具有良好的成本效益,而且对于病情稳定的患者,以家庭为基础的康复可以取得与传统的院外康复训练相当的效果。这些项目的成功有赖于训练有素的康复服务提供者的支持。但是,在任何地区构建这样的中风康复服务项目都需要相应的资源和财政支持,康复服务的应该包括以下重要环节:患者的教育,服务提供者的培训,并考虑中风的预防和达到康复目标的方法;康复项目应该考虑患者生活方式的改变、压抑,以及服务提供者的负担。

考虑到发生残疾的严重性和复杂性,所有的脑出血患者都应当接受多方面的康复训练。如果可能的话,康复应该尽早开始并于出院后在社区继续进行,并形成良好协作的项目以实现早期出院和以家庭为基础的康复来促进功能恢复。

【预后】

大量观察性研究和流行病学研究报告了许多对急性脑出血的预后具有预测作用的因素,建立了不少临床预后和死亡率的预测模型。通常认为脑出血预后的影响因素有下列几方面:

(一)脑出血量

血肿急速增大的患者,其预后极差,死亡率为 25%~100% 脑内出血量是决定脑出血预后的重要因素,据此可有效进行预测脑出血 30 天的死亡率。我们总结了自发性脑出血患者的病历和 CT,通过一元和多元回归分析,确定了对脑出血 30 天死亡率进行预测的独立因素。188 例自发性脑出血中 30 天死亡率为 44%,其中有一半死亡发生在发病的 2 天内。在一元逻辑回归分析中脑出血量($P<0.001$)、脑室内出血量($P<0.001$)和首次 GCS($P<0.001$)是预测 30 天死亡率的重要因素,而年龄、性别、种族、收缩压、出血部位则无关。病人 30 天死亡率的预测在初次 CT 实质性出血量 $\geq 60cm^3$、$GCS \leq 8$ 的为 91%,出血量 $\leq 30cm^3$、$GCS \geq 9$ 的病人的死亡率预测为 19%。

(二)血压

壳核与丘脑出血者,死亡者的血压高\[平均动脉压(125 ± 22.5)mmHg 左右\],且明显高于同类血肿存活者($P<0.01$)。脑出血发病当天的 MAP 对预测存活 28 天最重要,MAP 与高血压和年龄相关,MAP 越高(>145mmHg),28 天存活率越低。

（三）血脂

高胆固醇血症者死亡率低,低胆固醇血症者死亡率高。

（四）血糖

脑出血后有应激性高血糖者预后不好。但因胰岛素降糖而引发低血糖者同样预后不好,因此应经常监测血糖,维持血糖在正常水平。

（五）眼底出血

提示有急剧且严重的颅内压增高,为预后不良的征兆。

（六）再出血

再出血是影响远期预后的重要因素。高血压性脑出血的再出血频度为2%~10%,以丘脑发生再次出血较多。距首次出血2个月~15年,5年内占60.9%。较好地控制了血压,也可发生再出血,为其他部位残留的微小动脉瘤破裂所致。3年后发生再出血,与血压控制不良有关。波动性高血压是引起再出血的一个重要因素。所谓波动性高血压即1日24小时内血压变动波幅达40~50mmHg,或收缩压以160mmHg为中心,在40mmHg范围内变化。因血压急剧上升时脑血流急骤增加,导致脑血管破裂出血。通过调查复发性脑出血的多种因素的回归分析,发现脑叶出血相关性大,危险比为3.6%（P<0.02）,脑叶出血易发生再出血的原因是高血压和脑淀粉样血管变性。

（七）其他

影响预后的因素还包括:GCS或NIHSS评分,年龄,出血部位,是否合并IVH及IVH的量等。但是没有研究考虑医疗限制如不复苏（do not resuscitate,DNR）或放弃技术支持。

大部分死于脑出血的患者在入院后急性期被推测到比较差的临床预后之后提出DNR或放弃支持。一些研究已经表明:入院当天撤销药物支持和其他医疗照顾,如DNR,是独立的预后因素。有可能目前的预测模型以及其他预后预测方法存在没有考虑医疗照顾限制导致的偏倚,这一点已经引起人们的注意,即医生对于基于不完善的预测模型得出预后较差结论的患者,限制医疗服务,从而使得本可获得更好的临床预后的严重脑出血患者,早期不能得到积极的治疗。

尽管DNR意味着心脏骤停时可不行心肺复苏,事实上,早期DNR意味着患者早期积极治疗的缺失,从而提示脑出血患者急性期院内积极治疗是决定患者临床预后的重要因素,不管患者的个体特征如何。

尽管早期的预后预测可能是患者、医生和家庭所需要的,但是预测的可靠性仍然可疑。考虑到这种不可靠性以及对于早期识别较差的临床预后的必要性,更多的精力应该被集中在脑出血早期预后预测方面,尤其在以撤销支持和 DNR 为目的时。因此,建议对所有脑出血患者进行早期积极治疗。脑出血发生后的前几天不建议撤销支持或 DNR,最早从第二天开始 DNR 可能是正确的。

附:ICH 复发的预防

基于人群的研究显示:初发出血性脑血管病后存活的患者脑出血再次发生率为 2.1%~3.7% 每人年,显著高于初发脑出血后缺血性中风的发生率。

研究证实与脑出血复发最具相关性的危险因素是初次出血的部位。这一发现可能是淀粉样脑血管病的复发与其部位高度相关关系的反映;高血压性血管病变的部位,如基底节、丘脑、脑干的出血也有可能复发,但其复发率相对较低;另外一些与脑出血复发相关的因素包括:年龄,脑出血后抗凝药的应用,本次脑出血之前的颅内出血史、载脂蛋白 Eε2 或 ε4 等位基因的携带者,以及 MRI 的 T_2 加权梯度回波显示的微出血灶的数目。

高血压是目前所知预防脑出血复发最重要的可干预因素。尽管最佳的血压控制目标还缺乏专门的研究证据,但是目前认可的合理的血压是小于 140/90mmHg (或合并糖尿病和慢性肾损害者小于 130/80mmHg),也即是目前高血压预防、诊断、评估和治疗的建议。

口服抗凝药物的脑出血患者预后往往较差,且复发率增高,从而使我们重新权衡服用抗凝药物预防血栓形成的收益与其对初发脑出血患者的风险。假设有一个脑叶出血病史且合并非瓣膜性心房颤动的 69 岁男性,Markov 模型预测表明长期抗凝治疗会增加复发脑叶出血的风险,从而缩短患者的质量调整生存年;而对于深部半球出血患者是否应用抗凝药物尚没有确切的定论。抗血小板药物对脑出血复发和严重程度的影响明显小于抗凝药物,提示对于脑出血患者应用抗血小板药物似乎更安全;最近,ACTIVE A (Atrial Fibrillation ClopidogrelTrial with Irbesartan for Prevention of Vascular Events-Aspirin)研究报告了对于心房颤动高风险和华法林禁忌,服用阿司匹林 75~100mg,1 次/日的患者,加用氯吡格雷 75mg 的安全性和有效性;尽管脑出血病史作为入组的条件之一,但是作者并未报告具有脑出血病史的患者的比例,因此这项研究的结论不能直接应用于具有脑出血病史的患者。加用氯吡格雷的患者大血管事件发生率绝对降低了 0.8%,出血事件发生率提高率 0.7%。

《美国心脏学会/美国卒中学会 2010 版自发性脑内出血治疗指南》建议非瓣膜性心房颤动患者避免长期服用抗凝药物以防增加自发性脑叶出血复发的风险(Ⅱa

B）；当有明确指征时,可以考虑在非脑叶性出血患者应用抗凝药物,在所有脑出血患者应用抗血小板药物(Ⅱb B)。

SPARCL(Stroke Prevention with Aggressive Reductions in Cholesterol Levels Study)研究报告有脑出血病史的患者应用大剂量阿托伐他汀后脑出血复发风险增高(调整的风险比1.68,95%可信区间1.09~2.59),但依然不清楚这项研究是否能完整权衡脑出血患者应用他汀药物减少心脑缺血事件的收益与其增加脑出血复发的风险。嗜酒(Greater Cincinnati/Northern Kentucky Study 定义为饮酒>2 杯/日)已被证实可增加脑出血风险,因此建议脑出血患者戒酒。其他行为,如体力活动、性行为、应激尚未发现与脑出血有关,尽管少量相关研究数据被报道。

第二节　壳核出血

壳核出血(putaminal hemorrhage)是最常见的脑出血类型,约占脑出血的60%。由于壳核出血常损害内囊,临床上又称为内囊出血。

【病因病理】

高血压动脉硬化是壳核出血最常见的病因,70%~80%病例有高血压病史。其他原因有脑动脉瘤、动静脉畸形、脑瘤和凝血障碍等。脑出血好发于壳核,与豆纹动脉的外侧支易于破裂有关。豆纹动脉外侧支共 3~6 条,自大脑中动脉主干发出,入脑后先向外侧斜行上升,绕过和穿过壳核,然后转向内侧,穿过内囊达尾状核体部。豆纹动脉从大脑中动脉几成 150°角发出,而大脑中动脉又是颈内动脉的直接延续,相距很近,故其管腔内压与颈内动脉内压相近,血流量亦大,常超过大脑前动脉、后动脉血流量总和,豆纹动脉分支处环状狭窄,在高血压时,该处承受压力较大,动脉硬化性改变亦较他处显著,故血压升高时易于破裂。因该动脉最易破裂,又称之为出血动脉。壳核出血常侵入内囊、丘脑,并可破入侧脑室而使血液流入脑室系统和蛛网膜下腔。壳核出血虽距大脑外侧裂很近,但因外侧有坚实的 U 形纤维,因穿破岛叶而进入蛛网膜下腔者不多见。

根据血肿部位和是否破入脑室将壳核出血分为壳核局限型、壳核内囊型和壳核脑室型 3 种类型。CT 问世之后,各国学者多采用这种分型方法,因 CT 所显的血肿与病理所见一致。

(一)壳核局限型

是指血肿局限于壳核范围或外囊附近,血肿量一般不大于10mL。

(二)壳核内侧型

是指血液向上、向下、向前、向后扩展而累及内囊,以向上后方扩展而累及内囊后肢最多见。血肿量一般为 10~30mL,临床上表现为典型的内囊型偏瘫。部分病例血肿虽然较大,但因扩展到额叶、颞叶、顶叶甚至枕叶的白质,常不累及内囊后肢,不产生典型内囊型偏瘫。

(三)壳核脑室型

是指血肿较大,已经通过内囊后肢破入侧脑室体部和三角部,血肿量往往大于30mL,甚至超过 60mL。如果血肿向前方扩展,可经前角破入侧脑室,这种病人内囊型偏瘫也不典型。

【临床表现】

壳核出血的临床表现除具有脑出血的一般症状外。病灶对侧常出现"三偏综合征",即偏瘫、偏身感觉障碍与偏盲。临床上由于出血所累及的范围不同,"三偏"可不完全,即常见的是偏瘫及偏身感觉障碍 。

(一)偏瘫

即出血灶的对侧出现明显的中枢性偏瘫。瘫痪侧鼻唇沟变浅,口角无力下垂,呼气时从口角漏气。伸舌偏向瘫痪侧,患侧上下肢有明显的瘫痪症状。轻者肌张力较高,瘫痪程度较轻,对压眶或疼痛刺激可见瘫痪肢体有运动反应。重者患肢瘫痪较重或完全瘫痪,偏瘫呈弛缓性,反射消失,甚至病理反射也引不出。经数天或数周后,瘫痪侧肢体肌张力逐渐增高,瘫痪由弛缓性转为痉挛性,腱反射亢进,出现踝阵挛,病理反射阳性;呈典型的中枢性偏瘫,上肢屈曲内收,下肢伸直。昏迷较深者常因四肢肌张力降低处于弛缓状态而掩盖了偏瘫体征。如详细检查尚可检出有定位意义的偏瘫体征:瘫侧足外展位;如重度疼痛刺激其肢体或用力压眶时,非瘫痪的肢体常可见运动;或将其双上肢举起,然后放手让其自然落下时,可见瘫肢下落较健肢迅速;或将其双上肢旋后时,瘫肢比健肢较快地恢复至旋前位。

(二)偏身感觉障碍

即出血灶的对侧半身(包括头面部在内)深浅感觉均减退或消失。针刺病灶对侧肢体或面部时可见其并无反应。偏身感觉障碍一般比偏瘫少见,程度也轻。

(三)偏盲

在患者意识状态能配合检查时,还可发现病灶对侧同向偏盲,主要是经过内囊的视放射受累所致。

此外,如出血在优势半球常有失语症,但在昏迷时常被掩盖不易发现,当意识转清后常可发现各种类型不同程度的失语症状。约有半数以上的患者有"凝视病灶"的现象,即意识障碍时患者的头颈歪向出血侧,两眼同向出血一侧凝视。这种核上性侧视瘫痪常是暂时性的,随患者的意识转清可迅速恢复。但如令患者向出血灶对侧凝视时,其双眼仍然无力或缓慢向对侧移动。部分患者因核上性凝视中枢受病灶的刺激,头眼向瘫痪侧凝视,这常是初期的暂时性体征,随病情的发展很快过渡到向出血侧凝视。有不少患者在昏迷状态下,健侧肢体尤其是上肢无目的的乱动或不规则的舞动,甚或偏瘫肢体在不全昏迷或意识转清的过程中亦可见这种乱动现象,这是由于大脑皮质损害或壳核与尾状核及丘脑的正常功能受损所产生的不自主运动。个别可有癫痫发作。

壳核出血多在活动时或情绪激动时突然感到头痛或头部不适,继而出现口角歪斜、半身肢体活动不灵和感觉障碍,伴有意识不清。意识障碍的程度与出血量多少、出血部位、脑干受压与脑水肿有关。出血量大时即刻昏迷,甚至死亡。轻型壳核出血的意识障碍、感觉和运动障碍均轻微,可表现为突发的纯运动性偏瘫、纯感觉性卒中、可逆性缺血发作症候群,甚至有的病例完全无局灶定位体征。重型壳核出血病情严重,出血多破入脑室,死亡率高。临床特点是发病急骤、病情凶险、迅速出现昏迷,面部潮红、大汗淋漓、鼾声呼吸、频繁呕吐、血压升高。呕吐咖啡样液体,血糖升高,体温调节障碍。若出现病灶侧瞳孔散大常是脑疝(天幕疝)的表现。出血继续进展则昏迷加深,出现眼球浮动或分离性斜视、双侧肢体瘫痪或去大脑强直。进而脑干受压加重,出现呼吸节律性异常及血压波动,继而瞳孔散大,最后呼吸循环衰竭而死亡。

【辅助检查】

血性脑脊液发生率为56.2%,较其他各型脑出血为低。头颅 CT 扫描可以清晰地显示出血的部位、血肿的大小及破入脑室的情况。脑血管造影有助于明确查明出血原因。

【诊断】

典型病例多在50岁以上,有高血压动脉硬化病史,情绪激动或活动中发病,进展迅速,有不同程度的意识障碍及头痛、呕吐等颅内压升高症状,出现"三偏综合征"及其他脑部定位体征,诊断不难。小量壳核出血与脑梗死相似;壳核出血与出现明显颅内压升高的重症脑梗死不易鉴别。CT 有助于明确诊断。脑血管造影适用于寻找非高血压出血病因,如脑血管畸形、脑动脉瘤等。

根据临床表现和血肿发展方向不同%将壳核出血分为 3 型:①外侧型:主要波及外囊、屏状核等。由于不波及内囊,临床上无明显的偏瘫、头痛、呕吐和意识障碍等症状。当外侧型出血量较大时,可波及额叶、顶叶及颞叶,则表现为脑叶出血的征象。②内侧型:常波及内囊,出现典型的"三偏综合征",常有意识障碍,严重者可出现脑疝。③混合型:外侧型向内扩散与内侧型向外扩散所致,波及范围较广,血肿较大。此型病情严重,多属重型壳核出血。

【治疗】

壳核出血的治疗原则是保持安静,防止继续出血;积极抗脑水肿,减低颅内压;调整血压,改善循环;加强护理,防止并发症。手术治疗清除血肿,可降低颅内压,使受压而未破坏的神经元恢复功能,对某些危重患者,不但可以挽救生命,而且可以提高生存质量。一般认为年龄不太大,生命体征平稳,心肾功能无明显障碍。血压<200/120mmHg,并符合以下情况可作为手术适应证:①血肿>50mL;②颅内压明显升高有可能形成脑疝者;③血液大量破入脑室者,可行颅骨钻孔,脑室外引流加腰穿放液治疗。恢复期康复治疗宜尽早进行。

临床神经功能缺陷程度评分(Brunnstrom 法)在 Ⅲ~Ⅳ 级的重型壳核出血者,直接手术的病死率低;而 Ⅱ~Ⅲ 级的轻至中度壳核出血,内科治疗可获得较好的生命质量。Kanaya 等对 2561 例直接手术和 811 例血肿穿刺引流术进行比较,发现立体定向穿刺引流,轻度壳核出血的病死率低,Ⅰ~Ⅲ~级者功能恢复好,Ⅳ级患者的直接手术比立体定向穿刺引流的预后较优。

【预后】

壳核出血如局限在壳核而未损及内囊及其后肢者,症状较轻,偏瘫亦较轻,预后较好。病情稳定、偏瘫不完全者多可有好转;发病后很快出现弛缓性完全偏瘫者,一般功能恢复不良;起病后很快出现昏迷,脑水肿明显使脑干受压或出现脑疝者预后很差。一般而言,壳核出血引起的偏瘫比脑梗死所致者恢复较满意。

第三节　丘脑出血

丘脑出血(thalamic hemorrhage)过去认为占高血压脑出血的 10%~15%。自从头颅 CT 扫描广泛应用于临床以后,检出率增高,约占脑出血的 20%~25%。在各类脑出血中,其发病率仅次于壳核出血。

【病因病理】

丘脑出血的病因与壳核出血的病因类似,高血压动脉硬化是丘脑出血的最常见原因。丘脑出血根据出血部位可分为 3 型:①丘脑内侧核出血,为来自大脑后动脉的后丘脑穿通动脉破裂所致;②丘脑外侧核出血;③全丘脑出血。后两型均系大脑后动脉的丘脑膝状体动脉破裂引起。丘脑内侧核出血易破入第三脑室,向丘脑下部和中脑延伸,或发展成全丘脑出血。丘脑外侧核出血往往向外波及豆状核和内囊后肢,尤其是向内囊之上、下发展,沿内囊在尾状核底部之间向侧脑室三角区穿破。根据出血扩展方向和出血量的多少分成 3 型:

①丘脑局限型:血肿限于丘脑本身,血肿量一般小于 5mL。部分患者可扩展至内囊或前肢,血肿量往往超过 15mL。这些病人多引起典型的内囊型偏瘫。②丘脑内囊型:血肿扩展至内囊后肢,血肿量为 5~15mL。③丘脑脑室型:血肿从第三脑室侧壁或侧脑室下方破入脑室系统。

【临床表现】

多见于 50 岁以上患有高血压动脉硬化的老年人,发病形式有两种:一种发展较快,发病半小时内出现偏瘫;另一种发展较慢,先有头痛、呕吐、头晕、麻木等前驱症状,再逐渐出现偏瘫,最后多发展为昏迷。几乎都有眼球运动障碍,如下视瘫痪、瞳孔缩小等。小量而局限性出血,意识障碍较轻,预后较好。临床上常有丘脑症候群,即病灶对侧躯干及肢体深浅感觉障碍较重,且多有主观感觉异常或自发痛(丘脑痛),少数人还可能有丘脑手或多动,只有波及内囊者才有偏瘫,一般为轻偏瘫,而以感觉障碍较重为特点。在优势半球可有严重语言障碍,包括语调低沉,语言缓慢,讲话不流畅,还可以出现错语、重复语言等。精神症状也可见于丘脑出血,主要表现为情感淡漠,还有欣快感和视听幻觉等。此外,还可出现定向、计算和记忆功能减退。丘脑出血常出现自主神经功能紊乱,如胃肠道出血、心律失常和呼吸障碍等,还可引起严重的尿频、尿急或尿失禁,而大便失禁相对少见。常可见睡眠障碍,表现为嗜睡、睡眠周期紊乱及睡眠减少。

丘脑出血的临床表现与出血的部位有密切关系。

(一)丘脑后外侧部出血

主要表现为丘脑综合征:①偏身感觉异常,即对侧偏身深浅感觉消失或减退,丘脑性自发性疼痛、感觉过度;三者兼备则为典型的 Dejevine-Roussy 综合征。②

分离性轻偏瘫,系丘脑性不全瘫,特征为下肢重于上肢,上肢近端重于远端。③肌张力低与感觉共济失调,系丘脑外侧内囊后肢的锥体束、齿状核-红核-丘脑-皮质径路受累所致。④少数有眼位异常,如双眼向病灶侧注视等,累及内囊后肢可见对侧同向偏盲。

(二)丘脑前内侧部出血

主要表现:①精神障碍,系丘脑前内侧核受累所致。表现为遗忘,主动性缺失,精神错乱,典型者呈 Korsakoff 综合征。丘脑前核是边缘系统 Papez 环路的重要环节,丘脑内侧核是 Livangston 环路的重要环节,故受损后有精神症状。②尿便障碍,系丘脑-下丘脑联系纤维中断之故。③少数小血肿直接破入第三脑室,可主要出现脑膜刺激征。

(三)全丘脑出血

症状严重,其意识障碍也严重,可出现四肢瘫痪、抽搐、去脑强直发作、眼位异常、瞳孔大小不等、呕吐、脑膜刺激征阳性及高热等症状和体征。

(四)左侧丘脑出血

有3种基本特征:①感觉障碍重于运动障碍。②眼部障碍,如注视不能,瞳孔缩小,光反应迟钝或消失。③丘脑性失语,属皮质下失语,丘脑参与语言程序的编制、发动与修正过程,左丘脑腹后核受损后可致语言缓慢,重复性语言及语义性错语,发音含糊,复述较差,但朗读、认读可正常,无命名性失语。丘脑出血引起语言障碍可达40%,已引起人们的重视。

(五)右侧丘脑出血

临床表现主要是:①结构性失用:患者对形状、体积、长度、重量等产生错觉。②偏身体像障碍:表现为病觉缺失和自体认识不能。③偏身忽视症:乃右侧丘脑至皮质的传入纤维断裂所致。右半球对注意力起主导作用,受损后可见运动性忽视,左侧视、听、皮肤觉忽略。

虽然丘脑出血有特殊的症状与体征,但往往不够典型,又变化多样,易被忽视,给临床诊断带来困难。Fisher(1959)提出丘脑出血有三大征象:①Parinaud 综合征,即垂直注视瘫痪,主要是上视不能,瞳孔缩小,对光反射迟钝或消失;②感觉运动障碍,感觉重于运动;③意识障碍:通常是大量出血继发严重脑干功能障碍。垂直注视瘫痪是丘脑出血损及丘脑内侧部、后连合和丘脑下部,双侧内侧纵束间质核头部或一侧后连合核受损所致。此外可见:①眼球浮动;②霍纳综合征;③眼球向病灶侧凝视;④同向偏盲;⑤丘脑出血破入第三脑室,双眼可向瘫痕侧凝视,瞳孔缩小,光反射消失,双侧瞳孔不等大;⑥血肿压迫第三脑室;累及丘脑下部或脑干,可出现高热、脉搏增加及血压升高等生命体征改变,并有应激性溃疡、针尖样瞳孔,常提示预后不良;⑦偏身舞蹈样不自主运动、小脑性共济失调和意向性肢体震颤等。

【辅助检查】

脑 CT 扫描可以发现丘脑出血的部位、范围以及破入脑室情况。脑脊液压力常升高,多为血性。

【诊断】

患者多在 50 岁以上,有高血压动脉硬化病史,活动或情绪激动时发病,起病多急性,进行性进展'多有意识障碍和特征性眼症状,感觉障碍重于运动障碍,可考虑诊断丘脑出血。重症丘脑出血,极少出现丘脑症候群,绝大多数有意识障碍和偏瘫,有时与重症壳核出血难以区别,但其某些眼部体征可为丘脑出血提供证据,如①眼球垂直运动不能,两眼向下内侧凝视;②血液破入第三脑室时两眼向瘫痪侧凝视;③上视瘫痪为出血波及顶盖前区,还可早期出现视盘水肿、瞳孔缩小及反应迟钝。除重症丘脑出血外,还有不少出血局限于丘脑部位,血肿较小的轻型丘脑出血,临床上表现轻微,可为纯感觉性卒中,有时不易与 TIA 及缺血性卒中相鉴别。头颅 CT 扫描有助于及时精确的诊断,以及治疗方法的选择。脑血管造影有助于病因诊断。

【治疗】

丘脑出血除一般内科治疗外,一般认为年龄不太大,生命体征平稳,心肾功能无明显障碍。血压<200/120mmHg,并符合以下情况可作为手术适应证:①血肿>10mL,病情继续恶化者;②丘脑内侧出血血液大量破入脑室者,可行颅骨钻孔,脑室外引流加腰穿放液治疗。恢复期的康复治疗原则上尽早进行。

【预后】

丘脑出血的预后与以下因素有关:①意识改变:意识障碍轻比意识障碍重预后好。②血肿部位:丘脑外侧核型预后好,全丘脑型预后差。③锥体束征:双侧出现锥体束征比单侧锥体束征阳性预后差。④血肿大小:血肿大于 3.3cm 者绝大部分死亡,血肿量在 10mL 以上者预后差。大血肿破入脑室者可比较小血肿不破入脑室者预后好。⑤脑室扩大预后差,反之预后好。重型丘脑出血如不死于出血本身,常合并肺部、泌尿道感染、脑疝形成、继发性脑干出血以及脑室出血,导致呼吸循环衰竭而死亡。总病死率约为 50% 。

第四节　尾状核出血

尾状核出血(caudate hemorrhage)占脑出血的 7%~10%,仅比小触出血略少。在 CT 技术广泛应用于临床以前,尾状核出血的报道甚少。由于尾状核头部与侧脑室相连接的面积较大,此处出血很容易破入侧脑室内,而对内囊区的锥体束与感觉传导束影响不大,除引起脑膜刺激征与血性脑脊液外,几乎不出现神经定位体征。这种小量的继发性脑室出血在 CT 问世之前极易误认为原发性蛛网膜下腔出血,即使做血管造影与前尾状核静脉显影,亦难以显示尾状核头部的出血灶,所以只. 能靠剖检做出病理诊断。以前尾状核出血被归结到原发性脑室出血或基底节和内囊出血中,并未单独分类。自 CT 技术广泛应用于临床以来,使尾状核出血的诊断简便、迅速、可靠,加深了对本病的临床特点、治疗和预后的认识。

【病因病理】

尾状核出血的主要病因是高血压动脉硬化,其他原因依次为先天性动脉瘤、脑血管畸形、原发性或转移性脑瘤、动脉炎、血液病等。大片出血形成血肿压迫邻近脑室或破入脑室和内囊,周围脑组织受压,引起脑水肿及脑梗死。尾状核出血破入脑室者,此时血液经脑室系统流入蛛网膜下腔。血肿局限于尾状核内仅穿破脑室为轻型;血肿以尾状核为中心,破入脑室并侵及内囊、丘脑、壳核、苍白球或额叶等处,脑内血肿及脑室内积血总量<35mL 多为中型;出血量>35mL,出现昏迷、脑疝为重型。

【临床表现】

尾状核出血的临床表现复杂多样程度轻重不一,缺乏特殊症状和体征,概括如下:起病急骤,头痛、恶心、呕吐为首发症状,表现为颈项强直、凯尔尼格征及布鲁津斯基征阳性。脑膜刺激征的发生主要与尾状核头部血肿破入脑室有关,故本病易与原发性脑室出血及蛛网膜下腔出血相混淆。部分患者可有不同程度的意识障碍,如表现为昏迷、意识模糊、昏睡等。一般发病后数小时内急性神经功能缺失达高峰。尾状核出血的肢体瘫痪一般并不严重,约 50% 的患者可有双侧或单侧的病理反射,部分患者可出现原始反射如吸吮发射等。40%~50% 的患者出现病灶对侧偏身麻木和痛觉迟钝,部分患者复合感觉如形体觉、定位觉、两点辨别觉消失,个别患者出现触觉丧失。尾状核出血在优势半球,可导致失语,而非优势半球的尾状核出血可引起运用不能、病觉缺失和触觉忽略。有的患者可见眼球水平性凝视瘫痪或垂直性眼球运动障碍。部分患者可有痴呆、智能障碍、时间地点人物定向力下降,甚至出现错构虚构及行为障碍、幻听幻视等精神改变。尾状核出血的病人80%可有锥体外系症状,表现为病灶对侧的肌张力下降、腱反射减弱、偏身舞蹈症、不自主运动、手足徐动症,并可出现共济失调步态。个别病人还可有自主神经症状,表现为同侧交感神经功能异常,如 Homer 综合征。尾状核小量出血可无局灶定位体征,仅有脑膜刺激征。

【辅助检查】

腰穿可有脑脊液压力增高,呈均匀血性。CT 表现为尾状核头、体、尾区出现高密度影,周围可有水肿带。主要可有局限于尾状核头部的高密度;出血可破入脑室,合并侧脑室扩张,或延伸入额叶;或出血流入蛛网膜下腔。出血量大时,很难区分出血位置。

【诊断】

多见于50岁以上的高血压动脉硬化患者,常急性发病,脑膜刺激征明显,可有意识障碍,仔细检查可发现脑部定位症状。脑脊液均匀血性。CT 不仅可确诊尾状核出血,还可对出血量和破入脑室情况做出准确的判定,应尽早进行。结合临床表现、CT 及其他辅助检查如脑血管造影,尽可能做出病因诊断。本病应与以下疾病相鉴别。

(一)蛛网膜下腔出血

蛛网膜下腔出血者多为中青年人,既往无高血压病史,常有明显的脑膜刺激征,很少出现脑部定位体征。尾状核出血常破入脑室和蛛网膜下腔而出现脑膜刺激征,临床上容易混淆。但蛛网膜下腔出血先出现脑膜刺激征,后出现脑部定位体征,而尾状核出血定位体征出现于脑膜刺激征之前。临床上应用 CT 和脑血管造影以来,二者的鉴别已很容易。

(二)原发性脑室出血

尾状核出血极易破入侧脑室内,且很少出现定位体征,易与原发性脑室出血相混淆。但尾状核出血一般无意识障碍或短暂性意识障碍,出血不仅见于脑室还见于脑实质,预后较好。而原发性脑室出血临床症状严重,意识障碍深而持久,出血仅见于脑室系统,预后较差。

【治疗】

尾状核出血的治疗除一般内科治疗外,血液大量破入脑室,可考虑颅骨钻孔行脑室外引流加腰穿放液治疗。脑动脉瘤破裂、肿瘤引起的尾状核出血应尽早手术。动静脉畸形者可择期手术治疗。

【预后】

本型预后较好,约 2/3 可以恢复,1/3 有不同程度的后遗症。病死率较其他部位脑出血低,死亡病例一般迁延较长,多合并肺炎、消化道出血、脑疝而致死。

第五节 脑叶出血

脑叶出血(lobar hemorrhage)又称皮质下白质出血(subcortical white matter hemorrhage),发生于额、颞、顶、枕各叶,是皮质下动脉破裂所致。CT 未应用于临床以前难以诊断,应用 CT 以后国内已有不少报道。脑叶出血占脑出血的 13% ~ 18% ,尤易见于中青年患者。

【病因病理】

动静脉畸形破裂是中青年脑叶出血最常见的病因。老年人脑叶出血多由高血压动脉硬化引起,我们报道经 CT 证实的脑叶出血,过半数病例的主要原因是高血压脑动脉硬化。其他病因有动脉瘤、隐匿性血管畸形、脑瘤内出血、大脑淀粉样血管病、凝血障碍、脑底异常血管网症、颅内感染等。脑叶出血以非高血压病因为多见。

脑叶出血好发于顶叶、颞叶和枕叶即大脑后半部。国内报道以顶颞出血最多见,我院的病例则是顶额叶出血占多数。左、右侧无明显差别。血肿常侵犯 2 ~ 3 个脑叶,也可两侧同时发生,亦可合并基底节区出血。多叶出血的平均出血量明显多于单个脑叶出血。大脑外侧裂区域的血管破裂易形成大的血肿。这可能与侧裂动脉直接接受大脑中动脉的血液,其血流量比大脑前动脉或大脑后动脉血流量大有关。

【临床表现】

脑叶出血的临床表现多种多样,程度轻重不等,主要取决于出血的部位和血肿的大小。小量出血似脑梗死,出血破入蛛网膜下腔者易与蛛网膜下腔出血混淆。脑叶出血绝大多数呈急性起病,多先有头痛、呕吐。其特征为:①意识障碍少见而轻微,昏迷者仅占 3.1%。

②偏瘫与同向凝视瘫痪较少,程度较轻。脑叶出血中偏瘫者占 62.5%（基底节出血者则为 98.1%）,同向凝视瘫痪占 18.7%（基底节出血者达 60.1%）,此乃脑叶出血不像基底节出血那样累及内囊的结果。③脑膜刺激征多见。脑叶出血者头痛、呕吐、颈强、凯尔尼格征及布鲁津斯基征阳性者占 53.1%,而基底节出血者仅 21.9%。④血肿常同时侵犯 2~3 个脑叶,因此临床症状常为各脑叶病损的综合表现。

额叶出血以剧烈头痛、呕吐、抽搐、尿失禁、轻偏瘫及精神症状（包括欣快、情感淡漠、行为障碍、智力障碍和幻觉）为主要表现。顶叶血肿主要是轻偏瘫（面、上肢瘫痪轻或无,下肢瘫痪重）、偏身感觉障碍、失用及格斯特曼（Gerstmann）综合征。颞叶以偏瘫（上肢、面部重于下肢）、偏身感觉障碍、感觉性和健忘性失语为基本表现。枕叶出血以一过性黑矇或皮质盲为主。额顶叶出血主要有偏瘫、偏身感觉障碍、抽搐及混合性失语等。

【辅助检查】

脑脊液压力增高,常为血性。CT 扫描可见血肿多呈圆形或不规则形高密度区,血肿周围为低密度水肿带围绕,可有脑室、脑池、脑沟受压和中线结构移位等占位表现,血肿常破入蛛网膜下腔。

【诊断】

多见于中青年人,活动或情绪激动时发病,脑膜刺激征明显,血性脑脊液（小量出血可无血性脑脊液）,仔细检查可有脑部定位体征,确诊常需 CT 扫描。病因诊断仍需要依靠脑血管造影来确定。

临床上部分病人缺乏神经系统定位体征,仅有头痛、呕吐、脑膜刺激征和血性脑脊液,需与蛛网膜下腔出血鉴别,仔细检查可发现一些与脑叶病变相应的体征,如偏盲或象限盲、各种类型不全失语、精神异常、摸索或强握等。病人出现意识障碍、失语、抽搐、偏身运动及感觉障碍,应注意与壳核出血相鉴别。

【治疗】

脑叶出血绝大多数内科治疗有效。若病因已确诊为动脉瘤、动静脉畸形、脑瘤出血时应手术治疗。脑动脉瘤出血应争取早期手术,以免复发延误了治疗时机。动静脉畸形复发出血的机会小,手术可适当延迟。肿瘤引起的脑叶出血,一旦确诊应争取早日手术治疗。内科治疗症状持续加重或血肿较大(20~40mL)者宜手术治疗。对高龄的淀粉样血管病引起的脑叶出血,手术不易止血,且手术后复发率高,须极为慎重。

【预后】

脑叶出血的预后与出血量多少、是否并发脑疝及机体状态有关。总预后较其他类型出血好,病死率约为13%。非动脉硬化引起者易再发出血,再发出血死亡率极高。存活的脑叶出血病人中,一半以上可以恢复其功能,其余病人仅有轻度后遗症。

第六节 脑干出血

脑干出血(hemorrhage of brain stem)约占脑出血的10%。脑桥出血(pontine hemorrhage)。是最常见的脑干出血类型,约占脑出血的6%。中脑出血(midbrain hemorrhage)和延髓出血(medullary hemorrhage)少见。以往的传统观念认为脑干出血起病急骤、病情危重、突然意识丧失、四肢瘫痪、去脑强直、瞳孔针尖样缩小、有明显呼吸障碍及高热、呕吐咖啡样物质,病情进展迅速,多在1~2日内死亡。自CT问世以来,脑干出血可在发病后迅速确诊,因而不论在临床、病理及诊治方面都有了新的认识,尤其是在其临床表现和估计预后方面。

【病因病理】

原发性脑干出血多由高血压动脉硬化引起。脑桥中线旁出血是由于旁中央动脉破裂,该支由基底动脉主干发出后突然变细,流向与主干相反,易受血压波动影响而破裂,又称为脑桥出血动脉。血肿多位于基底部与被盖部交界处。脑桥较外侧的出血由短旋动脉破裂所致;脑桥背外侧裂出血由长旋动脉破裂引起。血肿可上侵及中脑,或向后破入第四脑室,从斜坡破入蛛网膜下腔者很少,向下侵入延髓者罕见。我院20世纪80年代初报道尸检为脑桥出血4例,均有明确的高血压动脉硬化,其中1例血肿处有微动脉瘤;出血扩展至中脑2例、延髓1例;血肿破入脑室2例、蛛网膜下腔1例。中脑出血多由于大脑脚内侧的动眼动脉起始部的微动脉瘤破裂出血所致,血肿开始位于中脑尾端接近中线部分,常很快扩展至对侧。若动眼动脉终末分支的破裂则引起小灶性中脑出血。继发性脑干出血多发生于中脑及脑桥上段,其产生途径如下:①大脑半球深部血肿直接经丘脑底部破入脑干。②大脑半球深部血肿顺着内囊纤维束的间隙下达大脑脚。③丘脑血肿破入第三脑室,使中脑导水管突然极度扩张及积血,血液随即渗透至中脑导水管周围组织中。④小脑幕上出血引起中脑及上段脑桥点片状出血,这是继发性脑干出血最常见者。是由于颅内压增高,小静脉扩张、瘀血,静脉壁缺氧,红细胞及血浆渗出,成为中脑及脑桥上段的多发性病灶,脑干明显水肿。近来更强调出血来源于动脉,认为急速颅内压增高时造成中脑与脑桥扭曲,脑干背部向下移位,使基底动脉的穿通支拉长与撕裂,产生该动脉的末梢部分出血。

继发性脑干出血的发生与小脑幕上压力增高的速度,病变的部位、大小、性质都有关系。因大脑半球深部出血而继发脑干出血者约占50%。

【临床表现】

依据出血部位和范围,可有各种临床综合征。

(一)原发性中脑出血

原发性中脑出血不很常见。多突然发病,昏迷或晕倒,双侧锥体束征,四肢瘫痪,一侧或双侧眼肌瘫痪,瞳孔散大,光反射减弱或消失,去脑强直,急性颅内压增高,呼吸障碍,终因脑干功能衰竭而死。可分为两种类型:

1.一侧中脑出血 多表现为Weber综合征:即病灶同侧的动眼神经瘫痪(上睑下垂,瞳孔散大,眼球向内、上、下方运动障碍而处于外斜位),对侧中枢性偏瘫。

2.双侧中脑出血 如一侧出血扩展至对侧,则出现双侧动眼神经瘫痪,双侧中枢性偏瘫,因导水管梗阻而有意识丧失和高颅压症状,常病情危重。

(二)原发性脑桥出血

脑桥出血的临床表现比较复杂,因脑桥中有向心、离心各种神经纤维通过,尚有某些脑神经核(如面神经核、展神经核、双眼侧视中枢)及其发出纤维的髓内段、内侧纵束及网状结构等,而出血的部位、大小及其周围水肿程度的差别,造成了脑桥出血临床表现的复杂化。

脑桥出血常突然起病,先有剧烈头痛、呕吐、头晕、复视、构音障碍、面部麻木、偏身麻木。意识于起病时可部分保留,常在数分钟内进入昏迷。出血量少时,患者意识可清楚,出现脑桥一侧受损体征,表现脑干损害典型的交叉性瘫痪,即出血侧面神经周围性瘫痪和对侧上下肢瘫痪,头和双眼转向非出血侧。此类脑桥出血者约占1/5。脑桥出血常迅速波及对侧,出现双侧面部及肢体均瘫痪,患肢大多数呈弛缓性,少数为痉挛性或呈去脑强直,双侧病理反射阳性。临床上脑桥出血的眼部体征最多见,亦较复杂。双侧瞳孔极度缩小,这种针尖样瞳孔见于 1/3 的脑桥出血病人,为脑桥病变的特征性症状,系由于脑桥内交感神经纤维受损所致。尚可见核间性眼肌麻痹、一个半综合征、靠边眼(二眼外展位,但辐辏动作保存)、分离性斜视(患侧眼向内向下,健侧眼向外向上)。此外,尚可有霍纳征、眼球震颤、单眼外展不能、双眼部分垂直性注视障碍等。由于意识障碍,脑桥出血后的感觉障碍常被掩盖。意识清醒者可有偏身感觉障碍、单侧面部感觉障碍、味觉障碍等。脑桥出血常阻断丘脑下部对体温的正常调节,而使体温急剧上升,呈持续高温状态。由于脑干呼吸中枢受影响,常出现不规则呼吸,可于早期就出现呼吸困难。脑桥前部出血可呈现四肢瘫痪、言语不能,但可用眼球活动来表达信息,即闭锁综合征。脑桥出血后,如两侧瞳孔散大、对光反射消失、呼吸不规则、脉搏和血压失调、体温不断上升或不断下降则表示病情严重。但小量局限性一侧脑桥出血,临床表现颇似梗死,常需 CT 确诊。

(三)原发性延髓出血

原发性延髓出血很少见。临床上常急骤发病,突然昏迷和偏瘫而急死。若为小灶性出血,意识清楚时可出现延髓定位症状:如第 9、10、11、12 脑神经损害,对侧偏瘫,痛温觉障碍,声嘶,呛咳,噎食,呃逆,眩晕等。延髓出血较延髓梗死更易发生血压、呼吸、心脏等的明显变化和高颅压症状。延髓微小出血病例可在临床上未发现任何延髓受损征象。

(四)继发性脑干出血

继发性脑干出血的临床症状有:意识障碍出现早且重,是因为脑桥的上行性网状结构活化系统被破坏或受压,血压升高,体温升高或过低,各型呼吸异常,脉速,高热,呕吐,出汗紊乱,多数脑神经瘫痪,特殊眼球位置,瞳孔变化,去脑强直,肢体瘫痪,假性延髓瘫痪,上消化道出血,二便失去控制等。

【辅助检查】

CT 扫描尤其是螺旋 CT 可明确脑干出血的部位和范围。疑诊为脑干出血不宜行腰椎穿刺,否则易诱发或加重脑疝而导致病人死亡。

【诊断】

常见于 50 岁以上的老年人,多有高血压动脉硬化病史,活动或情绪激动时发病,起病突然,典型者呈交叉性瘫痪,常迅速进展为四肢瘫痪、深度昏迷。进展缓慢或出血量小时,临床表现与脑干梗死相似,常需 CT 确诊。

脑干血肿量在 1~16mL 之间,10mL 以上为巨大血肿。按血肿横径来分,小于 1cm 为小血肿,1~2cm 为中等血肿,大于 2cm 为大血肿。

【治疗】

脑干出血的治疗原则和一般出血性卒中相同,避免搬动,绝对卧床。脱水降颅压作用不大,关键在于维持气道通畅,保持氧供。昏迷病人应行气管插管或切开,人工控制呼吸。要注意血钾和心肾功能差的患者,可选用呋塞米静脉推注,同时进行预防感染、控制血压。有凝血障碍者可考虑用止血治疗。对呼吸不规则的病人,应给予呼吸兴奋剂,必要时行气管切开。由于脑干是生命中枢,手术危险性大,目前一般采用内科保守治疗。患者年龄小于 70 岁,生命体征平稳,心肾功能较好,血肿超过 5mL,脑干明显受压,临床症状加重者或血肿接近脑干表面,有破入脑室和蛛网膜下腔的危险,可急性手术。对于脑干部位的血管畸形和海绵状血管瘤引起的脑干出血择期施行显微神经外科手术,效果较好。

【预后】

原发性中脑出血常因脑干功能衰竭而死。而一侧小灶性出血,因锥体束损害很轻或不持久,或可迅速恢复,预后较好。原发性脑桥出血在 CT 问世之后发现,凡 >10mL 的巨大脑桥血肿多迅速死亡;而<5mL 的局限性脑桥血肿病情不很严重,病人大多数存活。目前认为,原发性脑桥出血中轻型病例并不少见,血肿量<1mL 者可仅表现为腔隙综合征。总的预后并不比幕上脑出血差。出血量大时,可向中脑下部,甚至向丘脑部位发展,血液可破入第四脑室,并累及延髓,3/4 死于 24 小时内,1/4 可存活 2~10 日。因被盖部网状结构损害,病人迅速昏迷,四肢瘫痪,双瞳孔针尖样缩小,中枢性高热,呼吸不规则,血压不稳定,病情进行性恶化,终至死亡。原发性延髓出血常迅速死亡,延髓微出血预后较好。继发性脑干出血,国内报道,1/2 在 12 小时内死亡,74.4%在两天内死亡。

第七节　小脑出血

小脑出血(cerebellar haemorrhage)是指出血原发于小脑而不包括外伤、肿瘤、感染、中毒等引起的出血,又称自发性小脑出血(spontaneous cerebellar hemor-rhage)。自 1813 年 Sedillot 首次描述以来,已有近 200 年历史 ,1965 年 Fisher 详细报告了小脑出血的临床特点并提出了手术指征。在 20 世纪 50 年代至 70 年代的国外十多万例尸检报告中,显示小脑出血占脑内出血的 6.1%~10.1%。国内 1962~1979 年共报道脑出血 1006 例,其中尸检证实位于小脑者 29 例,约占 10.1%;此后郭玉璞(1980)和赵庆杰(1997)的脑出血临床病理研究显示,小脑出血占 4.6%~5%。自 CT 和 MRI 应用以来,小脑出血的确诊率得到了极大提高,近年国内外较大样本研究显示小脑出血占脑内出血的 5.86%~10%。

【病因病理】

小脑出血的病因以高血压动脉硬化最多见,占 50%~80%,40 岁以下者主要是小脑血管畸形,此外尚有动脉瘤。Ruiz-Sandoval(1999)报道年轻人脑出血 200 例中有小脑出血 10 例,其中 6 例小脑动静脉畸形,2 例海绵状血管瘤,另 2 例原因不明。尸检和神经影像都证实小静脉瘤偶尔也引起小脑出血。

中老年人非高血压性脑出血可能为淀粉样血管病引起,主要是脑叶出血,少数为小脑出血。Lee 等观察的 7 例淀粉样血管病中发现 1 例小脑出血。由 Wattendoff 等报道的一组 63 例遗传性淀粉样血管病,年龄大多数在 45~55 岁,至少有 80% 的患者发生脑出血,其中 1 例为小脑出血。其他少见的病因有血液病,使用抗血小板和抗凝剂。中国和印度的分子遗传学研究显示,血管紧张素转换酶的基因多态性与脑出血尤其是小脑出血发病有关联。

小脑出血多数发生在半球(51.4%~94.2%),蚓部次之(5.8%~28%),半球波及蚓部者较少(10%~26.4%),双侧半球同时出血罕见。半球出血大多数发生于齿状核区域,因为其主要供血的小脑上动脉易发生高血压性损害。有人研究齿状核的微血管构筑发现:①由三对小脑(上、下前、下后)动脉的较大分支发出的齿状核动脉穿经皮质时几无分支,达齿状核附近,动脉分支突然增多,且有的动脉末端同时发出许多分支;②许多齿状核动脉的 2~3 级分支自其上一级血管发出后,口径大大变细,且有的以直角发出;③齿状核附近髓质内存在大量螺旋动脉。这些特点可能导致齿状核及其附近血管的阻力及血流动力学变化,在分支处产生湍流或涡流,对血管内皮切应力加大,当有一定诱因时,此部位血管易破裂出血。供应小脑的 3 支动脉尚有分支供应脑干,因此,有 25% 的小脑出血合并大脑脚或脑桥出血。

血肿的直径不等,可小至 0.5cm,大者达 5~6cm,但以 2~3.5cm 居多,直径在 2cm 以上者称之为大块出血。新鲜出血周围脑组织肿胀,慢性者可形成囊腔。小的血肿仅局限于小脑实质内,大块血肿向前可破入第四脑室和脑干,积血量大时可逆行上升进入第三脑室、侧脑室，甚至形成全脑室系统铸型。血肿向后可破入后颅窝致蛛网膜下腔出血。血肿压迫第四脑室、中脑水管以及脑室积血的阻塞，可造成阻塞性脑积水。小脑肿胀时可使小脑扁桃体进入枕骨大孔压迫脑干，亦可向上发生小脑幕裂孔上疝压迫中脑。小脑出血时可以发生脑干坏死，导致不可逆的脑干功能损害，又称为原发性脑干死亡，可能与血肿、出血后幕下室腔压力升高及全身性血压下降的联合作用有关；动物实验也证明，小脑出血时可以发生脑干缺血。

【临床表现】

自胎儿开始任何年龄均可发病，发病率一般随年龄而增加。Narris 和 Yoshida 等认为性别差异为 14:5，男性居多，但也有认为男女发病机会相等。

通常急性起病亦可呈亚急性。突然发生后枕部头痛、恶心、反复呕吐、眩晕（较为顽固，偶呈发作性位置性眩晕），严重者意识障碍或昏迷，但病初即昏迷者少见，约占 10%，意识清醒者可有小脑受损的症状和体征，如言语障碍、眼球震颤、步态蹒跚、站立不稳、行走时向患侧倾倒，患侧肢体肌张力低，意向性震颤，轮替动作不能，指鼻和跟膝胫试验不稳或不准等。脑干受累时可有瞳孔缩小或不等大、眼睑痉挛、双眼同向偏斜、患侧注视瘫痪、周围性面瘫、声音嘶哑、交叉性感觉障碍或锥体束征。大量出血压迫第四脑室、中脑水管可引起急性阻塞性脑积水，导致颅内压急剧升高，甚至脑疝形成，迅速出现意识障碍，危及生命。此外，脑膜刺激征常见，多由于出血进入蛛网膜下腔引起。

临床上尚可观察到一些小量出血（<6mL）的患者，意识始终清醒，没有明显的小脑和脑干受损的表现。

【辅助检查】

(一)腰穿

由于现代影像诊断技术的发展和应用，此项检查一般情况下已无必要。但在无条件做 CT 或 MRI 时，谨慎腰穿仍有一定诊断价值。脑脊液多数呈血性或黄色，少数脑脊液清亮，因此，腰穿脑脊液清亮时，不能完全排除小脑出血的可能。腰穿有一定危险性，使用不当，可诱发枕骨大孔疝致病人迅速死亡，术前应给脱水剂降低颅内压，有颅高压或早期脑疝症状时禁忌。

(二)颅脑 CT

是识别急性出血的金标准，为确立诊断的首选检查，其益处是简便、迅速、能显示血肿的部位、范围和对脑脊液系统的影响，重复检查，可动态观察病情和估计预后。但是 CT 易受后颅窝骨伪影干扰,影响影像清晰度,显示直径<1cm 的血肿阳性率低,薄层扫描或者多排 CT 可增加阳性率。

(三)颅脑 MRI

与 CT 比较,无骨质伪影,能多断面扫描,清晰显示后颅窝病灶和<1cm 的病灶,但是传统的加权成像在出血早期(1~3 天)的信号显示不如 CT 特异,易与梗死灶混淆,且扫描时间长,费用较贵,因此,当依靠 CT 不能确诊时,可以选用或与 CT 结合使用。目前认为梯度回波和 T_2 敏感加权 MRI 检测急性出血与 CT 一样敏感,识别急性早期出血更敏感,扫描速度也加快,与 CT 具有同等地位。

(四)血管成像

如果患者年龄较轻或者既往没有高血压病史,应该进一步行 CT 血管成像(CTA)、磁共振血管成像(MRA)和(或)数字减影血管造影(DSA),以便明确潜在的病因,如动静脉畸形、动脉瘤、肿瘤、烟雾病等。

【诊断】

小脑出血的临床表现复杂多样,出血量小者可没有小脑症状,在 CT 和 MRI 应用之前常易误诊或漏诊。现今的诊断已不困难,关键是医生和患者对该病要有警惕性,对急性发生的头痛、恶心、频繁呕吐、眩晕,或伴有眼震、眼球运动障碍、共济失调、肌张力降低、血性脑脊液等,要考虑小脑出血的可能,及时进行颅脑 CT 或 MRI 明确诊断。小脑出血的临床和 CT 分型对分析病情,估计预后和制订治疗方案很有帮助,但均未统一。

(一)临床分型

依据出血量多少、受压部位和临床表现常分为三型。

1.爆发型　又称凶险型,约占 20%,突然起病,呈闪电样经过,1~2 小时内迅速死亡。

2.进展型　亦称渐进型、普通型或恶化型,约占 50%,逐渐进展,常有明显头痛、呕吐、眩晕、共济失调等,数小时内意识丧失。

3.良性型　又称轻型、慢性型或假脑瘤型,约占 30%,病灶较小,血肿直径<3cm,限于一侧半球,不影响脑室和脑干,或缓慢进展,可自行恢复。

(二)CT 分型

国内马景鉴等的三型分法较为明了,即外侧型(小脑半球)、中间型(蚓部)和混合型(半球累及蚓部),每型再分为 3 个亚型:A 型血肿量< 15mL,B 型> 15mL,

C型破入脑室。

小脑出血需要与以下情况鉴别:①其他脑血管病,如小脑梗死、蛛网膜下腔出血、原发性脑室出血、脑干出血和椎基底动脉缺血发作等。②小脑或桥小脑角的肿瘤。③晕厥、前庭神经元炎和梅尼埃病。④文献尚有报道误诊为急性胃炎、上消化道出血和冠心病者等,也应注意区别。

【治疗】

以往主张诊断一旦明确,即要开颅清除血肿,CT应用以后,提出血肿直径>3cm或出血量>15mL即应手术治疗,以减少对患者生命的威胁。但近年经验表明,血肿大小或出血量多少并非决定治疗方案的绝对准则,有不少患者也可非手术治疗,已有报道血肿>4.5cm和出血量达15~30mL经内科治疗而好转者。因此,治疗方案的选择,除考虑出血多少外,更重要的是尚需结合患者的意识状态、血肿类型、脑室脑池/脑干是否受压,有无阻塞性脑积水、手术时机和年龄、全身状况等综合考虑,即治疗方案应该个体化,方可提高治愈率,降低病死率。

(一)内科治疗

一般认为:意识清楚,病情无恶化趋势,血肿主要位于小脑半球,直径<3cm或出血量<15mL,无明显急性脑积水时可先行内科治疗。主要措施:①严密监视患者的意识、血压、呼吸、瞳孔、对光反射和视盘的变化,如有条件和必要,可监测颅内压,及时复查颅脑CT;②脱水降低颅内压,可选用20%甘露醇、呋塞米和10%甘油果糖等;③注意保持水电解质平衡和营养支持;④对症处理,如镇痛、止呕、抗眩晕和纠正凝血障碍等;⑤防治肺、心及消化道并发症。

(二)手术治疗

虽然手术治疗幕上出血的效果至今不明确,但是多数认为能改善有适应证的小脑出血的结局。手术目的是清除血肿,降低颅内压,解除压迫,防止脑疝,改善脑血液循环,减轻血肿周围脑组织的损伤。

1.适应证　神经功能持续恶化,或者脑干受压及(或)脑室阻塞引起脑积水者。国内有人依据其CT分型和治疗体会,提出手术适应证为:①GCS评分在7分或观察意识无好转者;②血肿为中间型或混合型;③血肿为亚型B或第四脑室及脑干严重受压、消失者;④颅内压监测>2.67kPa(272.26mmH$_2$O),并持续升高和亚型C者。

2.手术方式　参照《2010年美国心脏协会/美国卒中协会指南》的推荐意见,有以下方式可供选择。

（1）持续脑室引流术：不推荐单独使用，主要适用脑室系统积血或阻塞性脑积水，可为手术清除血肿争取时间和机会，并能经引流管注入药物。引流时避免急速减压，以防发生小脑幕裂孔（切迹）上疝。

（2）后颅窝开颅血肿清除术：为传统的基本手术方法，特点是清除血肿彻底，解除压迫迅速，可直视下止血和了解出血情况。有脑室穿破或有脑疝者，可先行脑室引流术，再手术清除血肿。但需全麻进行，创伤大，时间长，对高龄和体质差者不适用。

（3）微侵袭血肿清除术：立体定向脑内血肿穿刺引流术和神经内镜手术的损害小，施术时间短，出血少，但是疗效尚无确切证据，可酌情选用。

【预后】

小脑出血的治疗和预后还缺乏前瞻性随机对照研究。回顾性资料显示 CT 应用之前，小脑出血的病死率高达 80%，CT 应用之后，国内外资料显示为 20%~22% 或更高，但其病死率和致残率均低于幕上出血，至少有 50% 以上的患者能存活，且恢复满意。影响预后的因素有：①入院收缩压高于 200mmHg，神经功能障碍（累及脑干，角膜反射者眼头反射消失）或意识障碍重者预后差；血肿属中间型及破入脑室的病死率较高；③以往认为血肿量大的预后较差，最近有研究显示血肿量不能预测患者的结局；④脑池、脑室的改变明显也成为小脑出血的致命因素；⑤高龄、全身状况差及有肺、心、消化道并发症者预后不良。如果以上数种因素同时存在，则预后极差。然而即使极重型小脑出血，如能及时开颅减压，也可有良好预后。存活的患者偶可复发出血，或者有迟发性口下颌、颈部肌张力障碍。

第八节　脑室出血

脑室出血（intraventricular haemorrhage，IVH）是指非外伤性因素引致血管破裂，血液进入脑室系统，通常又称自发性脑室出血。1881 年 Sanders 依据病理解剖资料，首先将自发性脑室出血分为原发性和继发性两大类，前者的出血来源于脑室内、脑室壁及脑室旁的血管，后者是脑实质血肿破入或蛛网膜下腔出血逆流入脑室。

【病因病理】

原发性脑室出血较少见，占脑室出血的 7.4%~18.9%。通常认为最常见的病

因是脉络丛的动脉瘤及动静脉畸形,但最近有学者认为脑淀粉样血管病、烟雾病是脑室出血的重要原因,其次是血管畸形和动脉瘤。其他常见的原因有高血压、颈动脉闭塞,少见或罕见的有脑室内脉络丛乳头状瘤或错构瘤、脉络丛囊肿、出血性素质、脑室旁肿瘤、静脉曲张破裂、室管膜下腔隙梗死性出血、白血病、动脉炎、先天性脑积水、真菌性动脉瘤、脉络丛囊虫病、垂体卒中及术后(脑室穿刺、引流术、分流术)等。病因不明者,须注意影像或大体病理未能发现的"隐匿性血管瘤"。危险因素包括高血压病,特别是未经治疗的高血压病/、高龄、男性、黑人或日本裔人种、低胆固醇血症、大量酒精摄入、服用可卡因等。

继发性脑室出血占脑室出血的大多数,可高达93%。其常见的病因有高血压、动脉瘤、动静脉畸形、烟雾病。其他少见或罕见的有颅内肿瘤、凝血功能异常(白血病、再生障碍性贫血、血友病、血小板减少性紫癜等)、脑梗死性出血、酒精中毒、脑室分流术及引流术等。脑实质内血肿可沿着阻力最少的方向扩展,因而穿破脑室壁进入脑室系统,其穿通部位依次为侧脑室体部或三角区、侧脑室前角、第三脑室、侧脑室后角、胼胝体等。蛛网膜下腔出血多经第四脑室的侧孔及正中孔逆流入内,也可直接穿破或形成血肿再穿破脑室壁进入脑室系统。

脑室内积血的占位效应可引起颅内压增高、压迫脑室周围组织,影响脑脊液循环,从而形成脑功能损害的重要病理生理基础。慢性血管壁的损伤、血肿的形成、脑的低灌注、血凝固产生的体液及细胞毒和血液降解后的产物、炎性因子和凋亡等,这些综合因素对血肿周围的继发性组织损伤具有一定的作用。脑室出血严重的可出现持续脑室扩大和颅内高压,易导致死亡。

【临床表现】

绝大多数为急性起病,少部分可呈亚急性或慢性发生。多数有明显诱因,最常见的是情绪激动,其次为用力活动、洗澡、饮酒、分娩等。最常见的首发症状是头痛、头晕、恶心、呕吐,其次为意识障碍、偏瘫、失语、发热、大小便障碍、抽搐等。主要体征有血压升高、四肢肌张力增高或减低、感觉障碍、一侧或双侧病理反射阳性、颈强直、Kernig 征阳性、瞳孔异常、眼底水肿或出血、上视困难等。临床表现为轻重不一,主要同出血量、部位、病因等有关。轻者仅呈现脑膜刺激征,无脑局灶损害的定位体征,有的可在完全无意识障碍情况下,主要出现认知功能的减退。严重者则有意识障碍、抽搐、偏瘫、失语、肌张力高、双侧病理征阳性、瞳孔异常、高热等。继续发展可出现去脑强直、脑疝。晚期可有呼吸循环衰竭、自主神经功能紊乱。部分患者可并发上消化道出血、急性肾衰竭、坠积性肺炎等。

继发性脑室出血,由于先有脑实质血肿或蛛网膜下腔出血,临床症状较多,体征较明显,病情较重,进展也较迅速。相比之下,原发性脑室出血的意识障碍相对较轻或甚至缺如,定位体征不明显,如运动障碍轻或无,脑神经受累和瞳孔异常也较少,而认知功能(记忆力、注意力、定向力)障碍及精神症状则较常见。若无急性梗阻性脑积水,整个临床过程较缓慢。

【辅助检查】

脑室出血的实验室检查,可依据其目的及方法基本上可分一般性及特殊性两大类。

(一)一般性检查

大多数病例的血白细胞增多,主要是中性粒细胞。除了极少凝血功能异常、肝病、妊娠高血压综合征等之外,绝大多数的出凝血时间及凝血酶原时间均正常。部分患者可出现尿糖及蛋白尿,凝血功能异常者可发生血尿。谨慎而缓慢放液的腰穿几乎所有病例均出现血性脑脊液,压力增高,细胞增多,以红细胞及中性粒细胞为主,出血 3~5 日后可见含铁血黄素的吞噬细胞,其后则为含胆红质的巨噬细胞。在继发性脑室出血的病例,头颅 X 线片有的可见松果体或脉络丛钙化的移位、颅骨血管沟异常、颅内异常钙化斑或慢性颅内高压征象。脑室穿刺可发现压力升高及血性脑脊液,造影可显示脑室扩大、变形、移位、充盈缺损等。脑动脉造影主要显示动脉瘤、动静脉畸形、脑内血肿或肿瘤;侧位片可见大脑前动脉膝部呈球形、胼周动脉弧度增大、静脉角变大、室管膜下静脉拉直等脑室扩大征;正位可提示血肿破入脑室的征象,外侧豆状动脉向内侧移位、远端下压或变直,大脑前动脉移位不明显,大脑内静脉明显移向对侧,与大脑前动脉呈"移位分离"现象。

(二)CT 检查

CT 扫描最安全可靠、迅速、便于复查,又可动态观察。典型表现为脑室内高密度影,不但显示脑室形态、大小、积血程度、中线结构移位、脑积水的阻塞部位及其程度,还可帮助了解脑部原发血肿的部位及大小、穿破脑室的部位、脑水肿程度等。依据 CT 值可区分血性脑脊液(+20~+40 亨氏单位)及血凝块(+40~+80 亨氏单位)。通常出血至少 1 小时才显示高密度影,1~2 周内达到 100%,3~4 周降至 50%,4 周以后血液吸收则与脑脊液相同。血肿形态可呈点片状、液平状及铸型状。依血液是否充填室间孔、导水管、第三及四脑室而分为闭塞型和非闭塞型。前者易梗阻脑脊液循环通路而急性脑积水。其程度可由侧脑室前角后部(尾核头部之间)的宽部与同一水平颅骨内板间的距离之比(脑室-颅比率,正常为小或等于 0.

15)来判断,脑室-颅比率0.15~0.23为轻度脑积水,大于0.23属重度积水。一般认为血液充满整个脑室而没有一点缝隙,称为脑室铸型,其分布可呈侧脑室铸型(一侧或双侧)第三脑室铸型、第四脑室铸型及全脑室铸型。由于血肿不规则、形态各异,难以精确计算血肿量。多数依据血液占据脑室面积的多少来推断,占1/3以下为小量,2/3属中量,2/3以上为大量。

由于扫描体位,常见枕角高密度或液平面,多不能显示出血或穿破脑室的部位。脑实质血肿越大、离脑室越近,破入脑室的时间越短,可短至卒中后1小时内,大多数在1~2日,故不能满足于1次CT扫描未发现而否定脑室出血。

CT的动态及随访观察可发现脑室内高密度随病程进展而降低,通常平均12日降至正常,小量出血可在1周内消退,而铸型者吸收较慢,可达3个月。此外,迟发性交通性脑积水在1周左右出现,一般约1个月逐渐消退。

(三)DSA检查

目前DSA仍是脑血管疾病最有价值的检查方法。由于烟雾病、脑动静脉畸形、动脉瘤是脑室出血的常见原因。因此,有条件的医院对脑室出血的患者应常规行DSA检查明确病因,以指导病因学治疗。

【诊断】

脑室出血的临床表现轻重不一,变动范围大,在CT应用之前,大多数依靠手术或尸解来明确诊断。通常,患者突然发病,出现意识障碍、急性颅内高压、脑部定位体征、脑膜刺激征等,应考虑脑室出血的可能。有些轻型病人,仅有头痛、头晕、恶心、呕吐等症状,无意识障碍或脑部定位体征,容易漏诊。因此,临床上应积极争取CT扫描,并及时进行其他辅助检查。为较好指导治疗和判断预后,近二十多年来努力探讨脑室出血的分类分型。1977年Little依据临床表现和CT所见,分为3型。Ⅰ型:大量出血,通常充满整个脑室系统或脑桥出血破入第三、四脑室,表现为突然发病、深昏迷、脑干受损,多于24小时内死亡。Ⅱ型:脑实质大血肿破入脑室、积血范围较Ⅰ型小,呈现起病突然,意识障碍及脑部定位体征也较Ⅰ型较轻。Ⅲ型:脑实质水肿、积血较局限,临床为急性起病,有轻的脑部定位体征或仅突然头痛、昏睡。1982年Graeb:及1987年Verma根据CT的脑室内血液量及脑室大小进行分级评分,其具体标准见表4-1。

表 4-1　Graeb 及 Verma 分级

	Graeb 分级		Verma 分级	
	CT 表现	评分	CT 表现	评分
侧脑室(左右分叶计分)	微量或少量血液	1	血液等于或小于脑室	1
	血液小于脑室一半	2	血液占脑室一以上	2
	血液大于脑室	3	血液充满并扩大	3
	充满血液并扩大	4		
第三脑室	积血、大小正常	1	积血但无扩大	1
	充满血液并扩大	2	积血并扩大	2
第四脑室	积血、大小正常	1	积血但无扩大	1
	充满血液并扩大	2	积血并扩大	2
总分		12		10

Graeb 评分:1~4 分为轻度;5~8 分属中度;9~12 分为重度。Verma 评分:少于 3 分为轻度;4~10 分属中度至重度。1980 年 Fenichel 按 CT 及病理解剖所见,将脑室出血分为 4 级:Ⅰ级:单纯室管膜下出血;Ⅱ级:单纯脑室出血;Ⅲ级:脑室出血伴脑室扩张;Ⅳ级:脑室出血伴脑室扩张及脑实质出血。脑室出血确定后,进一步分为原发性及继发性两大类,后者包括高血压、动脉瘤、动静脉畸形、颅内肿瘤、原因未明等,须依据临床表现、CT、DSA 及其他辅助检查的结果进行综合的全面分析,尽可能寻找出原因。

【治疗】

(一)对脑室出血的处理

依据临床情况,基本上分为急性期、恢复期及后遗症的治疗。急性期:控制出血、稳定病情、减轻脑损害成为治疗的重心。通常可分为内科治疗及外科治疗两大类。

内科治疗在临床上具体的指征:①患者入院时意识清醒、嗜睡或昏睡;②临床定位体征轻度;③血压不高于 200/120mmHg;④无急性梗阻性脑积水;⑤中线结构移位少于 10mm;⑥非闭塞型血肿;⑦高龄伴多个内脏功能衰竭,脑疝晚期不宜手术者。其原则基本上同脑出血及蛛网膜下腔出血,常规的措施包括镇静、调控血压、抗脑水肿降低颅内防治并发症、改善脑营养代谢,有适应条件者还须用止血剂、亚低温疗法等。对颅内压不高的原发性脑室出血,可慎重腰穿缓慢放脑脊液,甚至适量的脑脊液置换,有利于缓解症状,减少高热反应及迟发性脑积水。当内科治疗未能控制病情进展,而颅内高压症严重,甚至出现急性梗阻性脑积水及存在脑疝危险时,应争取及时的外科治疗,主要有脑室穿刺脑脊液引流术和立体定向脑内血肿穿刺吸除引流术,具体方法、适应证、并发症的防治详见本章第一节。

经过急性期处理而存活下来的患者,进入恢复期多有不同程度的脑功能障碍,如偏瘫、失语、精神症状、延髓麻痹、尿便失禁等。其中有的可能成为后遗症,须根据患者的不同情况,选择相应的治疗措施,主要参见第二十五章的康复治疗。

(二)病因学治疗

与蛛网膜下腔出血类似,在首次脑室出血后的 2 周内很容易发生再出血,发生率为 5%,死亡及致残率也明显升高。因此,需采取积极有效的措施保持脑脊液循环通畅,尽早行 DSA 检查明确病因并及时行病因治疗,减少再出血,可明显改善预后'降低死亡及致残率。目前针对抑制脑室出血的继发性损伤的治疗方法也在临床验证之中,如针对凝固异常的重组激活因子 VH(rFVIa, NovoSeven)、针对炎性因子的药物 Argatroban(一种潜在的纤维蛋白原抑制剂),这些药物的早期应用将为减轻脑室出血后的继发性损伤起作用。

【预后】

脑室出血后 30 天的死亡率为 30%~40%,1 年后的死亡率为 47% 。预测不良预后

包括高的 Verma 评分、意识障碍、高龄、大出血量、幕下来源的出血、合并蛛网膜下腔出血、大脉压差、有冠心病史和高体温。

第九节　脑出血的分型分期诊治

自从提出重视脑血管病的个体化治疗的观点以来,尤其是近年进一步论述脑梗死的分型分期治疗,各方反应强烈,受到普遍关注。然而有关脑出血的分型分期治疗,尚未引起足够的重视。在我国,脑出血占脑血管病的比例远比国外的高,其主要原因在于未能有效控制高血压,故更引人关切。而且脑出血又是病死率最高的脑血管病,因此,紧急的早期有效治疗是至关重要的。由于脑出血多数有显著的

临床征象,能为 CT 等影像学及时确诊,因而有利于及早治疗并及时选择合适的治疗方案。大量的临床实践证明,脑出血的治疗也同脑梗死一样,必须遵循个体化的原则,才能有效地降低病死率及致残率,提高整体的治疗水平。

一、临床病理

脑出血形成的急性膨胀,其机械压迫使局部微小血管缺血,加上血液分解产物的损害作用,引起脑组织的水肿、变性、坏死。实验证实,出血 30 分钟,其周围实质发生海绵样变(海绵层),6 小时后紧靠血肿的组织出现坏死(坏死层)。在坏死层之外,依次为血管外出血层、海绵层。12 小时后坏死层和血管外出血层融合成片。由此可见,出血的 6 小时,其周围组织呈现变性、出血、坏死,这种病理过程成为早期治疗的理论基础。

脑出血的临床表现,基本上可分为全脑损害的征象、局部病灶的体征及继发内脏功能障碍,均有相应的病理基础。

(一)脑血肿

出血在脑内形成血肿,其中心为血块及坏死的脑组织,周边是缺血水肿区,其中也存在半暗带。这些病理改变成为脑局灶性损害的病理基础。

(二)脑缺血

血肿压迫使受压局部脑组织严重缺血,血管通透性增加、管壁破坏、血液成分渗出或漏出,成为中心坏死区不断扩大的重要原因。有的缺血体积可超过血肿的几倍,更加重脑水肿,导致颅高压,诱发远离血肿的其他脑区,甚至全脑的供血不足。

(三)脑水肿

开始主要是局部病灶的水肿,很快弥散发展至全脑,主要在白质。早期基本上是血脑屏障受损的血管源性水肿,后期则合并细胞毒性水肿。血肿靠近或破入脑室,易引起脑脊液循环障碍,可加重颅内高压和脑水肿,后二者又加重全脑缺血,形成恶性循环。

(四)继发性损害

血肿及脑水肿、颅内高压可引致邻近脑组织受压移位而形成脑疝。也可损害下丘脑,继发中枢性高热、上消化道出血、代谢及电解质的紊乱等。加上药物(如脱水剂)、免疫功能改变、合并感染等因素,可引发心、肾、肺等功能不全,甚至出现多脏器功能衰竭。

综上所述,脑出血患者的临床征象,主要决定于血肿的部位、大小,其继发的缺血、水肿、脑脊液循环障碍、颅高压等严重程度,而原有的高血压脑动脉硬化的严重程度、相应的侧支循环的代偿能力等,也可影响临床表现。可见,颅内病变情况,各个患者均有差异。此外,全身状态,尤其是内脏功能变化,也有很大不同,在脑出血的不同阶段还会有千变万化。这些均成为治疗上必须采取个体化原则的基本依据。

二、目前的治疗

总体上应进行综合性治疗,重心是去除血肿,减轻脑损害,最大限度恢复正常的功能。治疗方法基本上可分为内科和手术两大类。

（一）内科治疗

主要有血压调控、抗脑水肿降颅内压、改善脑营养代谢、防治并发症等。出血而形成血肿,其缺血的面积可超过血肿数倍,而局部缺血时间一长,大多数不可逆,成为去除血肿后而临床疗效不理想的一个重要原因。因此,保证脑部良好的灌注压对防止或减轻缺血性损害是非常重要的。伴发的脑水肿及其他的继发性脑损害,都有一系列的病理生化改变,于是脱水、脑保护等疗法,成为重要方面。由此可见,内科的各种疗法是脑出血的基础治疗。

（二）手术治疗

有血肿穿刺抽吸、脑室引流、开颅血肿清除术等。由于血肿的占位效应及血红蛋白等的一系列化学性脑损伤,故迅速解除血肿对脑组织的压迫,可使半暗带神经细胞功能改善,以开颅清除术的效果较好。脑室引流可助清除脑室内积血,减轻压迫周围组织,分流脑脊液,降低颅内压,达到减轻脑损害。血肿穿刺抽吸引流,损伤小,不用全身麻醉,床旁内科医生也可施行,适用于高龄病人及无开颅手术条件者。

原则上经内科治疗不能有效控制颅内压,脑损害征象加重,应争取施行手术。通常仔细的观察,最好在严密的监护下,积极进行内科治疗。患者的意识清醒,双瞳孔等大,光反应存在,位于大脑半球的血肿小于30mL(丘脑血肿<15mL),中线结构移位小于0.5cm等,则采取非手术疗法。

下列情况,可进一步观察,同时做好手术准备:①嗜睡,双瞳孔等大,光反应存在;②血肿量在大脑半球30~50mL,丘脑血肿15~30mL,小脑为10mL以下;③中线结构移位0.5~1cm。

必须急症手术(具备其中2条):①浅或中度昏迷;②双侧瞳孔不等大,光反应迟钝;③壳核或丘脑出血破入脑室并充满全脑室系统;④血肿量在大脑半球多于

60mL,丘脑 30~50mL,小脑则为 10mL 以上;⑤中线结构移位大于 1cm。

一般认为不宜手术的有:①深昏迷、双瞳孔散大、光反应消失、去脑强直;②心、肺、肾等脏器的功能严重损害,或消化道出血。

三、分型治疗

由于出血部位、血肿量多少及继发损害程度等的差异,临床表现有很大的不同,因而形成不同的类型。通常依据病理、临床征象、影像、预后等进行类型的划分。有按临床表现、发病及进展过程,分为急速型、暴发型、进展型、稳定型。也有依据意识状态区分为清醒、嗜睡、浅昏迷、中度昏迷和深昏迷,即Ⅰ、Ⅱ、Ⅲ、Ⅳ、Ⅴ级(型)。较合理而全面的是根据脑部受征象划分为下列五型:

Ⅰ:清醒或嗜睡,不同程度的失语和偏瘫。

Ⅱ:朦胧或昏睡,不同程度的失语和偏瘫,瞳孔等大。

Ⅲ:浅昏迷,不全或完全偏瘫,瞳孔等大或轻度不等大。

Ⅳ:中度昏迷,偏瘫,单或双侧病理反射阳性,病灶侧瞳孔散大。

Ⅴ:深昏迷,去大脑强直,双侧病理反射阳性,病灶侧或双侧瞳孔散大。

考虑到 CT 影像已较普遍应用,且能早期及时诊断,并可明确血肿的位置及范围。另外,血肿的部位及大小同预后有密切关系,故应用 CT 进行分型,方便可靠,价值大,被广泛用于临床。主要是根据出血的部位、血肿大小、破入脑室、累及中线结构的程度,来进行分型,结合脑部受损征象,来选择治疗方法。

(一)壳核出血

为临床最常见类型。CT 上可按血肿的范围,破入脑室与否,再分为五个亚型:

Ⅰ:血肿位于外囊、壳核。

Ⅱ:血肿扩展至内囊前肢。

Ⅲa:血肿扩展至内囊后肢。

Ⅲb:血肿扩展至内囊后肢,破入脑室。

Ⅳa:血肿扩展至内囊前后肢。

Ⅳb:血肿扩展至内囊前后肢,破入脑室。

Ⅴ:血肿扩展至内囊、丘脑。

治疗方法的选择,上述各型血肿量在 30mL,脑干池形态正常,采用内科疗法,血肿量≥31mL,脑干池受压,则需手术治疗。手术方式可按 CT 分型进行,Ⅰ、Ⅱ多采取钻颅穿刺,Ⅲ、Ⅳ、Ⅴ多数须开颅清除血肿,破入脑室者,有的尚可加脑室引流。

（二）丘脑出血

CT 上显示血肿的范围，有无破入脑室，可分为三个亚型：

Ⅰa：血肿局限于丘脑。

Ⅰb：血肿局限于丘脑，破入脑室。

Ⅱa：血肿扩展至内囊。

Ⅱb：血肿扩展至内囊，破入脑室。

Ⅲa：血肿扩展至下丘脑或中脑。

Ⅲb：血肿扩展至下丘脑或中脑，破入脑室。

血肿小，尤其在 10mL 以内，无明显症状，采用内科治疗。血肿≥15mL，症状进行性加重，应钻颅穿刺或开颅清除手术，破入脑室者可行脑室引流。血肿多 30mL，脑干无严重受压，则需开颅清除手术。但近年有文献认为，同样出血量，丘脑出血破入脑室反而预后比无破入脑室者好，可能因血液破入脑室可减轻对脑实质的压迫。

（三）脑叶（皮质下）出血

依据血肿大小和脑室受压情况而定，出血量小于 30mL，用内科疗法；31~50mL 的，可采取钻颅穿刺抽吸术；大于 50mL，多数须行开颅清除术，尤其是脑室明显受压时，更为适宜。

（四）小脑出血

因为病变靠近脑干，在出现恶化之前多无明显先兆，为防止突然发生脑疝，大多认为手术是唯一有效的治疗手段，除非临床症状轻，出血量 < 10mL 者可考虑暂时进行内科治疗。伴破入脑室而严重积血者，则需同时脑室引流。

（五）脑干出血

大多采取内科疗法，有继发脑室积血者，可行脑室引流。随着技术水平提高，有不少手术（尤其显微手术）成功的病例，以血肿 >5mL 为宜。

在脑出血的急性期，尤其是早期，在临床病理改变中，血肿起主导作用，决定预后的重要因素是血肿的部位、大小以及脑脊液循环受影响的程度，即血肿的类型起关键的作用。因此，分型是早期治疗的重心。

四、分期治疗

脑出血后，由于血肿的压迫，血红蛋白及脑组织缺血等引发一系列病理生理变化，造成脑水肿、颅高压。经过一段时间，脑病理损害达高峰，其后经历稳定、减轻、逐渐恢复的过程。在临床上就有相应的症状和体征的加重至减轻的变动。这些是分期治疗的理论依据。因此,必须针对不同的临床病理阶段,采取相应的最佳疗法。但以调控血压、保持良好的内脏功能、改善脑营养代谢等内科治疗,才能较好保证颅内环境的稳定,仍是每个患者的重要基础治疗。

(一)急性期

由于血肿的位置、大小及继发脑损害的差别,治疗的主要措施也有不同。血肿小且无明显颅内压增高,基本上是内科的基础治疗,有的可早期用改善脑血循环的药物,较多采用有活血祛瘀的中药制剂。伴发脑水肿、颅内高压症的病人,则需积极而合理的脱水疗法。对血肿大、中线结构移位明显者,大多须及时手术。事实上,重症脑出血,治疗核心是血肿区,主要在于减轻缺血水肿的损害,尽可能恢复脑功能。依据血肿的部位、范围及继发性损害等,以及技术条件,而选择血肿穿刺引流、开颅清除术。有时为了抢救危重症患者,则应紧急手术。有认为在病理损害中起启动和关键作用的是血肿,其引起的缺血水肿又可达到数倍,故主张尽早手术,甚至在发病 6 小时内的早期手术,可极大减轻继发性损害,提高抢救成功率,降低致残率,因而获得较好的疗效。

(二)恢复期

脑部基本病变稳定,脑水肿、颅内高压的临床征象消退,受损的脑功能恢复,此期除了原有的内科治疗外,重点应在改善脑血循环和促进营养代谢方面,前者应注意选用扩血管轻、影响血容量少、作用缓和的药物,开始用低剂量,逐渐增加至治疗量。另一重要的措施是康复治疗,尤其是偏瘫、失语症等神经功能缺损较重的患者,应尽早开始,且有步骤地进行,才能获得较好的效果,显著减少致残。

(三)后遗症期

重症患者多遗留有肢体运动、语言等严重的神经功能缺损,主要是进行以功能锻炼为主的康复治疗,只要方法正确,持之以恒,大多可获得相当的改善。此外,必须注意针对病因及防止复发的治疗。

总之,脑出血的治疗,不能局限一个不变的模式,必须依据患者的临床具体情况来制订个体化的治疗方案,除了注意病理阶段的分期治疗,在早期按脑部病变情况进行分型,采取针对性强的疗法,才能不断提高疗效,降低病死率和致残率。

第五章　蛛网膜下腔出血

第一节　概　述

蛛网膜下腔出血(subarachnoid hemorrhage,SAH)是指脑表面血管破裂后大量血液直接流入蛛网膜下腔,又称原发性蛛网膜下腔出血。不同于脑实质出血破入蛛网膜下腔引起的继发性蛛网膜下腔出血。SAH约占脑血管病的6%~8%。

【病因病理】

(一)病因

1. 动脉瘤　据估计,75%~85%非外伤性SAH患者为颅内动脉瘤破裂出血。发病机制上分为先天性和获得性两种。高血压与吸烟可能是导致发生动脉瘤的危险因素。颅内动脉瘤发生在血管分叉处或Willis动脉环周围。已有研究证实此类动脉瘤血管壁的最大压力来自沿血流方向上的血管分叉处的尖端。随着动脉瘤的增大,出血的可能性也随之增大。但是,任何大小的动脉瘤都可出现破裂。

不少研究认为动脉瘤有遗传易感性。对SAH患者同胞的回顾性分析显示,1/3的无症状同胞通过脑血管造影发现动脉瘤,家族性颅内动脉瘤综合征患者的2~3级亲属的颅内动脉瘤患病率较高。在有家族性颅内动脉瘤综合征的家庭成员里,患未破裂动脉瘤的危险度为8%,相对危险度为4.2%。一项对23个家族性SAH的研究发现有3个以上SAH患者的家庭的其他亲属SAH危险性是正常人的3倍。对8680例无症状人群进行磁共振血管成像(MRA)筛查时发现动脉瘤患病率为7.0%,而有SAH家族史者患病率高达10.5%。

已接受治疗的破裂动脉瘤患者,每年新发动脉瘤的概率是1%~2%,颅内多发动脉瘤患者出现新发动脉瘤的概率更高,发病是否与基因或获得性危险因素相关目前还不清楚。

2. 颅内动静脉畸形　占自发性SAH患者的约5%~9%。颅内动静脉畸形出血通常位于皮质内,约1/3的颅内动静脉畸形出血可引起SAH。颅内动静脉畸形出血通常是动脉化的静脉通道破裂出血。与动脉瘤性SAH相比,由颅内动静脉畸形所致的再出血率较低,出血后2周内再出血率低于15%,而动脉瘤性再出血率在同一时期为 20%。另外,此类患者出现血管痉挛的较少。

3.血液病变 散发性 SAH 的少见原因是自身凝血障碍。

4.动脉夹层 椎动脉夹层动脉瘤可引起 SAH。外伤性颅底骨折所致颈动脉夹层动脉瘤较其他类型的动脉瘤更易导致 SAH。

5.外伤 创伤性 SAH 是由颅脑创伤引起蛛网膜下腔内的血管破裂、脑挫裂伤的渗血及颅内血肿的血液进入蛛网膜下腔所致,是颅脑创伤中最常见的损伤类型,占 39%。

6.其他 较为少见的有脑肿瘤、感染性动脉瘤(如继发于感染性心内膜炎、真菌感染)。

7.促发因素 吸烟、饮酒与 SAH 密切相关。有动物实验证明形成动脉瘤有 3 个因素:Willis 环压力、高血压和血管脆性增加,吸烟则能影响这 3 个因素。此外,吸烟引起血压急性升高,在 3 小时后渐回落,与临床所见吸烟后 3 小时 SAH 发生率最高相吻合。吸烟还可激活肺巨噬细胞活性,促进水解酶释放,可引起肺损害与脑血管脆性增加,从而增加 SAH 的发生率。有人估计过量饮酒患 SAH 为非饮酒者的两倍。大量饮酒可能引起局血压、凝血机制改变和脑血流加速从而促发 SAH。

(二)病理

血液进入蛛网膜下腔,不但脑液染血,部分或全脑表面呈紫红色,红细胞沉积于脑池、脑沟,因而染色更深。出血量大,脑表面可有薄层血块覆盖,以脑底部更明显,甚至将血管及神经埋没。随着病程的延长'红细胞溶解释放含铁血黄素,使脑膜及脑皮质呈现不同程度的铁锈色,同时也有轻重不一的局部粘连。镜下早期为细胞反应及吞噬现象,逐渐出现成纤维细胞进入血块,最后形成一层闭塞蛛网膜下腔的颜瘢痕。

颅内动脉瘤或动静脉畸形,由于管壁异常血液渗出或管壁破裂血液涌入蛛网膜下腔,可很快发生颅内压力增高。血液刺激引起无菌性脑膜炎,可致剧烈头痛及脑膜刺激征,还可引致自主神经功能受损而出现高血压和心律失常。血凝块和血液刺激脑膜产生大量渗出液,引起蛛网膜粘连影响脑脊液循环通路,或使与吸收脑脊液有关的矢状窦旁蛛网颗粒堵塞,均可引起亚急性或慢性脑积水。动脉瘤破裂出血后,短时痉挛对减少或终止出血有保护作用,但持久痉挛,可使脑组织发生严重缺血或引起脑梗死,出现偏瘫等脑局灶性体征。

【临床表现】

各种年龄均可发病,以青壮年多见。

（一）前兆渗漏

少数患者发病前 2~8 周内有头痛、头晕、视力改变或颈强直，这些表现称为前兆渗漏。其产生与动脉瘤扩大压迫刺激邻近组织或动脉瘤微量出血有关。一般年轻人比老人更多见。渗漏性较瘤体破裂的头痛症状要轻很多，但持续时间长，恶心、呕吐可能会出现，很少出现脑膜刺激征，常被临床误诊为偏头痛或颈椎病。约半数前兆渗漏是由反复的小量渗血引起，外渗的血液可以围绕血管壁或瘤壁引每一些纤维化的粘连反应，起到止血作用。

（二）发病

Matsuda 回顾分析经 CT、脑血管造影、手术和尸检证实的病例，结果发现 50 岁发病率最高。每日 6~9 时，18~21 时发生率最高。动脉瘤破裂与动脉压力增高有关，排便可使动脉压增高导致瘤破裂。重症 SAH 及再出血也同高血压有关。

有些 SAH 患者可发生猝死，有人报道可在 15 分钟内死亡，用原发性脑干损伤或呼吸障碍来解释时间太短，而许多患者死亡前心电图异常比例很高，可能是 SAH 刺激丘脑下部、交感神经，大量释放儿茶酚胺，损害心肌，因此，致死性心律不齐是 SAH 猝死的重要原因之一。

（三）主要症状

突然起病，多以剧烈难以忍受的头痛开始，可放射至枕后或颈部。常伴有恶心、呕吐，并持续不易缓解或进行性加重。可有短暂的意识障碍及颅躁、谵妄等精神症状，少数有癫痫发作。少数动脉瘤破裂导致大出血的病例，在剧烈头痛呕吐后随即昏迷，出现去脑强直，甚至很快呼吸停止而猝死。头痛是急诊患者的最常见主诉，尽管 SAH 仅占急诊室头痛主诉患者的 1%，然而保持高度怀疑非常重要。

（四）定位体征

少数 SAH 可有局灶性体征，如偏瘫、失语、偏盲等，也可仅呈一侧动眼神经瘫痪。多数动脉瘤可因部位不同而出现相应的临床征象，颈内动脉与后交通动脉连接处的动脉瘤伴眼球运动障碍、视野缺损，头痛部位多限于眼球、眼眶或同侧前额；较大的动脉瘤更易引起头痛和动眼神经瘫痪。大脑中动脉上的动脉瘤有运动及感觉障碍。大脑前动脉或前交通动脉上的动脉瘤有嗜睡、腹泻、发热及精神淡漠、摸索、强握等额叶征象。

（五）脑膜刺激征

明显的颈项强直，Kerning 征和 Bmdzinski 征阳性。

（六）眼底改变

可见在视盘周围、视网膜前的玻璃体下出血。可发生在一侧或两侧，从靠近中央静脉的视网膜和视网膜前间隙向别处扩散，外形可呈片状、条纹状、斑点状或火焰状。视网膜前出血后，紧接着可以发生玻璃体局限性或普遍性出血，引起视力模糊或黑蒙。视网膜前间隙出血可能是由于流入蛛网膜下腔的血液使颅内压增高，压迫视网膜静脉所致，也可能是血性脑脊液在视神经周围压迫中央静脉及其脉络膜吻合支引起。出血最早可在起病后 1 小时内出现，多在数小时内产生，约 2 周内吸收。没有高血压的 SAH 可有视网膜动脉痉挛，一侧或两侧眼压升高，此征常被认为是不祥之兆。颅内动脉瘤破裂引起的 SAH，视网膜静脉常迂曲和瘀血。有 20% 的 SAH 发生视盘水肿，可在起病后几小时、一般在几天内、个别数周内出现，约 3~4 周才能消失。视盘水肿的程度通常在 1~2D 之间，偶尔可达 3D，是颅内压增高的结果。

（七）临床上常用 Hunt-Hess 分级法：

0 级：未破裂动脉瘤

Ⅰ级：无症状或轻微头痛、轻度颈强直

Ⅱ级：中-重度头痛、脑膜刺激征、脑神经瘫痪

Ⅲ级：嗜睡、意识混浊、轻度局灶体征

Ⅳ级：昏迷、中或重度偏瘫、有早期去大脑强直或自主神经功能紊乱

Ⅴ级：深昏迷、去大脑强直、濒死状态

【辅助检查】

（一）颅脑 CT

随着影像学的发展，SAH 不再仅凭脑膜刺激征和腰穿血性脑脊液来诊断，其治疗方法的选择、病情的动态观察及脑的继发损害，都有赖于影像学的帮助。关键在于早期行 CT 检查，在出血 5 天内可见蛛网膜下腔、桥池、枕大池、大脑前后纵裂、侧裂及脑沟回的表面充满血液，有时可见脑室内也有血液，一般量较少，现认为与蛛网膜下腔出血量较多反流入脑室有关。

一般发病时间距 CT 扫描时间越短，CT 阳性率越高。发病 12 小时内 CT 检查敏感性可达 98%~100%，24 小时敏感性降至 95%，次日 90%，5 天后 80%，7 天后 50%。根据 CT 影像还可进行下列研究：

1. 出血量和病情的严重程度 Fisher 根据 SAH 的严重程度及积血部位进行

分级：

Ⅰ级：未发现血液。

Ⅱ级：血液层厚< 1mm，遍及整个蛛网膜下腔。

Ⅲ级：出血层厚度>1mm。

Ⅳ级：伴脑实质血肿或脑室积血。

2. 推测出血源　①前半球间裂大量积血或侧脑室积血可能是前交通动脉瘤；②一侧视交叉池出血提示颈内动脉瘤、后交通动脉瘤；③外侧裂最外侧出血大多是大脑中动脉瘤；④第四脑室积血提示小脑后下动脉与椎动脉接合处动脉瘤。此外，有时 CT 还可发现多个出血源，如明显的 2 个脑池积血，而其附近却无血液，则要注意可能有 2 个动脉瘤同时出血。

3. 再出血　现认为，腰穿有血性脑脊液不能成为再次 SAH 的依据，SAH 再出血要与首次 CT 对比，有新部位出血，或弥散性蛛网膜下腔出血增厚，或有脑血肿。

4. 急性脑积水　连续动态观察 CT 扫描，是诊断脑积水的唯一手段。Modesti 报道 24 小时内的脑室扩张率达 63%，Hason 报道急性脑积水在出血 1 周内的发生率为 20%。

5. 脑动脉痉挛　根据 CT 扫描及手术所见，在自发性 SAH 后 4 天内，基底池存在血量的多少，能够预测以后症状性脑动脉痉挛的发生及其严重程度。CT 扫描研究，如发现基底池中球状血块超过 5mm×3mm，或者脑裂周围血液的厚度超过 1mm³，可发生脑血管痉挛时的临床症状。还发现出血程度、血块位置与脑血管痉挛有关联。尚有观察 47 例患者中，14 例 CT 显示无血液或血液呈弥漫散分布，其中仅 1 例脑血管痉挛，而血块超过 5mm×3mm 及脑表面血层超过 1mm³ 的 24 例中，23 例发生了脑血管痉挛。为预测脑血管痉挛，CT 扫描最好在 24～96 小时进行，超过 96 小时血液密度降低，CT 扫描阳性率低。有报道，在 4 天内显有高密度病灶的患者，85% 发生了脑血管痉挛，而无高密度病灶的患者则无 1 例出现。

(二)腰穿脑脊液检查

CT 已显示 SAH 者可不行腰穿。对有意识障碍、视盘水肿者需做腰穿脑脊液确诊时，宜用 7 号腰穿针慎重施行，见有均匀血性脑脊液流出即可确诊，也可先脱水治疗再腰穿。出血已经 7～14 天者，可见脑脊液黄变，镜下有大量皱缩红细胞，行脑脊液细胞学检查可见吞噬了血红蛋白、含铁血黄素或胆红素的巨噬细胞，有助于判断出血时间。

(三)脑血管造影

对怀疑有脑动脉瘤或血管畸形破裂的 SAH 患者，可行数字减影血管造影

（DSA）、磁共振脑血管成像（MRA）及 CT 血管成像（CTA）等脑动脉显影，以寻找出血的原因，并指导治疗：

DSA 是目前公认的脑血管疾病影像学诊断的"金标准"。其优点：①空间分辨率最高，可显示直径很小的脑穿支动脉，近年来 3D-DSA 及旋转 DSA 技术的应用能够显示直径<2mm 以下的小血管像，如行选择性插管时直径 20μm 以下的小血管及病灶也能很好显示。旋转 DSA 和 3D-DSA 具有旋转和三维成像功能，为多角度观察提供了方便，有效排除了血管成角、重叠等因素的干扰，从而提高脑血管病的确诊率。②在显示血管的同时，还可动态观察血管内血流动力学情况和血管狭窄程度。③可在检查过程中进行血管内治疗。但 DSA 属有创性检查，操作过程复杂，存在引起血管痉挛、动脉瘤再次破裂出血等神经系统并发症的风险，不适合危重病人检查。近年无创血管成像技术的出现弥补了 DSA 的不足。

文献报道有 4%~27%的 SAH 患者首次全脑 DSA 无法明确病因，原因可能有以下几个方面：①血管痉挛，特别是载瘤动脉痉挛，动脉瘤颈狭小，动脉瘤内血栓形成，造影剂无法到达病变处，待 2~3 周脑血管痉挛缓解后重复造影明确诊断。②微小动脉瘤破裂。张永权等认为，颅内微小动脉瘤或微小血管瘤破裂引起 SAH 的同时形成血栓或自行修复破裂的血管壁。③造影时不恰当的照射角度，血管影的重叠影响诊断，容易误诊。④海绵状血管瘤或一些隐匿性血管畸形全脑 DSA 检查阴性，可配合 CT、MRI 检查明确。⑤由于各种原因无法行全脑血管检查造成漏诊。⑥中脑周围非动脉瘤性蛛网膜下腔出血（Perimesencephalic non-aneurysmal sub-arachnoid hemorrhage, PNSH）（见附注）。

首次造影阴性的 SAH 病人应重复 DSA 检查，同时辅助行 CT、MRI/MRA 检查，必要时行 CTA 进一步检查，对同一部位的反复出血，CT 或 MRI 又高度怀疑有病灶的病人，尽管 DSA 检查阴性必要时也可以直接手术探查。仍有部分病人的病因不清，应对该病人追踪随访。常规全脑 DSA 应提倡行双侧颈内及双侧椎动脉造影。

CTA 是在静脉内注射造影剂后进行头颅薄层扫描，将影像资料输入计算机，用特殊的软件进行三维影像重建，可快速获得脑血管解剖学上影像。尤其适合于病情危重、Himt-Hess 分级 3 级以上不宜早期行 DSA 检查的病人，对于存在 SAH 或颅内血肿者，可在同次 CT 检查中明确出血程度、范围以及是否合并脑积水和颅高压等情况。Tipper 等的研究表明，CTA 诊断颅内动脉瘤的敏感性和特异性分别达 92.2%和 100%，其诊断动脉瘤的大小为 1.9~28.1mm，平均 5.2mm，CTA 检出直径<3mm 颅内动脉瘤的敏感性达 91.7%。CTA 甚至可以发现常规 DSA 无法查出的小脑前下动脉分支上的动脉瘤。Massachusetts 总医院采用 3D-CTA 替代 DSA 作

为诊断颅内动脉瘤首选方法,对223例疑诊动脉瘤病人进行了3D-CTA检查,结果诊断率为100%,认为3D-CTA是一种有效的诊断动脉瘤方法。但CTA也存在不足:①需要注射碘对比剂,一些危险因素限制其应用,包括心、肾衰竭和碘剂过敏者。②海绵窦段、床突上段的动脉瘤可能因骨骼、钙化或静脉血的影响而显示不清。③空间分辨力不如常规脑血管造影检查,不能评价血流量、流速等血流动力学改变。④不能动态观察,无法依时间顺序分别显示动脉、毛细血管和静脉,无法分清血流方向及显示一些重要的小血管和穿通支如脉络膜前动脉、丘脑穿通动脉等。⑤对进行图像后处理者要有一定经验。

MRA是利用磁共振成像技术中流动血液的流动效应与周围静止组织的自然对比来显示血管。其优点如下:①MRA是目前唯一的无创伤性、无辐射、快捷敏感性高的脑血管造影技术。②MRA图像与DSA图像有良好的相关性,高场强(1.5T以上)MRA成像接近DSA,对动脉瘤的细节及瘤颈的显示具有独特的优势。③病变显示不受颅骨影响。有学者提出MRA对动脉瘤的敏感性为90%,而结合MRI敏感性可提高到97%,适合于直径大于3mm的动脉瘤。存在缺陷:①空间分辨率、血管显示的精确度较低,分辨率尚不如DSA,立体形态描述不如3D-CTA;与;DSA和CTA相比,对一、二级血管及各主要静脉窦显示清楚,对前、后交通动脉显示敏感性、特异性低。②对血流速度、流量有限或以湍流为主的颅内动脉瘤不敏感。③走行于扫描层面而非垂直的血管、扭曲的血管及分叉的血管因饱和作用造成信号丢失。④对早期的SAH不太敏感,亦不能显示动脉瘤的钙化。

在颅内动脉瘤手术夹闭后随访中,CTA运用重建及减影技术可清楚显示动脉瘤夹与血管的关系,而MRA因为可能会造成检查中瘤夹撕裂血管引起致命性后果,不宜用于夹闭术后的随访。对于弹簧圈介入治疗后的患者,Yamada等认为与DSA相比,MRA在剩余流量的测量上更具优势。研究显示,高场下弹簧圈所致伪影并未明显影响对动脉瘤残腔的评价,MRA在长期随访中可代替DSA,而弹簧圈在多层CTA检查中伪影较大,难以对术后瘤体是否消失和载瘤动脉情况做出较好的评价。

急症或门诊患者可先行CT平扫,若证实有自发性SAH或颅内血肿并怀疑颅内动脉瘤者应立即行CTA或MRA检查以明确病因。对于有介入治疗指征,而CTA或MRA显示欠佳者,DSA既可明确诊断又可同时行介入治疗。颅内动脉瘤夹闭术后复查可用CTA,弹簧圈介入治疗者可复查MRA以替代DSA。DSA、CTA、MRA各具特点,在临床应用中视患者实际情况选择最适宜的检查方法,以充分发挥各自的最佳效能,达到最佳的诊疗目的。

【诊断】

蛛体膜下出血是重要特征之一。尽早 CT 检查是非常重要的,距发病时间越短,CT 阳性率越高。在发病 4 天内头颅 CT 发现蛛网膜下腔有血或腰穿脑脊液为均匀血性,则可确诊。

动静脉畸形(AVM)破裂出血与动脉瘤出血的不同点:①年轻,25 岁左右;②出血程度较轻,多为静脉或小动脉,早期再出血发生率低;③脑血管痉挛少,与 SAH 后形成凝血块少,对颅底动脉主干的刺激小有关;④出血多在脑实质内,仅少量流入蛛网膜下腔或颅底脑池;⑤自然病程死亡率和病残率均高于手术组,故目前倾向于积极手术。

SAH 大多是动脉瘤破裂引致,常在脑沟、脑裂处形成积血,临床上须同脑出血鉴别,主要根据 SAH 的积血较表浅,多发于半球前纵裂、额底、颞叶脑膜下,并有较弥散的蛛网膜下腔积血,CT 增强扫描可使动脉瘤体显影或显示瘤体钙化。

SAH 还应与下列疾病进行鉴别诊断:①颅脑外伤后硬膜下出血,CT 可提供区别的主要依据;②各种原因引起的脑膜炎,尤其是化脓性细菌所致的急性脑膜炎,临床上的鉴别及确诊基本依靠脑脊液的改变。

【治疗】

如果在蛛网膜下腔出血发生前及时发现前兆渗漏,立即夹闭相应的动脉瘤,防止其破裂,或采用其他措施,可改善这种 SAH 高危病人的预后。

(一)一般处理及对症治疗

1. 安静卧床原则上就地诊治。尽可能避免或减少搬动患者。若需运送,应先给必要的处理(如降血压、脱水),减少或避免振动,车要开得平稳,不宜长途颠簸。不要用车床运送患者去做检查,应用担架抬送。绝对卧床,不少于 4 周,高血压患者更应如此。尽量让患者安静,严格控制探视,禁止打扰患者,特别是昏迷者,更要防止亲友呼叫或摇动患者头部。大小便及进食也不能起床。随着头痛等症状的减轻,而且大多数患者无严重的肢体瘫痪,故患者常不听从安静卧床的劝告,有些患者的家属也不易理解,甚至某些医务人员也可能疏忽,结果因过早起床活动或用力排便、精神紧张或情绪激动,引起病情加重或再出血,甚至致死。这种惨痛教训在临床上是屡见不鲜的,因此,必须高度重视安静卧床休息,应成为治疗上的一项极重要措施。同时要保持呼吸道通畅,防止大小便潴留。

2. 对症处理应密切观察病情变化,注意维持营养,加强护理,防止并发症(褥

疮、肺炎等)及跌伤。另外,须重视下列的对症处理:

(1)降低颅内压:在急性期出血,脑血管痉挛可导致脑水肿、颅内高压症。故必须积极的抗脑水肿、降低颅内压的治疗,可选用甘露醇、呋塞米、复方甘油等(参见脑血管病的脱水治疗)。注意不宜用尿素,因其可增加血中非蛋白氮,而使颅内出血加重。

(2)调控血压:一项回顾性研究显示,服用抗高血压药物的患者再出血率较低,即使他们血压仍然偏高;另一方面血压的波动较绝对的血压更影响再出血率。另一项研究显示,在再出血发生前,患者常有血压增高现象。一项对179例发病24小时内的SAH患者回顾性研究提示,17%的患者发生再出血时收缩压>150mmHg;血压越接近初次发生SAH时的血压,再出血率越高。有研究显示,发病后2小时是再出血发生的高发期,收缩压>160mmHg的患者发生再出血的概率更大。一项大型回顾性研究显示,入院后再出血率为6.9%,但是与血压无关。观察时间点的不一致和应用抗高血压药物的不同降低了研究可信度。当血压升高时短期静脉输注有可靠的量效关系和很好安全性的抗高血压药物是值得推荐的,应用尼卡地平、拉贝洛尔和艾司洛尔来降低血压有良好效果。神经科急症尽量避免使用硝普钠,(2)因为它的缺点是增高颅内压和长期输注时会产生毒性反应。同时应防止血压降得太低,防止脑供血不足(详见脑血管病的血压调控)。当患者出现血压忽高忽低、脉搏时速时缓、体温不稳定时,有主张用普鲁卡因1g,氢化麦角碱(海得琴)0.6mg,加入10%葡萄糖液100mL静脉滴注,以改善自主神经功能。

(3)镇痛、镇静:患者有严重头痛、躁动不安等,应给予适当的镇痛镇静药物,可选用罗通定(颅痛定)、喷他佐辛(镇痛新)、安依痛、可待因、地西泮(安定)、氯丙嗪等,不宜用对呼吸有抑制的吗啡、哌替啶(度冷丁)等,当颅内压较高或呼吸不规则时'则应禁用。

(4)控制精神症状:有些病人出现谵妄、幻觉、妄想、精神错乱等严重精神异常,用一般剂量的安定镇静剂无法控制时,必须选用较大剂量的氯丙嗪、奋乃静或奥氮平等抗精神病药物,才能取得良好效果。

(5)抗抽搐:有些患者在出血当时或其后短时期内发生局限性或全身性抽搐,或开始局限性以后转为全身性抽搐,应积极选用苯巴比妥、安定、苯妥英钠、丙戊酸钠等抗癫痫药物。

(6)纠正低血钠:目前有认为SAH合并低血钠症是中枢性耗盐综合征所致,即过度排钠、利尿、低血钠症及负钠平衡。临床研究发现SAH手术血浆脑利钠肽浓度较对照高,且尿量和尿钠排出均增加,钠滤过分数也增加,醛固酮偏高,这些与颅内压呈正相关。应以补液补钠为主要措施。

(二)止血药物的应用

动脉瘤破裂后出血能自行停止的机制尚未完全阐明,一般认为与出血后动脉瘤囊内形成血凝块阻塞裂口有关。又根据在出血后3日内很少再次出血,1周后再出血的机会最多,设想再出血系囊内血块溶解所致。因此,主张用抗纤溶药物以延迟血块的溶解,使有更多时间让纤维组织及血管内皮对血管破裂处进行修复,以降低再出血率,亦可为手术创造有利条件。

1.6-氨基己酸(aminocaproic acid,EACA)为SAH常用的止血药物。1948年发现该药有抗纤溶的作用。EACA的作用是在与纤溶酶原激活物产生竞争性抑制,使纤溶酶原转变成纤溶酶的过程受到抑制;对纤溶酶也有较弱的直接抑制作用,即减慢纤维蛋白裂解成为多肽和氨基酸。正常情况下,软脑膜内没有纤溶活性,但蛛网膜下腔出血继发的血液凝固后,可出现血块溶解过程,后者被认为是从多核白细胞中释放出来的一种蛋白酶渗入血块,使血块溶解。实验证明,出血后脑脊液中的纤维蛋白降解产物(FDP)的含量增加,SAH患者再出血的危险性也增加。EACA能透过血脑屏障到达病变部位,抑制该处的纤维蛋白溶解,这就是当前应用EACA治疗SAH的主要依据。

已证明EACA能使动脉瘤破裂后的再出血率从前2周的15%~20%降低至5%~10%。有文献报道1114例动脉瘤破裂后1周内的SAH患者,经抗纤溶药物治疗2周以上,再出血率仅占10%,与以往单纯卧床休息所致再出血率(22.6%)和药物降血压疗法所致再出血率(18%)比较有明显降低。当EACA在血中的浓度达到1300g/L以上时才能抑制纤溶酶原转变为纤溶酶,直接抑制纤溶酶则须达到1300g/L。初次剂量4~6g溶于100mL生理盐水或5%~10%葡萄糖液静脉滴注,15~30分钟滴完。以后维持剂量为1 g/h,持续12~24小时;或口服2~3g,每天3~4次。可根据病情用2~3周。

2.对羧基苄胺(抗血纤溶芳酸)剂量为1000~2000mg加入葡萄糖液或生理盐水500mL内静脉滴注,每日一次,连用2~3周。

尽管用药剂量及疗程尚未统一,有主张必须维持3周(可先静脉滴注至少10日,后可改口服),对动脉瘤破裂所致出血,则应更长些,停药宜采取逐渐减量法。通常抗纤维蛋白溶解剂是比较安全的,但是也有一定的副作用及并发症,在应用过程中要加以重视。较常见有血栓形成,其中最多的是局部的浅静脉,其次是深静脉血栓形成,较少见但影响严重的是颅内动脉血栓形成。其他的药物反应有恶心、呕吐、腹部不适、腹泻、鼻塞、结合膜充血、低血压、药疹、水肿、电解质紊乱、高尿酸血症、血红蛋白尿等。大约60%~90%的氨基己酸以原形经肾排出,故肾功能不全者应慎用。动物实验有致畸作用,因而孕妇应慎用。

有研究总结抗纤溶治疗经验,结果显示抗纤溶治疗组比对照组再出血率显著降低,但与入院时情况相比治疗组1/3患者在14天时病情出现恶化。一项多中心、随机、双盲及对照研究中,应用氨甲环酸治疗组患者再出血率降低>60%,但是患者脑梗死发生率明显升高。另一项非随机对照研究得到类似的结果,抗纤溶治疗组再出血率减低了40%,43%患者发生局部缺血症状。因此,临床上对SAH患者进行抗纤溶药物治疗时应密切观察,一旦发生迟发性脑缺血时应及时治疗。同时,对动脉瘤进行早期处置,也有利于脑血管痉挛防治措施的实施,以降低脑缺血并发症的发生率。

(三)手术治疗

主要目的在于去除病灶,争取根治,防止再出血。为降低颅内压及挽救生命可行清除血肿、脑脊液引流及置换等。

1.血肿清除术　　不论何种病因,当并发脑内血肿,特别是大量出血者,应争取时机早期手术,有主张发病后24小时内甚至超早期手术,以免继续出血失去抢救时机,清除血肿有利于防止脑动脉痉挛。

2.脑脊液引流及置换

3.病变血管手术　　主要病变是动脉瘤和血管畸形。

在手术方法选择上目的在于杜绝再出血的潜在危害,并能保障脑部供血的完整。传统的治疗方法是开颅行动脉瘤夹闭手术,目前颅内动脉瘤的治疗正在由手术夹闭为主向血管内治疗为主的方向转变。而材料学的迅速发展是推动这一转变的重要条件。

2002年,国际蛛网膜下腔出血动脉瘤试验(International Subarachnoid Aneurysm Trial,ISAT)是迄今为止对破裂颅内动脉瘤进行的最大规模多中心前瞻性随机试验,结果表明,血管内治疗组治疗1年后生活不能自理或死亡的发生率为23.7%,而外科手术组为30_.6%,血管内治疗组相对危险性比外科手术组下降22.6%,绝对危险性下降6.9%;ISAT长期随访显示5年时病死率介入栓塞组(11%,112/1046)明显低于外科夹闭组(14%,144/1041),差异有统计学意义[RR=0.77,95% CI(0.61,0.98);P=0.03]。栓塞治疗后动脉瘤再通是栓塞后常见并发症,Mumyama等在11年中应用电解可脱式铂金微弹簧圈(guglielmidetachable coil,GDC)技术治疗了818例患者,916个动脉瘤,结果发现再通率为20.9%,再出血率为1.6%。近年随着栓塞技术不断提高,出现了液体栓塞、球囊再塑形技术、支架结合微弹簧圈技术、双微导管或连环技术等新的栓塞方法,以及新型栓塞材料的应用,动脉瘤闭塞率明显提高。动脉瘤颈夹闭术存在着创伤大、对后循环和复杂动脉瘤显露困难的缺点,因此后循环动脉瘤或海绵窦段颈内动脉瘤应以血管内栓塞作为首选。急性期动脉瘤颈夹闭术优势在于能清除蛛网膜下腔积血尤其是合并脑内血肿,对减轻脑血管痉挛十分有益,随着显微器械的改进和手术技术的提高,以及围术期抗血管痉挛治疗,使动脉瘤颈夹闭手术风险不断降低。有学者应用神经内镜技术辅助显微手术夹闭动脉瘤和采用锁孔技术手术夹闭动脉瘤,从而更好地显露局部解剖,减少手术创伤,并提高了手术夹闭的精确性。

对于颅内动脉畸形,有人认为这类病人可在长时间内(平均为 9 年)不定期出血,时间越长,再出血的危险性越大,每年再出血约增加 10% 的死亡率,所以对下列病人宜手术治疗:①年轻病人;②病变曾出血,估计全切除的死亡率和病残率不太大;③病变小,容易切除者。

许多外科医生认为早期手术清除蛛网膜下腔血块,术后持续脑脊液引流是预防脑血管痉挛的有用的方法。然而尽管脑室或脑池引流可以清除血性脑脊液,但是它不能完全清除粘连在主要血管上的血块,因而认为脑脊液引流可能是用来降低颅内压,而不是直接从蛛网膜下腔清除血管痉挛源物质。

关于手术时机争论的焦点是应早期(出血后 3 天内)手术,还是延期(出血 11~14 天)手术。早期手术的优点是可以防止再出血;延期手术的优点是出血后病情稳定,脑肿胀减轻,手术难度及风险均较小,手术病死率低,但再出血概率增加。Haley 等报道了北美合作动脉瘤手术时机的研究,认为出血后 3 天内手术比出血后 11~32 天时手术效果好($P<0.01$),而 7~10 天手术效果较差(血管痉挛的高峰),并且早期手术可以防止再出血,减少脑积水、应用抗纤溶剂导致的脑梗死等并发症,不增加手术引起的脑血管痉挛的发生率,故提倡早期手术。手术时机的选择需要全面权衡,进行个性化选择。有研究表明,Hunt-Hess 分级 Ⅰ~Ⅲ级的 SAH 患者,早期手术治疗无附加风险;Himt-Hess 分级 Ⅳ~Ⅴ级的 SAH 患者,经过保守治疗恢复至 Hunt-Hess 分级 Ⅰ~Ⅲ级后再行手术治疗,可获得令人满意的结果(术后随访 3 年,有 83 %患者格拉斯格预后评分为 Ⅴ级)。

急症神经外科的指征是 SAH 向白质扩展,产生脑内血肿使脑干变形。有研究表明急诊手术可明显提高存活率,30 例患者(多数是大脑中动脉瘤破裂)随机分为保守组和急诊手术组(夹闭动脉瘤并清除血肿),病死率在急诊手术组显著降低(4/15,27%),而保守组很高(12/15,80%)。然而经急诊手术而存活的患者,永久性神经功能缺陷明显增加。

【预后】

在SAH中对生命威胁最大的是颅内动脉瘤破裂,在发病最初24小时内的死亡率约25%。由脑血管畸形和动脉硬化引起的预后较好。从SAH发展的自然史来看,有8%~17%死于院外,10%~12%死于24小时内,50%死于再出血,24%死于迟发性脑梗死。幸存者动脉瘤未夹闭的再出血的危险性每年有3%。故治疗上应重视对并发症的早期诊断和防治。SAH预后的影响因素如下:

1. 再出血　再出血患者病死率高达70%,是目前导致SAH预后差的最常见因素。在一项前瞻性动脉瘤研究中,在SAH发病第1天的再出血率高达4%,接着连续4周内每天再出血率波动在1%~2%。多项前瞻性随访研究证实,保守治疗患者出血后第1个月再出血率为20%~30%,以后年发生率稳定在3%。从出血到入院接受治疗的间期过长、高血压和入院时精神状态差等均与发病后前2周再出血相关。破裂动脉瘤早期行术前脑室穿刺引流术再出血风险并不增加。

2. 病情分级　时忠华等对465例颅内动脉瘤患者的临床资料分析发现,Hunt-Hess分级是影响预后的独立因素,Himt-Hess分级愈高,预后愈差;Hunt-Hess分级对治疗方式及手术时机的选择有一定意义,Ⅰ~Ⅲ级患者入院后主要问题是防止再出血和脑血管痉挛,积极的手术治疗可改善患者的预后,而Ⅳ~Ⅴ级SAH患者治疗存在争议。Guresir等对585例SAH患者分析显示,Hunt-Hess分级Ⅰ~Ⅲ级患者合并颅内血肿率为1.1%(4/358),而Hunt-Hess分级Ⅳ~Ⅴ级患者合并颅内血肿率为20.3%(46/227),两者差异有统计学意义(P<0.01),并指出合并颅内血肿(>50mL)患者如超早期行血肿清除和动脉瘤夹闭术将明显改善预后。

3. 病人年龄　Brilstra等对比了>65岁和在65岁患者的手术预后,发现>65岁患者手术预后较差。但也有学者认为Hunt-Hess分级Ⅰ~Ⅲ级的>60岁老年动脉瘤患者手术预后同名60岁患者的预后无差异。伴随年龄的增长,患高血压、心肺功能障碍、糖尿病及脑血管疾病的概率增加,术后各种并发症如肺部感染、脑梗死、肝肾衰竭等发生的概率增高,因此,年龄可能不是SAH患者预后的独立影响因素。

4. 动脉瘤的大小　2000年Qurswshi等研究的298例动脉瘤中动脉瘤直径<13mm的占79%,多13mm的占21%,并认为动脉瘤的大小是影响SAH患者预后的危险因素。动脉瘤以中型动脉瘤的比例最高,且出血率也最高。巨型动脉瘤风险大,病死率、致残率高。

5. 高血压、高血糖　刘巍等研究显示高血压是术后早期发生脑缺血的独立危险因素(OR = 1.998 7 = 0.014),高血压患者易发生脑梗死的机制可能与长期血压升高将导致动脉管壁出现不同程度的血管硬化,如血管内膜增厚,中膜硬化,细胞外间质改变及血管内弹力层退化,脑血管自动调节能力下降,对缺血耐受性差,且代偿能力相对不足有关。Lee 等应用 Cox 回归分析研究 803 例病前无糖尿病史的 SAH 患者,认为入院时高血糖与临床预后具有相关性,而 Schlenk 等对 178 例 SAH 患者研究显示,SAH 后 1~7 天平均血糖>7.8mmol/L(140mg/dl)是预后不佳(SAH 后 12 个月 Glasgow 预后评分为 1、2、3 分)的独立预测因素。

6. 手术方式　见手术治疗部分。

7. 手术时机　见手术治疗部分。

【预防】

人群观察资料显示,控制主要危险因素能够显著减少 SAH 发生,尤其对年轻人。高血压是出血性卒中的最常见因素,Collins 认为舒张压平均每降低 6mmHg,就会使卒中的患病率降低 42% 。但是由于样本量太小,其中几乎没有动脉瘤性蛛网膜下腔出血的数据。虽然普通居民的血压得到很好的控制,但是 SAH 的患病率变化并不大。不管控制血压能否够降低 SAH 患病率,至少它可降低其严重程度。另外,研究证明戒烟可降低 SAH 患病率,且戒烟持续时间与风险下降相关。

因为无症状颅内动脉瘤的高患病率和 SAH 的预后不良,在评估筛查的临床效率时,筛查的代价应该与 SAH 的风险及后果相权衡。动脉瘤的患病率、破裂风险和治疗风险对无症状未破裂动脉瘤筛查的费用效益分析都有影响,其中破裂风险最显著。目前,还没有对颅内动脉瘤筛查的费用效益进行人群研究。当前文献都不支持对一般人群进行无症状颅内动脉瘤的筛查。在有颅内动脉瘤家族史的人群中,筛查发现颅内动脉瘤患病率增高,但费用-效益比是否合适还未得到证实。目前多数研究认为动脉瘤筛查应遵从个体化原则。与无症状个体不同,动脉瘤性蛛网膜下腔出血患者的新生动脉瘤年发生率为 1%~2%,对这类患者应考虑行影像学评估。

动脉瘤性蛛网膜下腔出血的病死率仍然较高,如果患者在动脉瘤破裂之前得到处理,理论上可显著减少 SAH 的发病和死亡率。然而,只有少数无症状动脉瘤最终会破裂,且所有动脉瘤治疗方法均存在一定风险,所以是否对未破裂动脉瘤患者进行治疗仍有争议。2000 年发表了未破裂颅内动脉瘤的推荐治疗方案,随着对未破裂颅内动脉瘤发展的认识加深以及近期出现的治疗进展,治疗指南需要更新。

第二节　蛛网膜下腔出血后脑血管痉挛

脑血管痉挛(cerebrovascular spasm,CVS)是 SAH 最严重的并发症之一,其发病率局达 30%~70%,常发生于蛛网膜下腔积血较厚的区域,可表现为局限性、阶段性或弥散性痉挛,损害脑血管自身调节功能,常可引起严重的脑组织缺血或迟发性缺血性脑损害,其中 20%~30% 可造成延迟性缺血性神经功能障碍(delayed ische-mic neurological deficit,DIND),甚至导致脑梗死,是病人致死和致残的主要原因之一。

【病因病理】

严重的 SAH,尤其是动脉瘤破裂者,更易出现 CVS。早发性痉挛是 SAH 后破入脑脊液中的血液对脑血管的机械性刺激所致,一般历时较短而迟发性痉挛则存在血管结构性改变,持续时间较长,其一旦发生,往往难以逆转,并且会诱发进一步的脑缺血性损害,其发生机制目前尚未明了。病理学检查可见痉挛血管结构有明显异常,表现为内皮细胞变性、坏死、部分脱落,内皮下增生,中膜增厚,平滑肌细胞变性、坏死,外膜水肿及炎性细胞浸润等。

近年来随着对血管痉挛研究的不断深入,已认识到 SAH 后 CVS 的发生是多种因素综合作用的结果。目前发病机制主要涉及以下几个方面:①血管活性物质的作用:如氧合血红蛋白(oxyHb)、一氧化氮(NO)、内皮素-1(ET-1)、蛋白激酶 C(PKC)、5-羟色胺(5-HT)、胆红素氧化产物等等。其中氧合血红蛋白、内皮素-UPKC 与 NO 之间可以相互作用,使得 NO 含量下降、活性降低,介导血管痉挛的发生。且氧合血红蛋白引发自由基的释放也起到重要作用。②炎症反应和免疫反应:现在越来越多的证据支持炎症反应在 CVS 中的作用。③血管壁自身因素:SAH 后在多种因素的影响下,使得血管壁平滑肌细胞和内皮细胞超微结构及功能发生变化,导致血管自身结构异常。④离子通道活性的改变:SAH 发生后由于血液活性物质的生成,造成血管壁平滑肌离子通道的激活或抑制,引起平滑肌的收缩导致血管痉挛。应用离子通道拮抗剂能够改善血管痉挛可以证明此点。⑤机械因素:动脉瘤的撕裂、积血的牵拉及动脉瘤内张力的变化均可导致 CVS,但一般认为其作用只是局部和暂时的。总之 CVS 的发生机制极其复杂,可能是多环节、多因素共同作用,各个因素之间相互交叉作用的结果。

【临床表现】

SAH 后已出现一系列临床征象,当继发 CVS 时,由于缺乏特异性症状和体征,有的可无相应的表现,临床上甚难确定,通常是从动态的观察及分析中,做出推测性诊断。依据 CVS 发生的时间分为急性或早发性 CVS 和慢性或迟发性 CVS。

(一)早发性脑血管痉挛

短暂的血管痉挛可发生在动脉瘤邻近的主干上,也可扩展至所有的大动脉。

1. 发病时间可在 CVS 之后立即发生,多发生在 30 分钟内,持续时间短,多在数十分钟或数小时缓解。

2. 意识状态出血后早期可发生一过性意识障碍,呈现嗜睡或昏睡、昏迷等。

3. 局灶性神经功能缺损可有轻度神经功能缺损,包括大脑前、中动脉痉挛所致的各

种失语、意志缺失、缄默、偏瘫、单瘫或偏身感觉障碍等;大脑后动脉痉挛极少出现症状。

(二)迟发性脑血管痉挛

严重的 CVS 可致脑梗死。临床上常表现为颅内压增高、意识障碍加重等症状。

1. 发病时间　在 SAH 后 3~4 天出现,10~14 天达高峰,可持续数日至数周。

2. 症状再次加重　SAH 症状经治疗好转或稳定后,又出现恶化或进行性加重,伴发热、白细胞增加且无感染现象。

3. 意识状态　意识呈波动性、进行性障碍。如病人可由意识清醒转为嗜睡或昏迷,或由昏迷好转为清醒再恶化为昏迷。

4. 局灶性神经功能缺损　根据血管痉挛部位的不同,可产生相应的局部定位体征,如偏瘫、失语、失认和失用症等,这些神经系统局部损害症状可在数日内逐渐出现,也可在突然发生后数分钟至数小时内达高峰。

【辅助检查】

现今应用于临床的许多辅助检查,对 SAH 继发的脑动脉痉挛大多缺乏特异性,其结果仅能起到提示作用,对于 CVS 的诊断需要结合病人症状的动态变化。

(一)脑血管造影

常用的有 dsa、cta、mra 等,能显示血管狭窄的部位,以及血管的形态、大小、侧

支循环变化等。其中 DSA 可以直接观察痉挛的动脉,是目前诊断 CVS 的金标准。目前 DSA 判断血管痉挛的标准为:大脑中动脉主干或大脑前动脉 A_1,段直径小于 1mm,或大脑中动脉和大脑前动脉的远端支直径小于 0.5mm。但其有创且不易重复检查,还可能诱发再出血、血管痉挛等,临床应用有一定的局限性。CTA 和 MRA 具有简便、快捷、可重复、无损伤、费用相对较低等特点。但 MRA 检查耗时长,一般不用来诊断 SAH 引起的 CVS;CTA 所得图像的清晰度接近 DSA,比 MRA 更为逼真迅速,将来可以用来预测 SAH 后 cvs。

(二)颅脑 CT

常规的颅脑 CT 并不能直接发现 CVS,但可通过 SAH 后 24 小时内 CT 显示的出血量来推测发生 CVS 的危险性。现常用的为 Frontem 等提出改良的 Fisher 分级:CVS 的发生率 0 级(未见出血)3% ;1 级(仅见基底池出血)14% ;2 级(周边脑池或侧裂池出血)38% ;3 级(广泛 SAH 伴脑实质内血肿)57% ;4 级(基底池和周边脑池、侧裂池较厚积血)57 %。而严重的 CVS 致脑梗死可见脑实质内的低密度病灶形成。

(三)经颅多普勒超声(TCD)

其最大优势是操作方便,可以在床边进行检查,费用相对低廉。SAH 继发 CVS,受累血管呈现高流速,高阻力的血流动力学改变,血流频率紊乱。动脉瘤破裂后 72 小时,TCD 即可检测到血流动力学改变,较 DSA 所示的血管内径变化要早。同血管造影相比,TCD 在判断大脑中动脉痉挛时的特异性更高,估计有 85%~90% 的准确性[48]。Aaslid 等[49]提出大脑中动脉(MCA)平均速度 > 120Cm/s 作为诊断 CVS 的标准,并提出了严重程度分级标准:轻度即 VMCA 为 120~140Cm/S,中度即 VMCA 为 140~200cm/s,重度即为 VMCA>200Cm/s。

(四)单光子发射体层显像术(SPECT)

是另一种无侵袭的检查方法,可提供直接解剖部位的脑灌注,在判断 CVS 致脑缺血方面较 DSA 的敏感性高,而且可以弥补 TCD 对较小的血管痉挛难以判断的不足。但由于其检测 CVS 时存有一定的假阳性及假阴性,故其应用还有一定的局限性。

(五)腰椎穿刺术

若 SAH 早期发现 CSF 中纤维蛋白降解产物水平异常增高,结合病人出现低血容量及低钠血症或脑电图显示弥漫性改变,均可提示可能产生 CVS。

（六）乙酰唑胺（diamox）试验

静注 diamox500mg 后测定大脑中动脉的血流平均速度，正常人及无 CVS 的 SAH 患者血流速度增加，有 CVS 的反而减慢，甚至在 CVS 出现之前即有血流速度的减慢。

（七）局部血流测定

如果临床情况良好的病人，突然显示意外的低灌注，特别是发生在脑顶部及中央区，可提示病人将会发生 CVS。

【诊断】

经系统治疗，SAH 病情稳定或好转后，又发生头痛及脑膜刺激征，并呈进行性加重，意识障碍进行性加重，由清醒转为嗜睡或昏迷，也可呈昏迷后清醒再次昏迷；局部原有的症状体征加重或出现新的症状体征，如偏瘫、失语、偏身感觉障碍等，特别是时隐时现者，须怀疑 CVS。若伴有不明原因的发热、血白细胞增多等，特别见于 SAH 后 4 天，有较大提示 CVS 的价值。加上腰穿脑脊液无再出血的改变，则可临床诊断。包括 TCD、脑血管造影等上述实验室检查，尤其是 DSA 发现典型的 CVS 征象，可成为确诊的依据。

临床上主要应同再出血及脑积水、脑水肿、低钠血症等进行鉴别，依靠腰穿、颅脑 CT 扫描、血象检查等，可获得较正确的判断。

【治疗】

CVS 早期仅为血管壁的可逆性收缩，后期可出现坏死、增生而使管壁肥厚，管腔狭窄。因此关键在预防，一旦发生 CVS，很难逆转其进程，只能减少其神经并发症。现介绍一些已较多研究或应用的治疗方法。

（一）相关药物治疗

1.利血平和卡那霉素　研究表明，SAH 后血液中释放出的血管活性物质 5-羟色胺（5-HT）具有强烈的收缩血管的作用。利血平和卡那霉素均可减少血中 5-HT 的浓度，防止 CVS 的发生。利血平每次 1mg，皮下注射，每日 3 次。卡那霉素每次 1g，口服，1 日 3 次，对于 SAH 术后预防血管痉挛有效，术前作用不明显。

2.异丙肾上腺素和氨茶碱　实验显示血中 cAMP 含量的增加可解除平滑肌的痉挛，异丙肾上腺素通过兴奋 3 受体，激活腺苷酸环化酶使血中 cAMP 升高；氨茶碱通过抑制磷酸二酯酶，使 cAMP 破坏减少，亦可提高血中 cAMP 的含量。有报道这两种药物在 SAH 早期用有效。副作用有低血压、脉速、心律不齐等,有时必须停药。

3. 钙离子通道阻滞剂 SAH 后血管内皮细胞和平滑肌细胞 Ca^{2+} 大量内流,通过引起平滑肌兴奋收缩导致 SAH 后 CVS 的发生,而钙离子拮抗剂能抑制钙离子进入平滑肌细胞,抑制血小板及内皮细胞释放血管活性物质,从而扩张血管,改善循环,建立侧支循环;同时还有保护神经细胞的作用。目前公认效果较好的是尼莫地平,因其有很高的亲脂性可使其更易通过血脑屏障,选择性地扩张脑血管,增加脑内血液供应,防止缺血状态对脑细胞造成的损伤,使其保持正常的生理功能,是目前为止发现的选择性扩张脑血管作用最强的钙离子通道阻滞剂,已作为预防 SAH 后 CVS 的常规治疗药物。对于临床状况良好的患者(Hunt-Hess 分级 Ⅰ、Ⅱ、Ⅲ级)应尽早给药(10mg~20mg,静点 1mg/h,连续 14 天),此期最易因血管痉挛导致神经功能缺损。目前多主张在 SAH 后急性期 72 小时内即开始应用,而且应持续应用14~21 天,口服剂量为每次 20~60mg,每 4 小时一次。尼莫地平最常见的副作用是低血压,其发生率为 5%。所以,临床上拟 CVS 的病人,血压在正常值以上者,应静脉滴注尼莫地平治疗效果较好,使用时最好以输液泵控制滴速,尽量保持血压在正常范围之内。

4. 氧自由基清除剂 由于 CVS 发生与脂质过氧化以及自由基产生有关,故使用氧自由基清除剂可以阻断氧自由基的积累,减轻脑血管痉挛,也可以减轻痉挛缺血后形成的继发性脑损害。常用的有大剂量的肾上腺素、甘露醇等。

此外,对他汀类药物(包括辛伐他汀和普伐他汀)作用的初步研究也表明,其具有减少血管痉挛和降低病死率的潜力。

(二)3-H 疗法(Hypervolemia、Hypertensive、Hemodilution therapy)即扩容、升压、血液稀释疗法

是目前公认的治疗 SAH 后 CVS 所致脑灌注不足和脑缺血的主要方案。其理论基础为 CVS 后血管腔狭窄,脑血流量减少、灌注压降低,血液呈高凝状态,通过升高血压来提高脑灌注压,增加脑血流量,扩充血容量增加前负荷降低血黏度,防止脑缺血缺氧、脑水肿、脑梗死。SAH 后红细胞比容或循环血容量的减少使血容量降低,故应扩容。保持红细胞比容在 30%~40%,此时血液黏度被最大限度地降低,脑供氧便可恒定。在"3-H"治疗中,需监测中心静脉压(维持在 8~10mmHg)及肺动脉楔压(维持在 12~16mmHg),使患者血压比基础值高 20~40mmHg。上述治疗后如仍无效,可用多巴胺或多巴酚丁胺使平均动脉压比治疗前升高 20~40mmHg。若效果较好,可维持 48-72 小时,根据症状改善逐渐减量。在动脉瘤性

SAH 患者中,血容量减少的低钠血症并不少见,一般主张用等渗钠溶液、林格乳酸盐溶液来纠正。对 TCD 提示有血管痉挛者更应扩容,有主张用 20% 或 25% 白蛋白每次 50~100mL,可每日 1~2 次。升压药多用多巴胺或皮下注射血管加压素等;扩容药物可用白蛋白、血浆、适当输血、低分子右旋糖酐以及丹参等。但"3-H"治疗也可导致严重的并发症,包括肺水肿、脑水肿、心肌缺血、低钠血症、内置管相关并发症、出血性梗死以及多发性动脉瘤中的其他动脉瘤破裂等。

(三)动脉内灌注罂粟碱(PI)

罂粟碱是鸦片人工合成生物碱,有直接扩张血管的作用,可以高选择性地作用于痉挛动脉,动脉内灌注罂粟碱是治疗严重脑血管痉挛引人注目的方法。其适应证为大脑动脉远端的血管痉挛性狭窄。具体方法为经股动脉或颈动脉穿刺插管造影,找到血管痉挛狭窄部位,将导管送入痉挛血管附近,滴注罂粟碱。开始以罂粟碱 100mg 溶于 100mL 生理盐水内 30 分钟滴完,视情况逐渐加量。一般在灌注 30~60 分钟可见狭窄部位血管扩张,临床症状改善。理想的灌注剂量和持续时间为 300mg/100mL 在 60 分钟内注完。罂粟碱的使用可使球形导管进入原先很难进入的痉挛区域。PI 的并发症包括低血压、惊厥、瞳孔散大、失明、心律失常及呼吸停止。

此外,K^+ 通道活化剂,如克罗卡林(cromakalin)等在临床实验中证明有一定作用;选择性或非选择性 ET-1 受体拮抗剂以及 ET-1 合成抑制剂能在一定程度上改善 CVS,目前均已用于临床。其他尚有 NO 的生物前体 L-精氨酸,内皮素受体拮抗剂,TXA_2 阻滞剂,血小板活化因子受体拮抗剂 E5880,血管紧张素转化酶抑制剂西拉普利等治疗方法已被学者提出,但仍处于动物实验阶段,临床疗效有待验证。

(四)手术治疗

1. 积血清除

(1)脑脊液置换术:早期最大限度的清除蛛网膜下腔的积血被认为是预防 SAH 后 CVS 的最有效手段。目前较普遍的做法是常规腰椎穿刺,测颅内压。当颅内压>300mmH$_2$O 时,立即快速静滴 20% 的甘露醇 250mL,待颅内压力降低到 300mmH$_2$O 以下缓慢放出血性脑脊液 5.0mL,缓慢注入等量的生理盐水,如此反复缓慢置换 2~3 次,最后鞘内注入地塞米松 2.0~5.0mg,拔出针心,穿刺部位加压包扎固定。脑脊液置换术前、术中、术后注意检测颅内压力变化,动作轻柔缓慢,一般每 1~3 天 1 次,视病人具体情况,可置换 5~7 次。脑脊液置换时间越早,清除积血的时间越早,SAH 的并发症越少,治愈率越高。实践证明,脑脊液循环更新快,较大剂量的脑脊液置换不会影响脑脊液的生理功能,也不会引起 SAH 复发。同时配合使用尼莫地平则疗效更佳。

（2）脑池内血块清除：适应于脑动脉瘤破裂后蛛网膜下腔积血的病人。经腰穿放出血性脑脊液，必要时并注气以换出小的血凝块。对池内存集的凝血块也有采用导管池内注入 tPA 0.5mg 溶于生理盐水 3~5mL，分别注入基底池、侧裂池，也可同时注入侧脑室内，一般一次用药则可达理想效果，注药后经 CT 扫描呈低密度改变则可以停药，如池内仍存留血块可再注药一次，最大剂量为 2mg。Mizoi 等通过临床验证认为该方法有效。

2. 血管内球囊扩张术　血管内球囊扩张术是在血管内导管技术发展成熟的基础上提出的一种新的治疗方法。先行脑血管造影找出狭窄血管，按血管狭窄的程度选用扩张性球囊：颈内动脉、椎动脉、基底动脉用较大球囊；大脑中动脉、大脑前动脉或大脑后动脉选较小（微型）球囊。治疗的作用机制不很明确，可能是通过机械性撕裂细胞外膜而实现的，因此可能会发生血管破裂。球囊成形术已被证明对近端且血管壁较厚的大血管痉挛有效，而对于 2 级血管及穿通支则无效。

3. 病变血管手术　为了防止再出血和脑血管痉挛，动脉瘤破裂后倾向于早期手术。主要的病变是动脉瘤和血管畸形，除高龄（60 岁以上）或全身情况甚差、病变极其严重者外，通常都主张手术。

对动脉瘤 Botterell Ⅰ、Ⅱ级患者如 CT 显示无水肿或占位效应、脑血管造影提示单个动脉瘤位于手术的解剖部位且无血管痉挛，则可以早期手术。延期手术适合于那些临床分级较差，如Ⅲ、Ⅳ级，动脉瘤位于手术较困难部位，且血管造影或临床显示有血管痉挛存在的患者。

（五）基因治疗

目前利用反义 mRNA 通过特异性的目标 mRNA 结合，抑制某些基因的表达来治疗血管痉挛。Janjua 等认为，SAH 后早期有害基因转录产物的级联，可在初始损伤中起到重要作用，尤其是微循环，而行 eNOS 基因成功地转移到痉挛的动脉，至少可能达到部分恢复 NO 介导的舒张机制。也有人在动物实验中观察到，ET-1 前体的反义 mRNA 注入 SAH 大鼠体内，可减慢血管痉挛的发展速度。这些都提示基因介入将在治疗 CVS 中发挥一定的作用，但由于其存有较多的并发症，因此其临床治疗价值还有待商榷。

第三节　　蛛网膜下腔出血后再出血

蛛网膜下腔出血后再出血(recurrence of hemorrhage)在临床上较常见,是 SAH 主要的急性并发症,是目前导致 SAH 患者预后差的最主要原因,一旦发生治疗较困难,预后不良,是增加患者伤残率和死亡率的重要因素。SAH 后 1 个月内再出血危险性最大,2 周内再出血率占再发病例的 54%~80%,近期再发的病死率为 41%~46%,明显高于 SAH 的病死率 25%;国外文献报道,动脉瘤破裂引起的 SAH 2 周内再出血率为 9%~23%,再出血高峰在 SAH 后 6 小时内。且有研究表明,SAH 的死亡率一次出血为 19.4%,二次出血达 68.4%,而三次出血的则几乎是 100%,因此再出血是 SAH 主要的死亡原因之一。

【病因病理】

目前认为 SAH 后再出血的主要发病机制是:①早期再出血(<2 天)常因疼痛刺激、烦躁、血压波动,使不牢固的血凝块不能耐受;而首次出血后 7~14 天内,体内的纤维蛋白系统被激活,脑脊液中纤维蛋白溶酶活性增高达峰,使纤维蛋白裂解产物含量增高,致破裂口处形成的血凝块自溶,而此时破裂处动脉管壁的修复尚未完成,再加上一定的诱因,导致再出血的发生。而出血 3 周后破裂处由于组织的自身修复、血液凝集作用,可使出血暂停再出血机会减少,故再出血的高峰是首次出血后 2 周内。②对于动脉瘤破裂造成的 SAH,其再出血可能因动脉瘤的反复破裂出血及渗血所致,特别是合并高血压的 SAH 患者,如果血压控制不良则高血压成为再出血的诱因。对于再出血发生的诱因和影响因素则存在多种意见。

蛛网膜下腔出血后再出血的发生均有一定的诱因。常见的诱发因素有:①情绪激动:当患者遇到高兴或忧伤的事情,出现极度兴奋或忧郁、悲伤、过度紧张使机体神经、内分泌和免疫三个中介机制的平衡失调,导致交感神经兴奋,血管痉挛,使已变脆变硬的动脉瘤内压力增加,诱发颅内动脉瘤破裂。②过早及剧烈活动:当患者自觉症状明显好转或基本消失时,虽然处于再出血危险期,但仍坚持要起床活动,由于体位变动过多,活动相对剧烈,使血压升高,脑灌注过多,再发出血;且在出血的早期由于组织自身修复、血块凝集作用,使出血暂停,但此时血凝块尚不牢固,过早活动会破坏这种自凝状态,导致再出血。③突发用力:表现为用力排便,剧烈咳嗽或饮水、进食引起呛咳等,这些均可使胸腔、腹腔内压力增高,静脉回流受阻,血压及血流速度的改变使瘤壁上所受压力增大,加之瘤壁血管坏死,引起颅内压增高导致再出血发生。④机体应激：当机体受到外界一定强度的刺激时，机体将处于应激状态而发生一系列病理生理反应，如导尿时疼痛刺激可导致再出血。

【临床表现】

SAH 后再出血的临床特点主要表现为经治疗后在病情较稳定或好转的情况下，突然出现剧烈头痛、呕吐、烦躁不安等颅内压增高表现，以及突然再现意识障碍或原有的意识障加深，有时会出现抽搐、查体可见颈强等脑膜刺激征及局灶性神经系统体征再现或加重。眼底检查可见视网膜新鲜出血灶，甚至视盘水肿。

【辅助检查】

颅脑 CT 示原有出血增加，腰椎穿刺再现新鲜血性脑脊液。

【诊断】

SAH 患者经治疗病情较稳定或好转后，临床症状又突然加重，表现为突发剧烈头痛、呕吐、意识障碍、抽搐、昏迷甚至去脑强直发作，同时出现血压升高、双侧瞳孔不等大或一侧瞳孔散大、呼吸停止等生命体征改变，脑膜刺激征加重，局灶性神经系统体征再现或加重，应考虑为再出血，多发生在 SAH 首次出血后 2 周内。一般对于有 SAH 病史，再次出现典型的临床症状和体征，且有再出血的诱发因素，结合相应的检查，不难做出诊断。

颅脑 CT 可发现新的出血灶或原有的出血量增加，在病人条件允许下应尽早进行，一般发病时间距 CT 扫描时间越短，CT 的阳性率就越高。同时还可以鉴别颅内血肿，脑血管痉挛，急性脑水肿。腰椎穿刺术也可证实，如有再出血存在，则脑脊液呈橘红色或粉红色，脑脊液中可见大量新鲜红细胞。

【治疗】

诊断 SAH 后应尽早行 DSA、MRA 检查确诊有无动脉瘤存在，以便及时做相应的处理。对于再出血的治疗，目前认为以预防为主，主要的治疗措施基本上同蛛网膜下腔出血（参见本章第一节）。非手术治疗仅用于不能耐受手术或无手术条件者。对于因动脉瘤破裂导致的 SAH 患者，最积极彻底的预防与治疗再出血的措施是及早行手术或介入治疗。所谓早期手术一般在出血后头 3 天内进行，即可控制再出血，又可为实施扩容，防止脑血管痉挛的发生。延迟手术仅适用于病情较重者。

【预防】

主要措施有：

1. 保持情绪稳定　指导患者学会自我调节，培养自我控制情绪的能力，遇事不急躁、不激动。有针对性地做好护理，加强医护沟通，鼓励患者保持乐观心态，减少不良刺激，不要让其持续喜怒、喜忧过度，而应经常保持健康愉快的情绪。

2. 绝对卧床休息　卧床休息是预防 SAH 患者再出血的重要措施，有助于减少再出血，但作用有限，需结合其他治疗措施。患者不论症状轻重均应绝对安静卧床 4~6 周，复发者要卧床 2 个月以上；床头抬高 15°~ 30°，以利于颅内静脉回流，降低颅内压；不可因自感病情不重而过早下床活动；卧床 4~6 周后，注意逐渐起床，先由卧位变为半卧位，每日上下午各 1 次，20 分钟/次或根据情况适当延长，经 3~5 天无明显不适后，可下床站立或扶床边走动，逐步过渡到独立活动；病房保持安静，避免噪音，灯光要暗淡，限制探视；减少搬动患者，避免一切用力；在饮食、排便、清洗等方面给予全面护理，且对症宣教，取得患者及家属的积极配合。

3. 避免诱因　剧烈头痛可引起患者颅躁不安，呻吟不止，增加出血的危险。此时应给予镇静、止痛、脱水剂，如安定、可待因、布桂嗪（强痛定）、20%甘露醇等药物；禁用吗啡、度冷丁，慎用冬眠灵，以防抑制呼吸中枢及降低血压。保持大便通畅，预防便秘，避免大便用力。指导患者养成定时排便的习惯。让患者多吃新鲜蔬菜、水果及含纤维素多的食物；可预防性地每晚给予果导口服，增加肠蠕动。便秘时可顿服蜂蜜或液状石蜡 30mL，也可使用开塞露或肥皂条塞肛刺激排便，必要时可小剂量不保留灌肠，忌高压灌肠。剧烈咳嗽能使血压和颅内压增高，诱发再出血。故对有呼吸道感染者应及时使用抗生素和止咳药。喂食时应小心，让患者侧卧，防止误咽引起剧咳，致再出血。

4. 调整血压　去除疼痛等诱因后，如果平均动脉压>125mmHg 或收缩压>180mmHg，可在血压监测下使用短效降压药物使血压下降，保持血压稳定在正常或者起病前水平。可选用钙离子通道阻滞剂、3 受体阻滞剂或 ACEI 类等。

5. 抗纤溶药物　为了防止动脉瘤周围的血块溶解引起再度出血，可用抗纤维蛋白溶解剂。常用 6-氨基己酸（EACA），初次剂量 4~6g 溶于 100mL 生理盐水或者 5%葡萄糖中静滴（15~30 分钟）后一般维持静滴 1g/h，12~24g/d，使用 2~3 周或到手术前。也可用止血芳酸（PAMBA）或止血环酸（氨甲环酸）。抗纤溶治疗可用降低再出血的发生率，但同时也增加 CVS 和脑梗死的发生率，建议与钙离子通道阻滞剂同时使用。

6.外科手术　动脉瘤性 SAH,Hunt-Hess 分级在 m 级时,多早期行手术夹闭动脉瘤或者介入栓塞。手术是最好的防止再出血的方法。

7.恢复期健康指导　指导患者出院后生活起居要有规律,合理安排生活,避免过度疲劳,保证充足睡眠,避免剧烈活动和重体力劳动,如跑步、打球、持重物等,可根据病情选择适度规律性的运动。减少环境因素的刺激,不看刺激性强的电视节目、小说、报纸杂志等,减少情绪波动,防血压升高再次出血。女性患者 1~2 年应避免妊娠及分娩。有肢体功能障碍者,应循序渐进,坚持进行肢体功能训练,最大限度地恢复生活及劳动能力,提高生存和生活质量。

第四节　蛛网膜下腔出血后脑积水

脑积水(hydrocephalus)是 SAH 常见的并发症之一,是由于 SAH 后脑脊液分泌过多或吸收障碍,而导致脑脊液循环梗阻,出现的以脑室和(或)蛛网膜下腔的病理性扩张、脑实质相应减少为特征的一类疾病。脑积水有多种方法分类,按发病时间可分为急性(SAH 后 3 天内)、亚急性(SAH 4~13 天)和慢性(SAH 后 14 天或 14 天以上)脑积水;按梗阻部位可分为阻塞性脑积水(梗阻在脑室系统内)和交通性脑积水(梗阻在脑室系统外);按颅内压(ICP)是否增高可分为正常压力性脑积水(NPH)和高压力性脑积水;按临床表现分为有症状脑积水和无症状脑积水;还有一种脑外脑积水(EH),表现为额部蛛网膜下腔积液,是一种特殊类型的脑积水。多数学者认为急性脑积水的发生率在 20%~30%,慢性脑积水的发生率在 6%~67% 不等。

【病因病理】

(一)SAH 后脑积水的发病机制

多数学者认为急性脑积水的发生是由于动脉瘤破裂后大量血块聚集、压迫和阻塞第四脑室、导水管出口;小血肿阻塞室间孔或中脑导水管;血液阻塞覆盖蛛网膜颗粒,这些因素共同影响脑脊液循环。急性脑积水不一定都发展成慢性脑积水。Widenka 等发现约有 30% 的急性脑积水可发展为慢性脑积水,并且依赖分流的脑积水发生率与急性脑积水相关。慢性脑积水的具体发病机制尚未完全明确,最初认为 SAH 后破入蛛网膜下腔的红细胞堵塞蛛网膜颗粒是导致慢性交通性脑积水的发生机制,早在 1928 年,Bagley 报道将血液注入蛛网膜下腔可导致脑积水,但以后的研究发现进入蛛网膜绒毛和蛛网膜下腔内的红细胞 3~5 天后即变性破碎并被吞噬细胞清除,脑脊液中红细胞的数量与脑脊液循环障碍无明显相关性。目前认为蛛网膜下腔出血后的红细胞分解产物(特别是含铁血黄素、胆红素)及其促进的一系列炎症因子(如凝血酶、IL-6、TGF-β1等)的释放,导致胶原过度合成,刺激引起蛛网膜纤维化和粘连导致蛛网膜颗粒吸收脑脊液障碍是 SAH 后慢性脑积水的主要形成机制。因为进入蛛网膜下腔的脑脊液在蛛网膜颗粒、脑血管的外膜、毛细血管内皮细胞及蛛网膜等 4 个部位吸收,但主要是在蛛网膜颗粒吸收。

脑脊液吸收的动力源自脑脊液循环通路中的流体静力差(蛛网膜下腔与上矢状窦的压力差),还与经蛛网膜颗粒吸收的阻力有关。蛛网膜下纤维化造成蛛网膜下腔狭窄经蛛网膜颗粒吸收阻力升高,脑脊液吸收减慢,脑脊液循环减慢,从而产生一个轻度的压力梯度,最终导致慢性进行性脑室扩张,形成慢性交通性脑积水。

(二)影响因素

蛛网膜下腔出血后脑积水是多种因素共同作用的结果,主要有以下几个因素:

1. 年龄　有人提出 SAH 患者的年龄越大则更容易发生继发性脑积水,尤其是大于 60 岁易发生慢性脑积水。其原因可能为:老年人相对年轻患者的蛛网膜下腔的腔隙较大,易出现弥漫性积血导致蛛网膜下腔纤维化发生;且随着年龄的增长,脑脊液的吸收能力减弱,而脑室为缓冲外力的撞击逐渐变大,最终导致脑积水形成。此外,老年人多伴有高血压,而研究表明高血压与脑积水的形成明显相关。

2. 高血压　SAH 后脑积水的形成与患者的高血压病史、入院时的高血压及动脉瘤术后的高血压明显相关,可以互为因果。有研究表明,SAH 继发脑积水后,可导致一些发病前无明显高血压病史的患者出现血压增高,其机制可能为颅内压的增高,通过 Cushing 反射引起血压的升高。另一方面,有人通过动物实验证明高血压可引起脑脊液压力及脑脊液波动压的增高,而脑室内脑脊液波动压的增高与形成脑积水有关。其机制可能是上矢状窦静脉压增高致脑脊液吸收障碍及脉络丛分泌增加造成脑室内波动压增高。

3. 脑室内积血及脑池积血　大量文献资料证实 SAH 后脑室积血与脑积水的形成密切相关。Hasan 等研究发现脑室积血是脑积水形成的决定因素,且与脑室内积血量有相关性。SAH 后脑室内积血或脑池内血量增加,血块常堵塞中脑导水管开口、第四脑室出口及基底池,影响脑脊液的正常循环,此为公认的早期急性脑积水形成的主要因素之一。出血破入脑室不仅与急性脑室扩张有明显关系,也是导致慢性脑积水的一个危险因素。脑室积血可改变脑脊液的循环动力学,在后期引起更为严重的蛛网膜下腔纤维化,从而导致慢性脑积水的发生。

4. 动脉瘤的位置　有人发现后循环动脉和前交通动脉的动脉瘤出血引起脑积

水的发生率明显高于其他部位。这是因为动脉瘤所在的基底池较宽广,动脉瘤破裂后出血较多且不易清除。另外,后循环动脉瘤和前交通动脉瘤破裂后,血液易进入双侧脑室和第三脑室,常表现为较高的 Fisher 级别,这也增加了脑积水的发生率。

5. SAH 发生次数 反复多次的 SAH 发作可导致更为严重的脑脊液循环通路梗阻和慢性蛛网膜下腔纤维化,且临床症状较为严重,因而随着出血次数的增加,脑积水的发生概率也逐渐增高。Gruber 等 W 的研究中,首次出血,脑积水的发生率约为 18.1%,多次 SAH 后,则为 39.1%,随着出血次数的增加,脑积水的发生概率也逐渐增高。

6. Hunt-Hess 分级及 Fisher 分级 动脉瘤性蛛网膜下腔出血后 Hunt-Hess 分级在多项研究中得到证实与脑积水的发生有关。脑积水的发生率的高低与 SAH 临床 Hunt-Hess 分级基本平行。蛛网膜下腔内的积血量与脑积水的形成有关,大量的积血不仅易导致脑血管痉挛,也使脑积水的形成增加。

此外,SAH 后脑积水常伴有低钠血症,脑积水者血容量常减少,低钠血症使血容量进一步减少,从而易发生脑梗死。

【临床表现】

SAH 后脑积水一般无特异性的临床症状和体征。急性脑积水常表现为急性颅内压增高症状和意识障碍,基本表现为剧烈头痛、频繁呕吐、脑膜刺激征、意识障碍和眼球运动障碍等,但并非所有的患者都会出现临床征象。其中,意识障碍最有意义,尤其 1~2 天内逐渐出现昏迷、瞳孔缩小、光反射消失而脑干反射相对完整者。SAH 后慢性脑积水的临床表现为病情改善不明显或短期好转后再次恶化或表现为典型的正常压力性脑积水(三联症,即智能障碍、步态不稳和尿失禁)。但也还可出现水平眼震、强握反射、吸吮反射等锥体外系或额叶症状。

【诊断】

在 SAH 的病程中,尤其是病情稳定或好转后又出现临床情况恶化,须怀疑继发脑积水。经头颅 CT 或 MRI 检查可确诊,但常需重复进行动态观察,并计算 Huckman 值及 Hensson 脑室指数(双尾指数)。CT、MRI 表现为早期侧脑室额角呈球形扩张,随后侧脑室对称性扩大和第三脑室圆形扩张,第四脑室也可扩大,严重者双侧室前角周围髓质呈扇形低密度区,50% 发生在出血后 48 小时内。双尾指数(Hensson 脑室指数)即尾状核平面的侧脑室前角的宽度(X)与同一平面颅内板间的宽度(Y)之比,其正常值上限随年龄而异(36 岁为 0.16,36～45 岁为 0.17,46～55 岁为 0.18,56～65 岁为 0.19,66～75 岁为 0.20,76～85 岁以上为 0.21,86 岁以上为 0.25),超过上述正常值上限即可诊断为脑积水。Huckman 值(指尾状核水平侧脑室前角间最大距离加尾状核头部间距离之和)16～21mm 为脑室轻度扩大,22～29mm 为中度扩大,30mm 以上为重度扩大。双侧侧脑室额角尖端距离＞45mm,或两侧尾状内缘距离＞25mm,或第Ⅲ脑室宽度＞6mm,或第Ⅳ脑室宽度＞20mm,除外原发性脑萎缩也可诊断脑积水。

【治疗】

目前对于 SAH 后继发脑积水的治疗措施主要有以下几点:

(一)内科治疗

由于 SAH 后合并急性脑积水的患者约半数症状在 24 小时内自行缓解,因此,对于轻度或中度急性脑积水应先行内科治疗。可给 20%甘露醇、少量肾上腺皮质激素及利尿剂,降低颅内压,改善脑积水。亦可同时给乙酰唑胺(醋氮酰胺)等药物减少脑脊液的分泌。因此,对于轻度的急、慢性脑积水都应先行药物治疗,给予醋氮酰胺等药物减少 CSF 分泌,酌情选用甘露醇、呋塞米等促进水分排出,降低颅内压,减轻脑水肿。

(二)脑脊液外引流

此法是抢救 SAH 后脑积水(尤其是急性脑积水)的有效措施之一。但近年来由于并发症的发生,对其疗效评价不一。但一般认为紧急进行脑室穿刺的外引流,仍是一种必要的抢救措施,但要加强预防并发症的措施,严格掌握适应证。有人认为,紧急的脑脊液外引流的指征是:头痛进行性加剧,有意识障碍(m 或 w);虽病情危重但尚能耐受手术者。同时提出引流后动脉瘤应尽快夹闭,并应用预防性抗生素治疗。一般认为外引流时脑脊液压力保持在 200～230mmH$_2$O 比较安全。对于慢性(交通性)脑积水,推荐对症状性患者行暂时性或永久性脑脊液引流。SAH 后常发生脑室扩大,病因通常为脑室内出血导致梗阻性脑积水;SAH 急性脑积水更多地发生在临床症状重的患者,诊断依靠于影像学,许多患者无症状,只有一部分病例需分流术改善临床状态。对于 SAH 后急性脑积水和意识水平减退的患者,一般推荐脑室引流术;约 50%～80%的此类病例引流术后有不同程度的改善。

CSF 外引流术适用于 SAH 后脑室积血扩张或形成铸型出现急性脑积水经内科治疗后症状仍进行性加剧,有意识障碍者;或患者年老、心、肺、肾等内脏严重功能障碍,不能耐受开颅手术者,紧急脑室穿刺外引流术可以降低颅内压、改善脑脊液循环,减少梗阻性脑积水和脑血管痉挛的发生,可使 50%～80%的患者临床症状改善,引流术后尽快夹闭动脉瘤。CSF 外引流术可与 CSF 置换术联合应用。

(三)脑脊液内分流

目前常用的是脑室腹腔分流术(V-P 分流),疗效最佳。但对本病的分流指征和时机尚认识不明;大多数作者认为此法不宜早做,因脑脊液在早期含血较多,蛋白含量高,容易阻塞分流管,基于 SAH 后血性脑脊液的正常和蛛网膜的纤维化至少需要 10 天,慢性脑积水的分流术手术时机应至少在 SAH 后 2 周脑脊液正常后,一般在动脉瘤夹闭术后或同时进行。

(四)动脉瘤切除术

对于巨大动脉瘤压迫并堵塞 Monro 孔或导水管而继发阻塞性脑积水者,通过脑血管造影、DSA 或 MRA 确定动脉瘤的位置及载瘤动脉后,采用手术治疗,切除巨大动脉瘤,解除脑脊液的梗阻。如以上手术不能施行,可先行脑室分流术,以减轻临床主要症状。但脑室分流术后颅内压降低,可增加动脉瘤破裂机会,应予警惕。

第六章　混合性脑血管病

脑血管病在急性脑血管病中,是危害最严重的疾患,由于病因、发病及病理机制、临床等复杂多样,备受各方关注。迄今为止,国内外仍将脑血管病分为出血性和缺血性两大类。然而,临床和尸解研究均发现,在一次病人的卒中期间,脑部可同时或短时间内相继发生出血和梗死,而形成两种病变共存的状态,并在高血压大鼠中获得动物实验的依据,客观上证实了我们称为混合性脑血管病的存在。这类脑血管病的发病机制、临床表现、防治措施,势必与单纯出血或缺血性脑血管病有所不同,因而有必要将其单列一类,予以重视和研究。

一、混合性脑血管病的概念

在急性脑血管病中,出血性和缺血性病变可出现于同一患者。此两种不同性质的血管病变,可在一定时间内相继发生。例如,蛛网膜下腔出血(SAH)并发脑血管痉挛而致脑梗死、烟雾病时脑血管闭塞伴 SAH 等。这些早已有不少报告,均是以一种病变在先,其后继发另一种病变来看待,在既往的临床诊断中常是按先发生的主要病变进行诊断但脑出血合并脑梗死的病例,过去由于缺乏可靠的影像学诊断方法,较难确诊,故临床上未见专门观察分析报告。尸解时,对脑部病变的征象,往往只罗列描述病灶部位、性质,做出相应的病理结论;而最后总结时,尽管有些患者脑内不同部位上存在出血和梗死灶,但仍依照传统格式,按死因来确定一种主要病变,而做出单一的病理诊断。因此,不论是临床,还是病理学,对于并存的脑出血和脑梗死,一直未予重视,更没有单列出一类混合性脑血管病来加以研究。

大脑左出血,右大面积梗死自从 CT 和 MRI 等脑影像技术推广应用以来,不仅颅内出血或脑梗死都能确诊,而且同时伴发的另一种性质的病变容易及早发现。1988 年,我们报告了 4 例长期高血压的老年病人,既往无脑血管病史,突发偏瘫、失语等脑损害征象,3~5 天内第一次作颅脑 CT 扫描,显示大脑半球同时出现新鲜的血肿和边缘欠清的梗死灶,而且两种病灶各自独立存在,互不延续,如分别位于两侧大脑半球或同一半球的不同脑叶。随后,我们又在死于脑血管病的尸解病例中证实了这一结果。在有神经症状的易卒中型肾血管性高血压大鼠脑内,经病理证实,也存在脑出血合并脑梗死。

这类脑血管病难归类于单一的出血性或缺血性,更不属于出血性梗死或 SAH

继发的脑梗死,也不同于间隔较长时间先后两次发生的不同性质的脑血管病。为此,我们率先在国内外提出了混合性脑血管病的概念,把同一患者脑内不同血管供血区同时或极短时间(48~72 小时)内先后发生的出血和梗死,称为混合性脑血管病(图6-1~图6-2)。

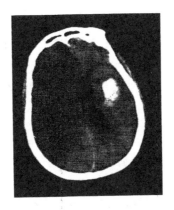

图6-1　混合性脑血管病

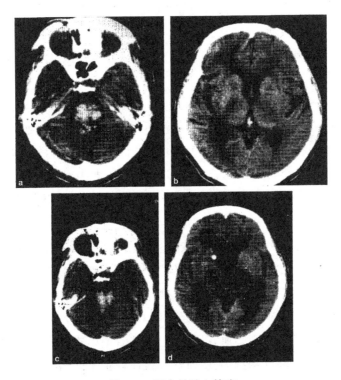

图6-2　混合性脑血管病

a.脑桥出血 b.左丘脑疑稍低信号 c~d.24 小时复查,左丘脑梗死

在临床病理观察中,两种性质并存的脑血管病并非少见,但是一向以来,无论临床还是病理诊断,均按传统的脑血管病分类,仅做出一种主要的诊断,对共存的另一种性质的病变忽略不计。查阅文献有 SAH 并发脑梗死、脑动脉闭塞伴 SAH 等报道,但无脑出血和梗死合并存在的单立文章,却从尸解病理总结以脑梗死为题目的论文中找到出血和梗死共存的证据,其中有些病例是远离梗死灶的血肿,仍未给予重视,例如 Fisher 的腔隙性脑梗死 114 例中 24 例伴血肿,朱克的 81 例脑梗死并存血肿 8 例。我们认为,由于混合性脑血管病的病因、发病机制、临床表现等方面均有特殊性,因此,极有必要把它作为一种单独的脑血管病类型加以研究。

二、病因及发病机制

已经证实,无论出血性还是缺血性脑血管病,高血压都是极重要病因。我们报告的 4 例脑出血与梗死并存的病人,均有 15~30 年的高血压病史,眼底有明显的高血压硬化征象,提示混合性脑血管病的病因很可能是高血压所致的脑动脉硬化。随后,从 155 例脑血管病死亡的尸解材料中,我们发现 18 例混合性脑血管病病例,其心、肾均有典型的高血压改变,脑内细小动脉呈高血压性动脉硬化,即透明变性和纤维性坏死,并有微动脉瘤形成。进一步的临床研究发现,经影像学证实为混合性脑血管病的 14 例病人均有高血压病史。表明高血压是混合性脑血管病的主要病因。

在我们首创的易卒中型肾血管性高血压大鼠中,将其自发出现神经症状后 24 小时内处死,经病理检查发现部分大鼠脑内不同部位有新鲜的出血和梗死灶,表明这两种不同性质的病灶是同时或极短时间内先后发生的混合性脑血管病,占所有脑血管病大鼠的 35.5% ;这些大鼠无遗传缺陷,且无老年因素的影响,其脑血管病变主要由高血压单因素引起。进一步明确了高血压性脑血管损害是混合性脑血管病的发病基础。

高血压所致的脑细小动脉损害主要表现为血管壁透明变性、纤维性坏死、微动脉瘤形成或内外膜增生性改变。同一个体脑内不同部位的血管或同一血管的不同节段,可同时存在上述程度不同的病变,这些病变均可造成血管腔狭窄或血流缓慢而使血管闭塞,其中纤维素样坏死的血管和微动脉瘤又可直接破裂出血。高血压性脑毛细血管损害主要表现为血管通透性增加、管壁结构破坏、管周水肿、管腔狭窄、管内血细胞漏出,在此基础上,出血性和缺血性脑血管病均可发生。表明同一高血压个体脑内同时存在着发生出血性和缺血性脑血管病的病理基础。

通常,临床上大多数病例呈现一种性质的病变,即出血或缺血性损害。至于在某一患者最终发生哪一种脑血管病,除取决于基本血管病变(如微动脉瘤易破、增生性病变易闭塞)外,还同其他发病条件(如血压水平、血流速度及黏度改变)有关。动物实验的结果也表明即使脑血管的基本病变相同,也可能因发病条件的差异而发生不同性质的脑血管病。临床上有不少脑血管病复发的病例,就有先后两次不同性质的脑血管病变,这已为日益增多的 CT、MRI 检查所证实。急性脑血管病发生后,不论何种性质的病变,都有可能通过压迫、牵拉、血管痉挛、代谢障碍和全身性血压急剧波动等因素,在极短时间内继发另一种相反性质的病变。临床上观察到,用降压药物急速降低脑出血患者的血压后,继而发生脑梗死,充分说明血压波动作为发病条件之一,在决定发生何种性质的脑血管病时起着重要作用。

　　动物实验进一步证实:将易卒中型肾血管性高血压大鼠自发出现神经症状后24 小时内处死,发现部分大鼠脑内不同部位有新鲜的出血和梗死灶,表明这两种不同性质的病灶是同时或极短时间内先后发生的。依卒中灶大小不同可有 4 种不同的组合:①大梗死-小出血型的小出血灶多发生于大梗死灶邻近部位,且未见血管破裂征象,故可能是大梗死灶外周水肿而压迫周围血管,使循环阻断,远端血管因缺氧、酸中毒和水肿而通透性增加;当血流恢复时,红细胞则漏出而形成小灶性出血。②大出血灶-小梗死型的大出血灶直接牵拉、挤压周围小血管,则可引起小梗死灶。在该类小梗死灶内或外周均未见细小动脉闭塞征象,也支持这种观点。脑出血不仅血肿周围缺血,而且对侧半球相应区域以至全脑血流量均下降。已有高血压损害的脑细小动脉侧支循环代偿能力差,缺血时易发生梗死。因此,脑出血后远离血肿的部位也可发生小梗死。③大梗死-大出血型的大出血灶可导致全脑血流量下降,可能诱发大梗死灶;或者先有大梗死灶,因前述机制导致多个小出血灶,后者再融合成大出血灶;此外,两者还可能是同时发生的。④小出血-小梗死型的两种小病灶间相互影响小,如不发生相邻部位,则同时发生的可能性大,表明即使脑血管的基本病变相同,也可能因发病条件的不同而发生性质相异的脑血管病。

三、临床特征

　　混合性脑血管病患者多有长期高血压病史,起病突然,急速出现局灶性脑损害征象,多呈完全性卒中。临床表现多种多样,主要取决于卒中灶的部位、大小等,也可像动物实验有大梗死-小出血、大出血-小梗死、大梗死-大出血、小出血-小梗死等类型。由于同一病例有 2 个以上的脑血管病病灶,且分布于脑内不同区域,脑损害较严重,可有意识障碍,如昏迷,也可仅表现为腔隙综合征。但临床上有明显的多灶性脑损害症状者并不多见,双侧偏瘫仅占少数,大多数表现为偏瘫等单侧局灶性脑损害症状。可能因另一病灶较小,引起的症状轻微,而被主要病变所掩盖,或与两种病灶位于同侧半球有关。然而,经仔细的神经系统检查,发现有双侧病理征者可超过一半。混合性脑血管病患者早期出现脑疝征象和脑膜刺激征者较多见。此外,老年混合性脑血管病患者并发内脏功能衰竭并不少见,病死率可高达60%。可以认为,混合性脑血管病是一种较为严重的脑血管病类型。由于该类脑血管病患者多有意识障碍,部分小病灶引起的神经功能缺失又往往被掩盖,因此,当经详细的神经系统检查发现有双侧或多灶性脑损害表现,又不能用一种性质的病变来解释时,应尽早做颅脑 CT 或 MRI 检查。

四、诊断

由于混合性卒中的概念提出时间尚短,临床经验和资料积累相当有限,故目前临床诊断仍以脑血管病的共有特征为主,如突然发病,迅速出现脑局灶性损害的征象等。当临床检查中发现双侧病理征或多灶性神经损害表现时,对本病诊断有较大的提示价值。但必须排除多发性脑梗死或多灶性脑出血的可能性。

CT 或 MRI 检查是诊断混合性脑血管病的重要手段,应争取在起病后 1~5 天内进行,我们在此期间作颅脑 CT 扫描发现:混合性脑血管病的脑内出血多为 30~60mL,周围有水肿带。血肿多位于基底节区。梗死灶最大直径0.5~2.0cm,边缘不清;多位于血肿对侧大脑半球的各脑叶或基底节区,其余少数分布于血肿同侧大脑半球的各脑叶。依病灶大小,影像学上可分为两个亚型:①出血-梗死型:出血量大,占位效应明显,而梗死灶小;②梗死-出血型:以梗死为主,占位效应较轻或不明显,血肿相对较小。影像的 CT 检查对出血较易确诊,而梗死可因超早期(6 小时内尤其是 3 小时内)检查、病灶位于脑干或小脑或者梗死灶很小而未能检出,常须短期内复查或用较敏感的 MRI 方法,才能减少漏诊,提高混合性脑血管病的发现率。

在鉴别诊断中,应注意排除继发有脑梗死的脑蛛网膜下腔出血。相隔多日尤其是数周后发生的脑出血和脑梗死,则不属混合性脑血管病。

五、防治

随着科技的进步,尤其是神经科学的迅猛发展,脑血管病的治疗有相当明显的进步。在病死率和致残率有所下降,但仍未达到人们的期望。纵观脑血管病治疗的研究和临床实际,深入分析存在的问题,寻求解决方法,是十分重要的。至今的现状是在认识的理念上未能完全一致,而治疗方法的选择和疗效评价存在较大差异。因此,在临床上必须树立符合客观实际的基本观点,来指导临床制订治疗方案和具体实施方法,才能取得较确切的效果。

首先,必须牢固树立的一个基本观点,脑血管病是多种病因、不同发病机制、病理类型多种、临床表现复杂多样的一大类疾病的总称。企图用一种治疗模式或方法来治疗所有的脑梗死或出血,是不合客观实际的,治疗上必须要求有多种不同的方案,因此,及时的针对性强的个体化原则成为最重要的依据。混合性脑血管病也必须遵循个体化治疗原则。在临床上主要是以分型分期为核心,结合病因、发病条件、内脏功能状态,来制订具体实施方案。

其次,重视改善脑的循环在治疗中的重要地位。脑的结构和功能十分复杂,要求有充足营养代谢。同内脏器官相比,脑必须有更丰富的血循环。脑血管病是重症的脑血循环疾患,血管结构和功能(尤其是自动调节)存在明显受损,脑血循环障碍十分突出,成为治疗的重心。因此,在脑血管病治疗中,应十分重视改善脑血循环的重要作用,且必须贯彻全程。同样在混合性脑血管病的治疗上,也要求明确此观点。目前临床上所采用的溶栓、降纤、抗凝、抗血小板等的疗法,均是以改善脑血循环为目标,成为缺血性脑血管病的重要治疗措施。由于各种疗法或药物的作用机制、靶点、时间窗以及患者疾病状态(脑部、内脏)等的不同,各有其适应证、禁忌证及注意事项。但临床上仍然存在不少疑难问题,影响准确使用。因此,通过血压调控来维持良好的脑血流灌注压,保证适宜的脑血循环,也是治疗混合性脑血管病的最重要的方法。临床特别强调注意降血压的指征、缓慢降压、严防低血压等。

在临床治疗方案确定之后,具体实施时必须注意辨证施治。无论是出血性或缺血性脑血管病,均有一系列病理生理变化,并可加剧脑损害,治疗时必须及时纠正。在混合性脑血管病,治疗就变得更复杂,所采取的措施要求更加积极稳妥,特别注意防止加剧病理损害的因素。因此,临床上怀疑混合性脑血管病存在时,尤其是重症、年老患者,以调控血压、抗脑水肿脱水降颅内压、防治并发症等为主的中性治疗方案是可取的。由于部分病例是先有一种性质的病变,随后诱发另一种性质的病变,故积极治疗主要病变也是合理的。临床观察发现:以出血为主且破入脑室的病例,多在发病后数日内死亡,有先呼吸后心跳停止的脑干功能衰竭征象,故及早清除血肿、防治脑干功能衰竭是有益的。此外,混合性脑血管病病例多有长期高血压病史,心肾等代偿能力和下丘脑调节功能均较差,卧床时间长,用药量大,易合并多脏器功能衰竭,治疗时应保持内环境稳定,预防下丘脑功能障碍,合理选择药物,积极治疗感染,防治多脏器功能衰竭是减少混合性脑血管病死亡的重要措施。

脑血管病发生后,不适当的血压水平可能促使单一性脑血管病(脑出血或梗死)向混合性脑血管病转化。动物实验提示：一种性质的脑血管病病变可在极短时间内继发另一种性质的病变。脑出血时过度降低血压可继发脑梗死，脑梗死时血压过高也可能继发脑出血。因此，在脑血管病早期控制血压于适当水平是防止单一性脑血管病转化为混合性脑血管病的关键之一。

由于高血压是混合性脑血管病的主要病因，高血压所致的脑小动脉病变是混合性脑血管病的发病基础，因此，积极防治高血压是预防混合性脑血管病的主要手段。

六、展望

脑血管疾病尤其是脑血管病受到各方的广泛关注，经过长期研究探索，取得显著进展，其中以影像学最突出，使诊断直观、快速，然而仍存在许多问题，特别是治疗方面有不少难点。

脑出血和梗死属于两种不同性质的病理过程，但常有相同或密切相关的病因、病理基础等，多数患者在 1 次卒中时只发生单一的出血或梗死，有多种临床病理类型；而在复发性卒中则可 2 次或甚至多次相同或不同性质的病变；影像、病理等确诊的微出血，可在高血压患者中与脑出血、腔隙性脑梗死、白质脑病等共存；临床观察及社区调查显示"亚临床卒中"或"无症状卒中"即小卒中在老年较多见，更易发展为脑梗死。这些客观现实凸显脑血管病的复杂多样。混合性脑血管病的发现，在脑血管疾病中极为特异，更加证明脑血管病的复杂性。由此可见，重视混合性脑血管病的存在，与单纯的出血或梗死比较分析，有何异同？其病因、病理、发病机制、临床表现及影像等的规律性和特殊性，如何制订合理的治疗方案和判断预后，这些对整个脑血管病的各方面深入研究都有重要意义。然而，至今混合性脑血管病的认识相当有限，原因很多，在临床及实验研究都存在不少困难，必须努力创造条件，加强混合性脑血管病的研究。临床上应动态观察，及时发现症状和体征的变化，并行相应的影像检查，以查出更多病例，收集积累资料，总结经验，为诊断提供依据。实验研究应注意选用模拟临床疾病的模型，经过多年的摸索，我们在易卒中型肾血管性高血压鼠，能较好地模拟临床脑血管病过程，在同一次卒中发作期间，病理证实梗死和出血灶分别位于左右半球或不同脑叶，而且复制成功率极高，是个良好的混合性脑血管病动物模型。相信经过临床与实验研究的不断深入、互为转化，可能较全面认识混合性脑血管病，增强视野及思维，扩大探索领域，进一步提高整个脑血管病的研究水平，开创脑血管病诊断、治疗、预防等的新局面。

第七章　其他脑血管病

第一节　短暂性缺血发作

短暂性缺血发作(transient ischaemic attacks, TIA)的研究进展迅速,观念更新甚快,但争议亦颇多。其核心是 24 小时最长缺血时间的科学性和组织学损害的界定。

经典的 TIA 的定义是指由于颈内动脉或椎基底动脉系统突然缺血发作导致的相应供血区域的组织(主要为脑组织和视网膜)发生短暂的、可逆的、局灶性或全面性的中枢神经系统或视网膜功能障碍,持续时间典型者 5~10 分钟,大多数不超过 1 小时,偶尔有最长不超过 24 小时(maximum 24 hours)者,症状和相关的责任体征在该最长限定时间内完全性恢复,常多次发作,排除非血管源性病因,强调常见和最长缺血持续时间以及临床征象在 24 小时内消失。

2009 年美国 AHA/ASA 发表了最新的 TIA 定义和评价。指出 TIA 的研究已经取得重要进展,需要更新:①明确提出缺血部位应包括脑、脊髓或视网膜;②TIA 的名称是短暂性缺血发作而非短暂性脑缺血发作,后者作为一个临床上惯用的诊断术语存在局限;③缺血尚未达到梗死程度是新概念的核心。现代 TIA 定义强调使用客观检查手段排除中枢神经或视网膜梗死的必要性,不能仅依赖临床表现持续时间最长不超过 24 小时来界定。

因为诊断标准的差异,事实上很难准确估计 TIA 的发病率和患病率。据国外粗略的统计,TIA 的患病率为 1.1~77/1000 人,发病率为 2.2~8/1000 人/年,显示两者的变动范围均较大。美国 TIA 的人群患病率为 37~110/10 万/年,人群患病率为 2.3%,照此推算美国有约 500 万 TIA 患者。我国 TIA 的人群患病率为 180/10 万/年,男:女约为 3:1。

【病因及发病机制】

目前认为大多数 TIA 患者与颅内外动脉粥样硬化有关。关于发病机制的学说主要有:

(一)微栓塞

主要源于心脏和颅内外大动脉动脉粥样硬化斑块脱落形成的微栓子。当微栓子崩解或向血管远端移动后,局部血流恢复,症状便消失。

(二)脑血管痉挛

可引起可逆性动脉狭窄,使受累血管远端缺血。

(三)血流动力学改变

在动脉狭窄基础上,突然血压降低或血压波动时,导致脑局部血灌流量一过性减少,当血压回升后,局部脑血流恢复正常,TIA 的症状消失。

(四)其他

血液学改变,如真性红细胞增多症、贫血、白血病、血小板增多症、异常蛋白血症、血纤维蛋白原含量增高等所致的高凝状态。动脉受压(如椎动脉异常受压)、脑盗血综合征、脑动脉炎等,也可能引起一过性缺血发作。

TIA 好发于 50～70 岁,男性多于女性,患者多伴有高血压病、高脂血症、糖尿病、冠心病等脑血管病常见危险因素。

(一)临床特点

1. 发病迅速　大多数局灶性中枢神经系统或视网膜功能缺损症状达高峰不超过 5 分钟,通常少于 2 分钟。

2. 持续时间短　症状、体征一般持续 10～15 分钟,大多数在 1 小时内恢复,不遗留任何中枢神经系统或视网膜功能缺损的症状和体征。

3. 反复发作　多则每日数次,少则数月或数年发作一次。

4. 颅脑 MRI 或 CT　排除脑梗死。

(二)临床类型

TIA 的症状多种多样,取决于受累血管的分布,可依受累血管不同而出现多种症状体征的组合,总体上可分为:

1. 颈内动脉系统　据文献报道,颈内动脉颅外段病变的患者在卒中前约 50%～70% 的患者有 TIA 发作。然而,尚缺乏颅内段病变导致 TIA 发作的统计资料。

(1)常见表现:病变对侧发作性的肢体单瘫、偏瘫、面舌瘫,可伴有感觉障碍。

(2)特征性表现:病变侧单眼一过性黑蒙或失明,对侧偏瘫及感觉障碍(眼动脉交叉瘫);同侧 Homer 综合征,对侧偏瘫(Homer 交叉瘫);优势半球受累可出现失语和失用,非优势半球受累可出现空间定向障碍(大脑中动脉供血区 TIA);可出现人格和情感障碍(大脑前动脉供血区 TIA)。

(3)可能出现的征象:病灶对侧同向性偏盲(大脑中、后动脉皮质支分水岭区缺血,颞枕交界区受累所致),半侧舞蹈样发作或偏身投掷。

2. 椎基底动脉系统

(1)常见表现:最常见的症状是眩晕、恶心、呕吐'可以伴有或不伴有复视、眼震、单侧或双侧面部和口周及舌尖麻木、耳鸣、构音不清、步态不稳、共济失调和肢体无力等。罕见单一症状,因缺血的位置不同,更常见组合症状。仅有<1%的患者表现为单一症状。

(2)特征性表现:跌倒发作(dropattack),表现为突发双下肢无力倒地,但意识清楚,大多数跌倒发作在站立或行走时发生,多在转头或转颈后出现,是由于脑干网状结构下部一过性缺血引起。短暂性全面遗忘症(transient global amnesia,TGA),呈现突发的一过性记忆丧失,伴时间、空间定向力障碍,但较复杂的高级皮质活动如书写、计算和对话等功能保留完整。多在数分钟或数小时后缓解,较少超过12小时,不超过24小时,遗留有完全的或部分的对发作事件的遗忘(颞叶、海马等部位缺血所致)。旋转性椎动脉综合征(rotationalvertebral artery occlusion,RVAO;或称为Bow Hunter s syndrome),特征表现头旋转性眩晕、眼球震颤,头回复至正中位时眩晕和眼震消失,少数病人尚伴有耳鸣。TCD可用于该病的筛查,可见转头时小脑后下动脉的流速显著下降。血管造影可确定椎动脉受压位置和受压程度。手术治疗有效和疗效持久。

(3)可能出现的征象:交叉性感觉障碍(延髓背外侧综合征)、脑神经交叉性瘫痪(Weber、Millard-Gubler、Foville和Dejerine综合征)、吞咽困难和构音障碍(真性或假性延髓瘫痪)、共济失调及平衡障碍(小脑或小脑-脑干联系纤维损害)、意识障碍(脑干网状结构中上部受损等)。小脑后下动脉(posterior inferior cerebellar artery,PICA)和小脑前下动脉(anterior inferior cere-bellarartery,AICA)狭窄性病变和(或)远端分支闭塞可以导致单纯性眩晕反复发作。

脊髓TIA的临床征象:胸4节段最常缺血受累。多数为脊前动脉的缺血发作致脊髓前2/3受累的症状,可有发作性双下肢无力和麻木,活动时加剧,多持续数分钟后消失。偶有根动脉缺血发作致脊髓半切损害的症状,可有发作性一侧下肢无力,另一侧下肢麻木。但脊髓TIA的系统临床研究甚少。

【辅助检查】

(一)责任病灶的检查

常规颅脑CT和MRI检查无责任梗死病灶。MRI弥散加权成像(DWI)和灌注加权成像(PWI)是鉴别有无组织缺血的主要手段,此外,SPECT和PET检查亦有助于鉴别组织缺血。

(二)责任血管评价

颈部血管彩超可以观察颈部血管颅外段是否有狭窄、动脉粥样斑块；TCD 可发现颅内大动脉狭窄、痉挛，评估侧支循环情况、进行微栓子监测；DSA 检查是评估颅内外血管病变最为准确的诊断方法，但属于有创检查；无创性血管成像技术 MRA 和 CTA 可以显示颅内和颈部大血管狭窄或闭塞等情况。

【诊断】

(一)诊断要点

①多见于中老年人，多合并有脑血管病的常见危险因素。②表现为突发的局灶性脑、视网膜或脊髓功能缺损，症状持续多于 1 小时内缓解，反复发作，症状具有刻板性。③颅脑 CT 和 MRI 正常或未显示责任梗死病灶。④排除其他疾病。

由于多数患者就诊时症状和体征已消失，诊断主要依靠病史，特别注意上述的临床特点中突发性、可逆性、短暂性、反复性及相对刻板性等，应可做出明确的定位诊断及受累的责任血管，临床上至少应区分出颈内动脉系统和椎基底动脉系统，有的可能细分出哪条分支动脉如眼动脉、大脑中动脉、大脑后动脉、内听动脉、小脑前下动脉等。

(二)鉴别诊断

1.癫痫的部分性发作　一般表现为局灶肢体抽动，多起自一侧口角，然后扩展到面部或一侧肢体，或表现为肢体麻木感和针刺感，一般持续时间更短。EEG 可有异常。部分性癫痫大多由脑部局灶性病变引起，颅脑 CT 和 MRI 可能发现病灶。

2.梅尼埃病　好发于 50 岁以内的中年患者，表现为反复发作性眩晕伴恶心、呕吐、一侧耳鸣、耳内胀满感，每次发作往往超过 20 分钟，少数可持续数小时至数天，随着发作次数的增多，逐渐出现听力减退。电测听可发现异常，冷热水试验可见前庭功能减退或消失。

3.偏头痛　首次发病在青年或成人早期，多有家族史。头痛前可有视觉先兆，表现为亮点、闪光等，先兆消退后出现头痛。神经系统无阳性体征。麦角胺制剂止痛有效。

4.可逆性缺血性神经功能缺失(RIND)　神经功能缺损症状持续 24 小时以上，但 3 周内临床征象完全消失。

5.其他　多发性硬化的发作性症状、皮质或皮质下的占位性病变，低血糖、低血压、慢性硬膜下血肿可引起类似 TIA 的表现,要注意鉴别。

【治疗】

TIA 是脑血管病的高危因素,进行治疗时,必须首先明确,TIA 是急症,需要紧急积极治疗。主要目标是控制发作和预防脑血管病。

(一)抗血小板聚集药物

已证实对有卒中危险的 TIA 患者行抗血小板治疗能有效预防卒中。抗血小板药物的选择以单药治疗为主。不推荐常规应用双重抗血小板药物。对非心源性 TIA 大多数均建议用抗血小板聚集药物。但急性冠状动脉疾病或近期有支架成形术的患者,推荐联合应用氯吡格雷和阿司匹林。

阿司匹林,50~300mg,每日 1 次,通过环氧化酶而抑制血小板聚集。氯吡格雷,75mg,每日 1 次,是 ADP 诱导的血小板聚集抑制剂。与阿司匹林相比,氯吡格雷致上消化道出血的发生率显著减少,在预防血管性事件方面优于阿司匹林,对于高危患者(推荐使用 Essen 评分进行危险分层)效果可能更佳。

(二)抗凝治疗

不作为 TIA 患者的常规治疗,对于伴发心房颤动(包括阵发性)、风湿性二尖瓣病变、二尖瓣关闭不全、有人工机械瓣膜的 TIA 患者(感染性心内膜炎除外),建议使用华法林口服抗凝治疗,目标剂量是国际标准化比值(international normalized ratio,INR)在 2.0~3.0 或凝血酶原时间(PT)为正常值的 1.5 倍。不能接受抗凝治疗的患者,推荐使用抗血小板治疗。有出血倾向、溃疡病、严重高血压及肝肾疾病的患者禁忌抗凝治疗。一般选用华法林 6~12mg,每日 1 次,口服,3~5 天后改为 2~6mg 维持。必要时可用静脉肝素或低分子肝素皮下注射。

(三)其他

主要针对危险因素及可能病因。针对可能存在的脑血管病危险因素如高血压病、糖尿病、血脂异常等要进行积极有效的治疗。高血压病患者降压目标一般应达到在 140/90mmHg;低密度脂蛋白胆固醇水平降至 2.59mmol/L 以下,或下降幅度达到 30%~40%,伴有大动脉易损斑块、冠心病、糖尿病等多种危险因素的应控制在 2.07mmol/L 以下。如患者血纤维蛋白原明显增高,可以考虑应用降纤药物如巴曲酶、降纤酶、蚓激酶。对存在供血动脉狭窄引致 TIA,常用手术和介入治疗方法包括颈动脉内膜切除术(CEA)和动脉血管成形术(PTA)。如有或无症状,单侧的重度颈动脉狭窄>70%,或经药物治疗无效者可考虑行 CEA 或 PTA 治疗。

【预后】

(一)评估脑宇中的风险

ABCD2 评分是目前临床预测 TIA 进展为脑梗死的一种简便、有效的方法。具体评分:年龄(60 岁)多 60 岁为 1 分;TIA 发生后的第一次血压(bloodpressure)测量,收缩压多 140mmHg 或舒张压多 90mmHg 为 1 分;临床症状(clinical features):单侧肢体无力为 2 分,言语障碍但不伴肢体无力为 1 分;症状持续(duratira)英 60 分钟为 2 分,10~59 分钟为 1 分;糖尿病史(diabetes)为 1 分。总分为 7 分,其中 1~3 分为低危,4~5 分为中危,>5 分为高危;分值越高,发生脑梗死的风险越高。新近研究提出在 ABCD2 基础上,ABCD3 增加 TIA 的发作次数评分(至少 2 次 TIA 发作,其中一次为本次 TIA 发作前的 7 天内有一次 TIA 发作,为 2 分)。ABCD3-I 增加影像评价\[血管超声或 CTA/MRA 提示有同侧的颈内动脉狭窄 50%,为 2 分;急性期(本次 TIA 发作的 7 天内)DWI 有高信号改变,为 2 分\]可以进一步提高卒中风险预测率 12.7%,而且 ABCD3-I 优于 ABCD3。

(二)TIA 发展为脑血管病的概率

TIA 患者发生卒中的概率明显高于一般人群。大型的队列研究和基于人群的研究均表明,约有 10%~15% 的 TIA 患者在 3 个月内发展为脑血管病,而且这部分脑血管病病人有一半的患者是在 TIA 后 48 小时内发展为脑血管病。一次 TIA 后 1 个月内发生卒中的概率为 4%~8%,一年内 12%~13%,5 年内则达 24%~29%。TIA 患者发生卒中在第 1 年内较一般人群高 13~16 倍,5 年内也达 7 倍之多。

不同病因的 TIA 患者预后不同。表现为大脑半球症状的 TIA 和伴有颈动脉狭窄的患者有 70% 的人预后不佳,2 年内发生卒中的概率是 40%。

由于 TIA 的争论仍然在继续,因此,TIA 的临床和影像研究更需深入。如何进一步鉴别 DWI 无异常的 TIA 患者有无再发或形成脑梗死的风险?早期有 DWI 异常的患者,后期随访并无脑梗死证据,说明部分病人缺血持续时间超过 24 小时后仍然是可逆的,因此,临床和影像学研究应努力区别 TIA 和脑梗死之间的缺血阈值。

第二节　脑小血管病

脑小血管病(small vessel disease,SVD)越来越受到广大神经科学研究者的重视,2008 年的国际卒中会议和欧洲卒中会议上都提出了"小血管病引起大问题"的论点。SVD 的影像学表现包括腔隙性梗死、脑白质病变和微出血。腔隙性梗死见

第十章第四节,这里主要讨论脑白质病变和微出血。

一、脑白质病变

脑白质病变(white matter lesions, WmL)又名脑白质改变(white matter chan-ges, WMC),也曾称为白质疏松(leukoaraiosis),可根据病变部位分为深部脑白质病变(deep white matterlesion, DWML)和脑室周病变(periventricular lesion, PVL),是1987 年由加拿大的神经病学专家 Hachinski 首先报道。影像学上表现为脑室周围或皮质下半卵圆中心区存在 CT 上的白质斑片状或弥漫性低密度灶,或 MRI T_2 加权图像的高信号改变。这种影像学变化在40%~70% 50 岁左右的健康人群中普遍存在,既反映了正常老龄化过程中的神经退行性改变,又存在与不同程度的小血管病变相联系的病理改变,与进行性智能障碍和抑郁有关。WML 是影像学诊断,病因和发病机制并不完全清楚,有认为是脑微小血管病变的重要表现之一,可以增加脑血管病、血管性事件死亡、痴呆、步态失用和抗血小板、抗凝治疗过程中脑出血的发生率。近年来由于 WML 在老年人中的发现率高,且同智能障碍、痴呆、步态异常等有关,降低患者的生存质量,日益得到重视。

【病因和危险因素】

目前 WML 的病因仍不清楚,高血压、高龄是最受关注的危险因素。一项纳入才5 例患者的前瞻性研究,在随访 4 年后发现,高血压是严重脑白质损害的重要危险因素,经过治疗后血压得到控制的高血压患者发展为重度脑白质损害的风险降低。另一项研究对老年患者进行动态血压监测,结果显示与无 WML 和轻度 WML组患者相比,WML 中-重度组患者年龄较大,患高血压多,24 小时、白天、夜间平均收缩压及平均动脉压较高,血压控制情况差。但是也有认为高血压只是促进 WML发生,由低血压引起的低灌注更能加快疾病^程。可能是因为血压在 WML 发展的不同时期所起的作用不一致只是简单地探索高血压与 WML 的关系会出现矛盾的结论。导致血管内皮损伤的血压阈值尚不清楚。许多老年人不一定有高血压,但也会出现 WML,这是因为老年人动脉硬化,血压不稳定,昼夜节律消失。血压升高和年龄增加引起脑血流自动调节曲线的下限上移,可能使脑白质的血流相对减少,由低灌注增加缺血性损伤的风险。年龄相关性 WML,最常见于高龄特别是那些有血管病危险因素的老年人,病理机制尚不十分清楚,目前认为是由颅内小血管病变造成的慢性缺血。炎症性内皮细胞激活和白细胞黏附在颅内大、小血管疾病中起着重要作用。血清可溶性细胞黏附分子-1 (soluble intercellular adhesion molecule-1,sICAM-1)增高是内皮细胞活化的标志,血清 sICAM-1 每增加 2 倍无症状的老年人 WML 危险性约增加 3 倍。炎症反应时白细胞黏附释放蛋白酶等产生毒性作用增加血管通透性,是脑小血管病的一个主要特征。对人类和基因敲除鼠的研究提示内皮细胞功能障碍是介导脑小血管损伤的重要因素。其他因素包括高胰岛素血症、凝血因子改变、日间血压波动、载脂蛋白 E 多态性、高同型半胱氨酸血症、颈动脉内膜增厚、血管紧张素原、缺血性脑血管病史以及心脏病史等可能与WML 的发病有关。

【发病机制】

WML 的发病机制目前仍不明确,研究者们提出了各种学说:小血管退行性改变导致慢性脑内低灌注、血管渗透性改变、血脑屏障(blood-brain barrier,BBB)障碍、脑脊液蓄积、神经胶质细胞的变化等。

（一）缺血缺氧

脑白质的血供多源于软脑膜动脉的长穿支动脉,呈直角起于蛛网膜血管,从大脑表面垂直穿过皮质,再沿着有髓纤维进入白质。邻近侧脑室壁的白质区域接受来自室管膜下动脉的脑室血管的血液供应,这些穿支血管始自脉络膜动脉或豆纹动脉终末支,长约 15mm,与来源于大脑表面的血管相互之间的吻合稀疏或缺如。在脑室周围的深部白质,即脑室壁周围 3~10mm 范围内,恰好处于动脉供血的分水岭区。因此,当发生脑缺血或低灌注时,该区域极易发生缺血性改变。持续的长期高血压造成深穿支小动脉壁的变性、狭窄,引起白质缺血性损伤和脱髓鞘改变。双侧颈总动脉结扎的大鼠慢性脑内低灌注模型出现脑白质髓鞘缺失、星形胶质细胞和小胶质细胞激活,并有行为改变,反映了长期脑内低灌注的效应。Bisschops 等发现脑血流增加可减少 WML 发生,高血压患者中,脑血管阻力增大、脑血管自动调节功能与 WML 严重性相关,脑血流动力学的改变参与 WML 形成。也有学者指出脑血流的减少可能仅仅是损伤的表现,对于血流减少的机制不清楚,细胞数目的减少而致代谢降低,CBF 的减少可能只是代谢减弱的表现,而不是导致细胞损伤和减少的原因,启动动脉壁损害的机制还需进一步研究。

（二）血脑屏障破坏

BBB 严格调控脑内微环境,BBB 破坏在正常老年人和严重 WML 患者普遍存在,后者更显著,提示其在 WML 发病机制及老年人脑白质免疫激活中起着重要作用。静脉注射 MR 对比剂钆-DTPA,渗入脑实质,在穿动脉区域明显,以成年型糖尿病和 WML 病人更明显。血浆蛋白漏出增加常被用来评价神经病理性损害时

BBB 破坏,提示白蛋白通过受损的 BBB 渗漏到脑脊液中。在脑白质缺血损害病人脑脊液白蛋白数量明显增加,严重 WML 出现显著的白蛋白通过损伤区域,进入损伤周围脑白质。慢性脑内低灌注诱发 BBB 对辣根过氧化酶渗漏增加,可能通过胞饮运输增加及内皮细胞胞浆的渗漏,后者预示内皮细胞破坏;面对侧脑室的胼胝体病理变化更明显,表明此区域 BBB 易损性。慢性 BBB 渗漏损伤血管壁后,血浆物质蓄积于血管壁,渗漏减少,代谢废物进入血液循环受阻,成为毒性物质来源。但是临床上发现 WML 时病人已存在 BBB 渗漏,而且正常老年人 BBB 功能也下降,因此不能肯定 BBB 的变化是否是 WML 的发病机制还是仅为伴随的病变。

(三)神经胶质细胞的变化

少突胶质细胞对缺血缺氧高度易感,大脑中动脉闭塞 30 分钟即发生肿胀,原代培养的少突胶质细胞的氧化应激损伤由自由基介导。Tomimoto 等结扎大鼠双侧颈总动脉建立脑组织低灌注的 WML 动物模型,大约手术后 14 日开始出现明显的 WML 病理改变和少突胶质细胞丢失。采用 TUNEL 和 Northen 印迹观察发现与周围正常脑白质比较,WML 区域内的凋亡细胞数目明显增多,Caspase-3mRNA 的表达明显增加,而这些病理变化主要发生在少突胶质细胞中,证实了脑缺血引起的白质病变与少突胶质细胞损害的相关性。Biran 等利用新生 7 日大鼠采用阻塞左侧颈总动脉 50 分钟的方法建立脑缺血模型,观察缺血后脑白质内细胞死亡和增殖情况,结果同侧外囊内出现大量固缩的少突胶质细胞和凋亡的星形胶质细胞,同时发现大量的小胶质细胞增殖和巨噬细胞围绕在不成熟的少突胶质细胞周围,证实小胶质细胞的激活促进了炎症反应,阻止大脑神经修复过程。研究表明由星形胶质细胞分泌的生长因子如 VEGF、bFGF、GDNF 与 BBB 通透性改变有关。WML 伴血管性痴呆的患者小动脉周围激活的星形胶质细胞和小胶质/巨噬细胞表达基质金属蛋白酶-2(matrix metalloproteinases-2,MMP2),通过过度消化血管基底膜,或者使紧密连接蛋白发生位移,破坏 BBB,敲除 MMP2 基因的小鼠慢性脑内低灌注时 WML 减轻,BBB 渗漏减少。

(四)基因缺陷

WML 与遗传因素有关。Notch3 基因变异导致伴皮质下梗死及白质脑病的常染色体显性遗传性脑动脉病(CADASIL),白质疏松是最早的、连续的 MRI 变化。血管紧张素原基因 M235T 多态性是独立于动脉高血压的病灶进展的危险因素。对 2230 名白人进行的基因连锁分析发现 4 号染色体上有影响 WML 病灶大小的基因。对 9361 名欧洲家系个体进行大型染色体联合研究发现 17 号染色体存在影响 WML 负荷的基因。此外,还可能包括 ApoE ε2 或等位基因、对氧磷酶-1 基因

Met54Leu 多态性、亚甲基四氢叶酸还原酶基因 C677T 突变等。WML 可能是多基因突变参与的,遗传和环境因素共同作用的病变。

【临床表现】

白质纤维束的病变必然带来其功能的损害,尤其当白质病变的部位属于连接重要皮质的纤维束时,必然对智能造成影响。但是脑白质病变诱发智能障碍的机制尚不清楚。并且临床上对智能障碍的诊断尚无一个统一的标准。脑室旁白质病变患者主要表现为精神运动速度减慢和执行能力下降。患者近记忆显著下降,定向力、计算力减退。WML 进展情况可以作为衡量血管性智能障碍程度的量化标准。研究中发现皮质小梗死和脑室周围白质脱髓鞘病变可明显影响智能,并认为 PVL 是痴呆的独立危险因素。皮质下白质病变对语言功能影响不大,但记忆、注意力、计算力、视空间功能牵涉了皮质的多个功能区和皮质下结构,因此,WML 可影响上述多种功能。DWML 与抑郁症密切相关,研究发现老年抑郁症患者在完成复杂工作的组织和计划方面的持久性降低,与前额叶 WML(特别是左侧半球)有关,提出在出现明显抑郁症状之前,完成任务的持久性降低可能预示着前额叶皮质 WML 的存在。WML 的步态异常主要表现在步行能力、跌倒的频繁程度以及足跟对足尖的站立能力方面,临床表现为步态异常和轻微的平衡反应障碍,如步基增宽、步幅缩小、步行缓慢、小心翼翼,都与下肢行走功能有关。不过,卧位或坐位运用下肢的能力以及上肢和面部运动功能障碍相对较轻,没有局灶性神经系统损害的表现。Moretti 等对伴有步态异常的 WML 患者进行步态和全脑(包括智能)功能测试发现,胼胝体(尤其是其前半部分)萎缩对步态异常的严重程度有显著影响。出现步态异常可能仅仅只是脑室周围支配下肢的上下行纤维受损所致,也可能是中枢传导时间延长、感觉信息与姿势反射的整合(这是一种长环路反射)障碍所致。WML 还可能具有多种非特异性表现,如构音障碍、跌倒倾向、排尿功能障碍等。

【辅助检查】

对于 WML,目前缺乏有效的实验室检查手段,更无特异性生物学指标。影像学技术是目前临床上检测 WML 的简便易行又可靠的方法。

(一)CT

为局限于脑室旁区域或延及半卵圆中心区的双侧斑片状或弥漫性低密度区(CT 值较正常值低 5~1OHu),边界模糊,增强扫描不强化。Anaron-Peretz 等将 CT

表现分为 0~4 级(表 7-1)。

表 7-1　Aharon-Peretz 等级评分法

0 级	CT 未见低密度区	3 级	沿侧脑室周围可见连续的低密度区
1 级	侧脑室前角或后角可见低密度区	4 级	侧脑室周围及放射冠可见低密度区
2 级	侧脑室前角和后角都可见低密度区		

(二)MRI

在 MRI 图像上,WML 表现为侧脑室旁及深部白质区 T_2 高信号以及 T_1 等信号或低信号改变。MRI 质子密度和 T_2WI 容易发现白质病损,FLAIR 成像对脑白质轻微病变更敏感,弥散成像(DWI)对新鲜病灶最敏感,可区分新旧病灶。WML 在 MRI 的具体表现:①围绕侧脑室前、后角以及放射冠异常高信号;②围绕侧脑室的条状或环形异常 T_2 高信号;③深部白质或基底节区点状异常高信号;④位于白质的斑片状异常高信号;⑤弥漫性改变,异常信号融合成片,弥漫分布于大脑白质区。Matsusue 等认为这些影像学表现对应着一系列的组织学改变,例如脑室高信号组织学上表现为髓鞘苍白、血管周围增生、室管膜内层不连续、室管膜下神经胶质增生;深部和皮质下白质高信号组织学上主要表现为髓鞘苍白和血管周围增生,血管周围增生主要见于额部和顶部的皮质下白质,增生的范围直径通常小于 3mm,具有明显的边界;见于 Binswanger 病的弥漫性脑白质病变则表现为髓鞘苍白以及因髓鞘和轴突丢失引起的组织稀薄。Fazekas 等将 WML 的 MRI 表现分为 0~3 级(表 7-2)。

表 7-2　Fazekas 等级评分法

	DWML		PVL
0 级	无	0 级	无
1 级	点状	1 级	帽状
2 级	开始融合	2 级	连接成圆环状
3 级	大片状融合	3 级	不规则延伸入深部白质

【治疗与预防】

WML 是由多种病因导致的一组影像学描述的临床综合征。虽然高血压被确定为主要的独立危险因素,但是由于对发病机制的了解不足,对引起内皮损伤的血压阈值难以明确,尚缺乏很有效的治疗。但对高血压的患者尽早地给予抗高血压治疗可以延缓 WML 进程。他汀类药物可以控制严重 WML 患者的病情进展,对轻中度的患者却没有明显作用。因此,恰当的控制危险因素对于降低老年人脑血管相关的智能障碍和痴呆是必不可少的。目前主要是注重预防和及时发现病变,并给予相应的对症处理,如控制血压、降血糖、降血脂等。

WML 的发病机制还不完全明确,需进一步研究。国内外常用的双侧颈总动脉结扎制备的慢性脑内低灌注的模型,是研究 WML 的有效工具,但是却无法完全复制高血压及高龄这些临床上最普遍的危险因素,存在着局限性;敲除或转基因鼠可以克服这些缺点,但是来源少,花费高。因此,还需要摸索更实用的贴近人类 WML 的动物模型。同时,对 BBB 及穿动脉内皮渗漏的机制的研究提出了选择性开放 BBB 的可能性,使得小分子药物有可能在颅内能发挥更大作用;星形胶质细胞诱导 TJ 蛋白的表达,为 BBB 损伤后修复提供了线索,可能是治疗的新靶点。

二、脑内微出血

近年来,随着 MRI 技术的进一步发展,新的扫描序列在临床中广泛应用,Scharf 等首次报道了 MRI 上与 WMC 信号完全不同的另一种改变,表现为 MRIT$_2$ 相信号减低或缺失,称之为出血性腔隙,并发现这种病灶是既往的、无临床表现的小出血所致,这种病变的发生率在脑出血明显高于脑梗死,即使这两组患者有着同等程度的脑白质改变和腔隙性脑梗死。

随后的研究应用对出血、特别是对含铁血黄素沉积更为敏感的 MRI 序列——梯度回波序列 T$_2$* 加权成像(gradient echo T$_2$* MRI,GRE-T$_2$*)进行了更为深入的观察。在 GRE-T$_2$* 上这种病灶更为清晰和明确,表现为斑点状、圆形、性质均一、直径 2~5mm 的低信号或信号缺失区域,周围无水肿带。组织病理学研究证实这是一种新的微小血管病变导致的脑实质的损害,后称为脑内微出血(intracerebral microbleeds, IMBs)。

由于没有与之相应的临床表现,IMBs 在临床上难以发现。随着 MRI 新技术的出现,IMBs 越来越多地在各种人群中被检测到。其发生率在脑出血患者为 33%~80%,其中脑叶出血偏高;脑梗死为 21%~26% 及腔隙性脑梗死为 25%~62%,而在周围动脉阻塞性疾病和心肌梗死的患者中,发病率较低,分别为 13% 和 4%。在伴有皮质下梗死和白质脑病的常染色体显性遗传性脑动脉病(cerebral autosomal dominant arteriopathy with subcorticalinfarcts and leukoencephalopathy,CADA-

SIL)中,25%~69%的患者存在 IMBs。健康人(44~79 岁)中有 5%~6.4%存在 IMBs。IMBs 的临床意义尚未得到充分认识,但其价值日益受到重视。与同时并存的脑白质改变和腔隙性脑梗死等间接证据相比,IMBs 是具有出血倾向的微小血管病变的直接证据。在高血压脑出血患者,IMBs 被认为是有潜在价值的预测再次脑出血危险性和部位的指标。在缺血性脑血管病患者的出血性转化、溶栓治疗以及二级预防应用抗凝和抗血小板药物过程中脑出血并发症的预测方面,IMBs 也是一个重要的线索。

【危险因素及发病机制】

对于 IMBs 的病因尚未完全明了,多项研究提示高血压和高龄可能是 IMBs 发生的重要危险因素,CAA、低血清胆固醇以及 Notch3 基因可能也在 IMBs 的发生中起着一定的作用。

(一)高血压

高血压可以引起脑内微小动脉透明变性、Charcot-Bouchard 微动脉瘤和动脉中层退行性变。Charcot-Bouchard 微动脉瘤的瘤壁薄弱、纤维化,且缺乏弹力纤维层和平滑肌层,高血压可以使血管在形成微动脉瘤之前或之后破裂。病理学也发现 IMBs 多位于这些小动脉或微动脉瘤的周围,故而推测高血压导致的微小血管病变在 IMBs 的发生中起着重要作用。多项研究发现,IMBs 的存在与高龄、高血压、脑白质改变和腔隙性脑梗死、脑出血密切相关,尤其与脑白质改变的严重程度有关。普遍认为脑白质改变、腔隙性脑梗死和脑出血均与高血压和高龄所致的脑内微小血管病变有关,提示 IMBs 也存在类似情况。因此,认为高血压可能是 IMBs 发生的一个非常重要的危险因素。奥地利卒中预防研究中发现舒张压和收缩压均与 IMBs 有相关性。

(二)低胆固醇

胆固醇低使颅内血管的中层平滑肌细胞膜的结构和功能改变,细胞膜通透性增加,对毒性物质的通透性相应增高,从而导致出血。胆固醇作为细胞膜的主要结构成分,是维持细胞膜完整性和流动性的决定性因素之一,后者与细胞膜受体、离子转运及免疫功能密切相关,胆固醇水平降低,可能导致细胞崩解,造成出血。另外,低血清胆固醇可以增加红细胞的渗透脆性,降低血小板聚集性,促使直径 $20\mu m$ 以下的小动脉硬化。既往研究显示,血清总胆固醇水平低的人群中有更高的出血性脑血管病的风险,低血清胆固醇是否通过上述途径参与了脑出血的发生,尚未得到肯定,这种关系也许并非直接的因果关系,而是通过某种现在尚未明确的因子发挥作用。最近一项新的研究发现除了高血压之外,低胆固醇也是脑内微出血的危险因素。

（三）脑血管淀粉样变性（cerebralamyloid angiopathy, CAA）

CAA 也是一种小动脉病变,发生于无高血压的老年人,淀粉样物质沉积于血管壁,常累及皮质及软脑膜的血管,特征性地不累及基底节、丘脑、脑干和小脑的血管。随着 CAA 的进展,血管壁的结构改变,可以形成血管夹层或微动脉瘤,并出现纤维素样坏死,引起出血。IMBs 也常存在于非高血压的病人中,已经发现 IMBs 病人中 10.3%~41.8% 血压正常。对 17 例临床诊断为可能 CAA 的脑叶出血病人进行 MRI 随访观察,发现了 8 例（47%）出现新的 IMBs,而且比较研究发现在初次 MRI 检查时 CAA 的病人 IMBs 数目也偏多。因此,在 IMBs 的危险因素中,还应考虑 CAA 的可能,不能排除发生于皮质-皮质下区域的一些 IMBs 是 CAA 的结果。

（四）Notch3 基因

CADASIL 是与 Notch3 基因有关的一种遗传性脑血管病,CADASIL 病人中有 25%~69% 存在 IMBs。CADASIL 病人的小动脉病变,位于白质、基底节、丘脑的穿通支小动脉广泛病变,既非动脉硬化性、也非淀粉样变性,而是普遍的小动脉（直径 20~20μm）内膜下纤维增生和透明样变性,导致小动脉壁向心性增厚,伴动脉中层广泛嗜酸性粒细胞浸润和壁间水肿,可波及血管周围间隙,可见 PAS 阳性物质沉积于小动脉中层,该处也有抗弹力蛋白单抗阳性反应。目前的研究结果显示 Notch3 基因突变与这种小动脉病变有关。在一项 CADASIL 病人的研究中,发现 IMBs 与血管性危险因素如高血压、糖尿病无关,却与年龄、Rankin 残疾评分、抗血小板药物应用、腔隙数目和 Notch3 基因 Arg153Cys 突变等有关。当调整年龄后,仅有 Notch3 基因 Arg153Cys 突变与 IMBs 显著相关。作者认为 Notch3 基因突变是 IMBs 的独立危险因素之一。但是该研究样本量尚小,结果有待进一步证实。

【病理】

虽然目前有关 IMBs 的病理学研究资料并不多,但结果均较为一致。造成 MRI-T₂上信号缺失的主要病变是微小血管周围的含铁血黄素沉积或吞噬有含铁血黄素的单核细胞,可能还包括少数的 Charcot-Bouchard 微动脉瘤,有时还可发现假动脉瘤。这些含铁血黄素沉积多数在直径 200μm 的血管周围,这些微血管存在明显的脂质透明变性或淀粉样物质沉积。

在 IMBs 的周围存在不完全的缺血性病变,即白质疏松、腔隙性梗死灶和明显的胶质增生。

在高血压性脑出血的患者,含铁血黄素的沉积出现在脑内各个部位,多数在丘脑,在基底节和皮质–皮质下,甚至幕下区域都可以发现,大小在 2~5mm。另有尸解资料发现,在 CAA 病人,IMBs 广泛存在、大小不一,且多数局限于脑叶区域。在 CADASIL 病人尸解研究中,除了 CADASIL 固有的病理学改变外,存在含铁血黄素沉积,最大直径为 10mm,分布于白质、基底节区、脑桥和视神经,同时在直径为 100~300μm 的小血管附近存在含铁血黄素的吞噬细胞。

【诊断】

IMBs 无特殊的临床表现,诊断主要依靠影像学特征。在诊断手段中,传统的 MRI 在诊断脑内出血时不如 CT 敏感,但新的 MRI 技术特别是 GRE-TV 对出血甚至微小出血后的残余痕迹即含铁血黄素的沉积却有很高的敏感性。微出血病灶内存在着大量的铁离子,是磁敏感性特别高的物质,GRE 序列对此敏感。与其他序列比较,GRE-T/是用来研究 IMBs 的有效且敏感的手段。日本的一项研究比较了 GRE-T: 与普通 T_2 的效果,肯定了 GRE-T7 对发现 IMBs 的优越性。GRE 序列是目前 MR 快速扫描序列中最为成熟的方法,不仅可缩短扫描时间,而且图像的空间分辨力和信噪比均无明显下降。因此,临床上常用 GRE 序列的这种效应检测颅内出血、血管畸形,可以检测出比 SE 序列更多的病灶。

除了 $GRE-T_2^*$ 之外,单次激发平面成像(echo-planar imaging,$EPI-T_2^*$)序列单次激发即可完成图像采集,扫描速度快,检查安全可靠,运动伪影少。EPI 技术是近年来 MRI 硬件及软件发展的成果,也是目前速度最快的 MRI 信号采集方式。研究表明 EPI 对脑内大多数的原发病灶及主要的继发改变均能显示,在患者不配合或病情不允许长时间扫描的情况下,EPI 可替代常规序列进行检查。但是,由于 EPI 的矩阵为 128×l28,低于常规序列(矩阵 256×256),因此分辨率较低,同时 EPI 序列的对比度也明显低于其他序列。由于对比度及分辨率较低,加之部分容积效应的影响,因此 EPI 在显示小病灶方面不如常规扫描,由于颅底伪影的存在,脑底部解剖结构可发生变形扭曲,不利于对颅底病灶的显示,部分患者可能产生假阳性病灶。因此,EPI 虽然扫描速度快,对于病情不稳定或检查不配合的患者,可以应用,但对于病情稳定、检查配合的患者,应采用金标准的 $GRE-T_2^*$ 扫描。故 $GRE-T_2^*$ 是目前诊断 IMBs 的金标准。

IMBs 在 $GRE-T_2^*$ 上表现为斑点状、圆形、性质均一、直径在 2~5mm 之间的低信号或信号缺失区域,周围无水肿带。同时应排除苍白球钙化、MCA 远端及分支的动脉硬化斑块或急性血栓引起的信号缺失。IMBs 可以分布于脑的各个部位,包括皮质-皮质下、基底节和幕下区域。在脑出血病人中,IMBs 多位于丘脑,其次为基底节区、皮质-皮质下区域和幕下区域。位于皮质-皮质下区域的 IMBs,可能为 CAA 的征兆。CADASIL 病人中,IMBs 的平均直径小于 5mm,但最大直径达 10mm,多数在丘脑,在脑皮质也有分布。

【临床意义】

许多研究推测 MBs 可以提高对有出血倾向的小血管病变的认识,从而可以预测患者发生脑出血的危险;在预测缺血性脑血管病的出血性转化(自发性或药物引致)风险中可提供有用的线索,并指导治疗方法。

Nighoghossian 等应用 GRE-T_2^* 及其他 MRI 技术,发现 100 例脑梗死病人中 28 例(28%)发生出血性转化,其中 10 例存在 IMBs。经多因素分析证实 IMBs 是出血性转化重要的独立危险因素,认为 IMBs 将成为临床医生判断脑梗死后出血性转化的有价值的新指标之一。另有在急性脑梗死病人溶栓治疗中的研究发现,在 41 例接受溶栓治疗的病人中,5 例有 IMBs 者发生症状性出血性转化 1 例(20%),无 IMBs 的 36 例中 4 例发生症状性出血(11.1%),虽然差异并无显著性,但唯一 1 例出血发生于梗死范围之外者,存在 IMBs,且出血的部位就是原有 IMBs 的部位。因此,推测 IMBs 可能是溶栓后出血的一个危险因素,更加严格地筛选出这类病人,可能有助于提高溶栓治疗的安全性。

IMBs 作为一个比较新的影像学发现,被认为是严重的微小动脉病变更为直接的表现,代表着更高的出血风险。而且在缺血性脑血管病患者中也有着比较高的发生率,对于存在 IMBs 的患者进行溶栓治疗和抗凝治疗时,一定要警惕其高度的出血性转换的风险,对这些患者,控制血压将显得尤为重要。

缺血性脑血管病二级预防应用抗凝和抗血小板药物的过程中,脑出血的发生也是人们关注的问题。近来开展的可逆性缺血性脑血管病预防试验(Stroke Prevention in ReversibleIschemia Trial)正因为抗凝治疗中过高的出血发生率,已经被迫中止。虽然阿司匹林抗血小板治疗预防脑血管病的益处大于风险,但同样会增加脑组织出血的风险。最近的一项有关阿司匹林相关脑出血的研究表明,IMBs 在脑出血组的比率明显高于对照组,推测 IMBs 可能成为预测阿司匹林相关脑出血的独立危险因素。对缺血性脑血管病患者进行长期随访,在 IMBs 的患者发生脑出血的比率高于无 IMBs 的患者,所有发生脑出血的患者,均为应用抗凝或抗血小板治疗的患者。而且脑出血的部位往往与原有 IMBs 的部位一致。这提示在有 IMBs 的患者中,应用抗凝或抗血小板治疗应提高警惕,控制血压将显得更为重要。因此,很多研究者主张应用抗凝或抗血小板药物之前和过程中,都应该尽可能寻找存出血性转化的危险因素,处理或排除这些因素后再应用抗凝或抗血小板治疗,将会取得更为显著的效果。IMBs 可能是一项新的出血性转化的危险因素和预测指标,但是尚需大样本双盲研究来进一步证实。

第三节　脑动脉炎

一、概述

脑动脉炎是一种炎症性脑血管病,主要病理改变是动脉壁炎症浸润和坏死,临床表现复杂多样,由于病因繁复,可视为一组疾病的总称。

【病因及分类】

根据是否存在病原体可分为非感染性和感染性。非感染性脑动脉炎包括原发性中枢神经系统血管炎和系统性血管炎。系统性血管炎与自身免疫性疾病有关,包括巨细胞动脉炎、颅内肉芽肿性动脉炎、结节性多动脉炎、Wegener 肉芽肿性动脉炎、系统性红斑狼疮、Behcet 病等,病理可见内皮细胞上免疫复合物沉积,致炎症、血管阻塞或破裂出血等。感染性脑动脉炎的常见致病菌包括螺旋体、隐球菌、结核、水痘-带状疱疹病毒等,少见致病菌包括斑疹伤寒杆菌、毛霉菌、立克次体、血吸虫、疟原虫、旋毛虫等。感染性动脉炎伴发于脑膜炎,但动脉炎所致临床表现有时可作为首发症状。

【病理】

不同病因导致的脑动脉炎的病理表现不同。多数有动脉壁的炎症细胞浸润,如淋巴细胞、浆细胞、多个核细胞浸润,可伴纤维化,动脉壁受破坏后出现动脉瘤样扩张和出血。动脉内膜可增生或纤维化,继发血栓形成和血栓机化,导致血管狭窄和闭塞。系统性红斑狼疮的血管病变主要为动脉内胶原组织发生纤维蛋白样变性,从而使肌层和弹力层破坏,内膜增生导致血栓形成、管腔阻塞。

根据主要受累血管的直径大小可分为大、中和小血管三种类型。

(一)大血管

颈内动脉、大脑中动脉 M_1 段、大脑前动脉 A_1 段,椎动脉颅内段、基底动脉、大脑后动脉 P_1 段。多见于水痘-带状疱疹病毒、结核杆菌、螺旋体、肺炎球菌感染,以及巨细胞动脉炎。

(二) 中血管

大脑中动脉分叉远端血管、交通动脉等。可见于苍白螺旋体感染，原发性中枢神经系统血管炎、结节性多动脉炎、系统性红斑狼疮、Kawasaki 病等。

(三) 小血管

皮质、皮质下和软脑膜的小血管。可见于原发性中枢神经系统血管炎，Wegener 肉芽肿性动脉炎，Churg-Strauss 综合征(过敏性肉芽肿)，显微镜下多发性微小动脉炎、Behcet 病等。

【临床表现】

各年龄均可发病，临床表现因受累血管区域各异而不同，主要为头痛、癫痫，偏瘫、偏身感觉障碍、偏盲等脑血管病的征象，以及智能障碍等白质脑病的表现，另外可出现脑神经损害的症状和体征等。可伴发热、关节疼痛等炎性病变的全身症状，在系统性血管炎可出现外周血管受累的征象，而感染性血管炎则有不同类型感染的相应症状及体征。

【辅助检查】

(一) 影像学检查

为重要的辅助检查手段。MRI 平扫和增强、ADC 图、DWI 可显示脑内病灶(详见"原发性中枢神经系统血管炎")，MRA、CTA 可见部分血管改变，DSA 能呈现大中血管狭窄、闭塞或动脉瘤形成。

(二) 实验室检查

血沉、C 反应蛋白增高，部分类型血管炎的抗中性粒细胞胞浆抗体(antineutrophil cytoplasmic antibodies，ANCA) 为阳性。脑脊液可见淋巴细胞数目增加、蛋白质水平增高。感染性动脉炎的血或脑脊液的病原体或抗体检查阳性。

【诊断】

临床表现提示病变定位符合一条或多条脑动脉支配的区域，可有其他全身性的伴随症状。感染性脑动脉炎如结核、梅毒、钩端螺旋体病患者可能询问到相关的接触史。脑动脉炎的临床表现和辅助检查结果特征性不强，需要结合可能的病因综合判断。大多数用逐个排除的方法，最后得出较大可能性的推测。

须注意鉴别的主要疾病如下。

（一）先天性 Moyamoya 病

为进行性发展的颈内动脉远端和大脑前、中动脉近段狭窄，由先天性脑血管畸形导致。患者以儿童和青少年多见，可表现为头痛、偏瘫、偏身感觉障碍、偏盲等脑血管病的表现，易被误认为脑动脉炎。但发热、关节痛等全身症状少见，DSA 示典型的软脑膜小血管和硬脑膜穿通支的侧支循环血管网形成，病理示细胞纤维组织增生所致内膜增厚和血管狭窄，而无炎性反应。如出现分水岭梗死，需警惕存在颅外血管狭窄。

（二）伴皮质下梗死和白质脑病的常染色体显性遗传性脑动脉病（cerebral autosomal dominant arteriopathy with subcortical infarcts and leucoencephalopathy，CADASIL）

在年轻患者出现脑血管病、进行性血管性白质脑病，需要排除 CADASIL。鉴别主要通过病史、基因诊断和皮肤活检。患者反复发作的偏头痛、痴呆、情感障碍，可有家族史，影像学检查示脑白质病变为主，基因检查示 Notch3 基因突变，皮肤活检呈现血管的颗粒状嗜锇物质。

（三）线粒体脑肌病伴高乳酸血症和卒中样发作（mitochondrial encephalomyopathy，lactic acidosis and stroke-like episodes，MELAS）

平均发病年龄为 10 岁，反复卒中样发作，可伴智力低下、身材矮小、神经性耳聋等，CT 或 MRI 所示病灶与主要血管分布不一致，血和脑脊液乳酸水平增高。

（四）药源性脑血管病

为拟交感药物如安非他明、甲基苯丙胺、麻黄碱、咖啡因、羟甲唑啉、苯氧唑啉等所致严重并发症，脑出血多见，也可发生脑梗死，脑血管显像与脑血管炎类似。相关的用药史是诊断的重要依据。

【治疗】

（一）病因治疗

治疗原发疾病。

（二）对症处理

在控制感染的前提下，给予皮质类固醇激素治疗，必要时联合环磷酰胺。

二、原发性中枢神经系统血管炎

原发性中枢神经系统血管炎（primary arteritis of central nervous system，PACNS）

是一种病因未明、非感染性血管炎，主要侵犯脑或脊髓的中小血管和软脑、脊膜微血管，不伴有全身其他部位的血管炎。

【病理】

脑实质和软脑膜的中小动脉多发性、多灶性非特异性肉芽肿性血管炎，可见淋巴细胞、浆细胞等多种炎性细胞浸润。炎症造成血管壁增厚、血栓形成，使管腔狭窄或闭塞，并且纤维素性坏死的管壁可发生破裂，从而导致相应区域梗死或出血。静脉受累少见且程度较轻。

【临床特点】

多见于中青年男性，急性或亚急性起病，也可慢性、隐袭起病，病程呈进展或波动性。临床表现多样，因受累血管部位的不同表现为相应的脑血管和脑膜脑病综合征，可出现短暂性脑缺血发作及卒中发作。主要有头痛、意识障碍、痫性发作、智能衰退等弥漫性脑损害征象，视力障碍、复视、瘫痪、失语等局灶性脑损害表现。可伴全身症状，如发热；皮疹、肌肉或关节疼痛、体重下降等。

【辅助检查】

血沉正常或增快，无其他自身免疫系统疾病的证据。

腰穿脑脊液检查压力正常，细胞数正常或增高，以淋巴细胞为主，糖和氯化物正常，蛋白质稍增高。

影像学检查为重要的辅助检查手段。①磁共振成像：MRI 常规序列多表现为单侧或双侧皮质和皮质下大小不等的片样边界模糊的梗死或出血，局灶性皮质带样强化或皮质下不规则条纹样强化，脑实质结节样强化，软脑膜强化及脑实质血管壁强化，也可见多发性动脉瘤以及蛛网膜下腔出血。DWI 序列见 T_2 高信号病灶为 DWI 高信号而 ADC 低信号，提示细胞源性脑水肿；DWI 尚可发现早期或较小病灶，尤其是不同时期病变的叠加。MRA 可显示颈内动脉及 Willis 环，椎-基底动脉，大脑前、中、后动脉近段等脑大动脉异常。梯度回波序列可发现常规 MRI 不易呈现的直径<500εm 的小血管慢性出血，即以显著的信号强度丢失显示含铁血黄素沉积；对于广泛、主要位于皮质-皮质下的点状出血伴多发缺血灶的情况，应高度怀疑 PACNS。随访中可见不断出现的新病灶。②DSA：典型改变为动脉串珠样改变，或多发性小血管闭塞、微动脉瘤形成。其局限在于仅能显示直径>500μm 的大中动脉，而不能显示小血管和微血管，所以有报道约 40% 病理证实为 PACNS 患者 DSA

未见明显异常。

活检为诊断的金标准,但由于炎症性血管病变的无选择性和病变的阶段性,其实际检出敏感性仅 53%~80%。

【诊断】

主要依据:①经全面的临床和实验室检查仍不能解释的神经系统损害。②诊断性脑血管成像显示血管狭窄、扩张或串珠样改变,也可出现血管断流。③活检发现脑皮质、软脑膜的小血管炎,见淋巴细胞、浆细胞、多核巨细胞浸润以及肉芽肿改变。④无系统性血管炎或其他继发血管炎的证据,如感染、肿瘤、药物或其他血管病。

【治疗】

暂无随机对照临床试验提供治疗的循证医学证据。目前的治疗建议是皮质类固醇激素与脉冲式环磷酰胺联合治疗。但大多数病人对泼尼松治疗反应良好,所以可从甲泼尼龙单药治疗开始,每日 1000mg 或 lmg/kg3~5 天静脉滴注,之后改为口服,维持 2~3 个月。治疗前需排除感染。PACNS 经治后约有 25% 的复发率,对于复发患者应调整治疗方案,并审视诊断的正确性。

三、系统性血管炎

这一类脑动脉炎是系统性血管炎侵犯至中枢神经系统。巨细胞动脉炎主要累及大血管,病理见伴随巨细胞形成的血管壁肉芽肿改变。包括颞动脉炎和 Takaya-su 病,前者见于 50 岁以上的患者,后者为 50 岁以下较年轻的患者。主要累及中等血管的结节性多动脉炎和 Kawasaki 病,后者可伴黏膜皮下淋巴结综合征,较少影响脑动脉。其他系统性血管炎更多累及小血管,可根据抗中性粒细胞胞浆抗体(anti-neutrophil cytoplasmic antibodies, ANCA)是否阳性来分类。ANCA 阳性的血管炎:Churg-Stmuss 综合征,伴哮喘和嗜酸性肉芽肿,核周型 ANCA(pANCA)阳性;Wegner 肉芽肿,伴上呼吸道肉芽肿和肾脏疾病,不伴哮喘,胞质型 ANCA(cANCA)阳性;显微镜下多发性微小动脉炎,不伴哮喘或肉芽肿,pANCA 阳性。

系统性红斑狼疮

系统性红斑狼疮患者可出现中枢神经系统症状,除与高血压有关外,主要由血管炎导致。小动脉和毛细血管发生破坏性和增生性改变,内皮细胞免疫复合物沉积导致血管损伤,无细胞浸润,所以不算严格意义上的血管炎。患者表现精神异常、意识障碍、癫痫、脑神经损害、偏瘫、偏盲等。脑脊液正常或轻度淋巴细胞数目增加、蛋白增高。

四、感染性动脉炎

(一)螺旋体感染

1.梅毒　苍白螺旋体感染后约6~7年可发生脑血管型神经梅毒,少数早发病例在感染后9个月发生,晚发病例在10~12年后发病。主要侵犯大中动脉,如Willis环、豆纹动脉等,最常受累的是起自大脑前、中动脉主干的豆纹动脉分支,所以特征性的病灶位于内囊及基底核,侧脑室旁多发小病灶也很常见。炎症细胞浸润血管各层,内皮细胞下纤维组织增生使内膜变厚、管腔狭窄以及血栓形成。

患者卒中样发作,表现为意识障碍、偏瘫、失语、感觉缺失、视觉障碍等。脑脊液检查发现细胞数增多,以淋巴细胞为主,蛋白质轻度增高或正常。非特异性螺旋体检测试验即性病检查试验(venereal disease research laboratory , VDRL)、快速血装抗体试验(rapid plasmareagin , RPR)和梅毒螺旋体凝集试验(treponemal pallidum hemagglutination assay , TPHA)阳性,以及特异性螺旋体血清试验即荧光螺旋体抗体吸附试验(treponemal antibody absorption)

临床呈卒中样起病,明确的脑部受损征象,加上冶游史,应高度怀疑本病;脑脊液 TPHA 阳性可确诊。

治疗首选青霉素 G:水剂青霉素每天 1800~2400 万单位,分 6 次静脉给药,疗程 14 天;苄星青霉素 G,240 万单位,每周一次肌注,共 3 次。对于青霉素过敏者,给予红霉素或四环素,每天 2g,分 4 次服药,疗程 20~30 天。赫氏反应是大量螺旋体死亡所致机体过敏反应,常发生于首剂青霉素治疗后,在神经梅毒的反应较轻,常见轻度发热和白细胞增多,可在用青霉素前一天开始小剂量激素治疗共 3 天加以预防。

2.钩端螺旋体病　系统性钩端螺旋体感染引起肝炎、无菌性脑膜炎,也可致脑动脉炎。在脑部主要侵犯大动脉,如颈内动脉远端、大脑前中后动脉起始段、椎基底动脉颅内段及其分支的近段。受累动脉呈节段性损害,外膜、中膜见少量细胞浸润,内膜呈同心圆样增厚,血管壁可发现钩端螺旋体;病变周围血管代偿增生形成异常血管网。

感染后首先出现菌血症期,故首发症状为高热、结膜充血和畏光、肌肉疼痛等,3~5 天后进入免疫反应期,可出现肝肾衰竭。在免疫反应期,神经系统受累出现脑动脉炎(约 80%)、脊髓损害(约 14%)和周围神经病(约 10%)。脑动脉炎导致蛛网膜下腔出血、脑出血或梗死。更多见的是感染后数月或隐性感染的患者,大多为脑梗死。脑脊液检查见以淋巴细胞为主的细胞数增多,出血型见红细胞,蛋白质水平增高,钩体免疫试验阳性。脑血管造影见脑底大动脉及椎-基底动脉颅内段狭窄。

治疗予以大剂量青霉素,成人每日 2400~3000 万单位,儿童 1500~2000 万单位,青霉素过敏者予庆大霉素或氯霉素。激素治疗减轻炎症反应,氢化可的松 100~200mg 每日一次,或地塞米松 10~20mg 每天一次,疗程 7~10 天。同时予以对症处理。

（二）细菌感染

以结核性脑动脉炎多见,伴发于结核性脑膜炎,单侧或双侧的大中小动脉均可受累,最常见于大脑中动脉的穿通支,导致基底节和内囊部位的梗死,病变也发生于其他部位,甚至出现大面积脑梗死。患者发病年龄较轻,呈现结核的全身症状、脑膜炎和脑神经受损的症状及体征,以及符合脑血管供血区域的局灶性神经功能缺损。脑脊液检查见细胞数增高,以淋巴细胞为主,蛋白质水平显著增高,糖和氯化物降低。治疗上予以抗结核治疗;加短程肾上腺皮质激素减轻中毒症状和抑制炎症反应。

化脓性细菌、隐球菌感染也可致脑动脉炎,伴发由该病菌所致脑膜炎,炎症导致脑动脉和静脉狭窄和闭塞,而出现相应的临床症状和体征。

（三）病毒感染

以水痘带状疱疹病毒感染导致脑动脉炎多见,机制尚不清楚,病毒可通过神经直接感染血管,也可能是感染后的免疫反应。在病理上类似于肉芽肿性动脉炎,多累及管径较大的动脉,有报道曾分离出病毒样颗粒。在出现皮肤疱疹后约 2~10 周,患者突发偏瘫、偏身感觉障碍、失语或其他神经系统局灶性功能缺损症状、癫痫等。脑脊液中淋巴细胞数目增加,IgG 水平增高。CT 或 MRI 示大脑半球深部小梗死灶多位于皮肤疱疹的同侧。血管显像示同侧颈内动脉邻近基底节处狭窄或闭塞,部分病例见弥散性血管改变,可累及对侧。

在 HIV 感染或使用免疫抑制剂的患者,出现另一完全不同类型的迟发性血管炎,发病于病毒感染后数周至数月,主要累及小血管。表现为发热和相应血管区域的局灶性神经功能缺损。MRI 示多发性皮质和白质病灶,病灶体积小且分散。脑脊液中可检测到病毒 DNA 和抗体。

治疗上采用抗病毒、激素、免疫球蛋白治疗和对症处理。

第四节　脑底异常血管网病

脑底异常血管网病又称烟雾病、moyamoya 病,最早由日本的 Takeuchi 和 Shimizu 于 1957 年提出,并由 Suzuki 和 Takaku 于 1969 年正式命名。该病是一组病因未明的慢性进行性颅内闭塞性血管疾病,以颈内动脉虹吸部及大脑前、中动脉起始部狭窄或闭塞,脑底出现异常血管网为特征,因在脑血管造影时异常血管网呈现密集成堆的小血管影似吸烟吐出的烟雾而得名。

【病因和发病机制】

病因和发病机制尚不明确。大约 10%的患者有家族史,其同胞和后代患病的风险分别是普通人群的 42 倍和 34 倍,且多发于日本、中国、韩国等亚洲国家,提示遗传因素可能起一定作用,已有的研究发现染色体 3p、6q、8q 和 17q 等异常可能相关。但另一方面,大多数烟雾病患者为散发性,可继发于各种血管炎、感染、结缔组织病、头部外伤或放射性损伤后,提示环境等后天因素也是有关的发病原因。一般认为本病是在先天性小血管畸形的基础上,当颅底大动脉因各种后天原因引起闭塞而原有侧支循环不能代偿时,这些畸形血管异常增生并相互交织'而形成侧支通路。

【病理】

主要累及脑底动脉环的前部动脉,基本病理改变有:受累血管内膜增厚、内弹力层扭曲或断裂、中层平滑肌明显减少、一般没有炎性细胞浸润,同时伴有颅底和软脑膜等处异常增生的卷曲血管网,其内可见血栓或动脉瘤形成。有研究按照脑血管造影的表现将该病分为如下阶段:①颈内动脉末端狭窄;②颅底异常血管网形成;③大脑前部供血主干进一步狭窄或闭塞,烟雾血管发展加重;④颅底动脉环完全闭塞,烟雾血管减少,经颈外动脉代偿供血;

⑤烟雾血管更少,经颈外动脉代偿供血明显增加;⑥颅内主要动脉完全消失,烟雾血管亦消失。在疾病各期临床表现各异,可从无症状,到出现脑梗死、脑出血、蛛网膜下腔出血等各种继发病变。

【临床表现】

(一)患病情况

各种年龄均可发病,以儿童和青少年多见,发病高峰在 10 岁前和 25～49 岁,分别占50%和20%左右,女性稍多于男性,有地域分布的差异。

（二）主要征象

儿童患者多以缺血性脑血管病或短暂性脑缺血发作起病,表现为突发不同程度的偏瘫、偏身感觉障碍或偏盲等,优势半球受累可有失语。偏瘫可交替出现或反复发作,部分可出现智能障碍、癫痫发作、不自主运动或假性延髓麻痹等;成年患者则以出血性脑血管病为主,以蛛网膜下腔出血、原发性脑室出血和脑叶出血多见,且偏瘫、偏身感觉障碍等体征出现率较高,壳核、丘脑和尾状核出血相对较少。发病时常表现为不同程度的头痛、呕吐、意识障碍等,但大多恢复较好,多无高血压动脉硬化的证据。

（三）合并疾患

可合并先天性发育异常、颅脑外伤、结核性脑膜炎、螺旋体感染、放射性脑损伤等疾病,部分患者有家族史或族中成员可见合并疾病,如骨关节畸形、头部外伤等。

【辅助检查】

（一）数字减影血管造影（DSA）

目前仍是诊断的金标准。可直观显示受累动脉狭窄或闭塞的程度和范围、脑底异常增生血管网,以及实时侧支循环血流等。在疾病的不同时期,造影所见可不完全相同。主要缺点有:为有创性检查,不能显示脑实质病变。

（二）颅脑 CT/MRI

CT/MRI 可发现疾病的继发性改变,如脑梗死、脑出血和蛛网膜下腔出血的部位和病变范围,或可见脑萎缩、脑室扩大等,尤以 MRI 更为清晰。脑梗死病灶呈双侧多处分布,以脑叶（额叶、顶叶、颞叶）皮质和皮质下为明显,基底节较少,小脑、脑干一般不受累。脑出血病灶多位于脑室周围或脑室内。增强扫描有时可见大脑前、中动脉起始部显影不良。

（三）CTA/MRA

CTA 可显示狭窄或闭塞的血管、脑底异常增生血管网,以及侧支循环等,但易受颅底血管影响、且存在对比剂过敏风险。与 CTA 相比,MRA 能更为敏感地发现受累血管和脑底异常增生血管网等,可出现血管流空信号消失,FLAIR 序列可见较为特征的 Ivy 征,表现为软脑膜的点状高信号。有研究发现 MRA 的敏感度和特异度分别为72%和100%,而 MRI/MRA 联合应用则可分别达到92%和100%,因而在一定程度上可替代 DSA,成为首选的无创性检查和随访手段。小血管显示能力较

弱,不能评估血管不同

时相的状态是其不足之处。

（四）SPECT/PET

可通过测量局部脑血流量,了解脑灌注和脑代谢分布情况,有助于评估手术前后的局部血流和代谢状况。

（五）经颅多普勒超声（TCD）

可发现受累血管血流紊乱和流速改变等血流动力学改变,通常为双侧性异常。

（六）脑脊液检查

少数可有颅内压增高,细胞和蛋白可增高,蛛网膜下腔出血或脑出血时可见血性脑脊液。

（七）其他

合并有自身免疫性疾病、钩端螺旋体感染等疾病时,血沉和 C 反应蛋白常增高、类风湿因子、抗核抗体和钩端螺旋体凝溶试验阳性。

【诊断】

儿童和青少年病例,反复出现原因不明的短暂性脑缺血发作、缺血性或出血性脑血管病而又无高血压和动脉硬化的证据时,应考虑本病的可能。疾病的确诊可参照如下脑血管影像学的表现:①颈内动脉虹吸段和（或）大脑前、中动脉起始段狭窄或闭塞;②脑底烟雾状异常血管网;③病变为双侧性。如显示单侧异常,为可疑烟雾病。

应与多动脉炎、多发性进行性颅内动脉闭塞症、系统性红斑狼疮及其他脑血管炎等疾病相鉴别。

【治疗】

与免疫、感染有关者应积极治疗原发疾病,针对脑梗死或颅内出血的治疗与一般脑血管病治疗原则相同。血管病变主要位于颅内颈动脉系统,外科手术通常将颈外动脉作为缺血脑组织的供血来源,分为直接和间接血流重建术,前者是颈外动脉的分支（常为颞浅动脉）与缺血部位的皮质动脉直接吻合;后者为颈外动脉供血的组织（硬脑膜、颞肌等）贴附于缺血区域脑组织表面,其后滋生血管与脑表面血管吻合。尚有提倡直接和间接血流重建术的联合运用。血流重建术可以改善局部血供、缓解症状,有效降低短暂性脑缺血发作和脑血管病的发生风险。

【预后】

与发病原因、年龄、病情、脑损害部位和程度等因素有关,未治疗者预后不佳。通常反复发作,进行性发展,成年患者病情相对较稳定。

第五节　脑动脉硬化症

急性脑血管病,脑血管病多数是在脑血管病变基础上发生的脑损害,并非原发脑组织疾病,而脑动脉硬化公认是大多数脑血管病的病理基础。

动脉硬化是指动脉壁变硬、变厚和缺乏弹性,是一个病理学概念。病理学公认动脉硬化(arteriosclerosis)主要包括动脉粥样硬化(atherosclerosis)、小动脉硬化(arteriolosclerosis)和老年性动脉硬化。由于动脉粥样硬化在西方国家是最常见、最重要的动脉硬化类型,所以不少作者经常把动脉硬化作为动脉粥样硬化的简称,使这两个名词常常相互代替使用。而持续性高血压可以引起从主动脉到最小动脉的动脉硬化,并使动脉粥样化严重。

WHO 国际疾病分类的 ICD-9 和 ICD-10 的定义,"动脉粥样硬化症(atherosclerosis)"包括动脉粥样硬化(atheroma),小动脉硬化,变性性动脉内膜炎,老年性动脉炎或动脉内膜炎等。但也把"动脉硬化症(arteriosclerosis)",包括在这一项下。可见,目前权威国际文献都是把"动脉粥样硬化"与"动脉硬化"两者等同,即动脉硬化症就是动脉粥样硬化症。基于我国实际情况与习惯,以称为动脉硬化症更好。

脑动脉硬化症一直是临床常用的诊断。ICD-9 和 1986 年中华医学会第二次全国脑血管病学术会议第三次修订的《脑血管病分类草案》还有这一临床综合征的名称。但到 1989 年 WHO 卒中及其他脑血管疾病特别工作组的报告和 1990 年美国国立神经疾病与卒中研究所的脑血管疾病分类(Ⅲ)两个权威性文件中就没有了这一病名;全国"脑血管疾病分类(1995)",也跟着取消这一病名,原因没有详述。

有人认为:"从理论上推测,脑动脉硬化如果不出现脑组织的缺血性或其他损害的话是不会有任何表现的。根据一些临床表现诊断为脑动脉硬化症,由于缺乏客观的指标,可能很滥,倒不如在必须时诊断为神经衰弱综合征。"我们认为在是否保留脑动脉硬化症这一临床综合征名称和诊断还值得深入讨论。

以往多年来一直认为脑动脉粥样硬化可以引起脑缺血症状甚至痴呆,近年研究认为脑动脉粥样硬化在没有引起血管并发症并造成脑供血障碍前是没有症状的。并据此否定脑动脉硬化症的存在。

但从上述有关动脉粥样硬化的病理研究结果可知，无症状的动脉粥样硬化的斑块微栓子脱落可反复出现 TIA 症状，一旦斑块破裂、出血，就可突然发生脑血管病。可见有症状与无症状动脉粥样硬化两者并无不可逾越的界线。

而且高血压性小动脉硬化也包括在本来意义的脑动脉硬化症内。众所周知，长期高血压致细小动脉硬化是一个复杂的病理过程，经历反复的功能代偿、结构代偿和失代偿等阶段，逐渐损害脑自动调节功能，在血压波动时可能有一时局部的血流改变、血管痉挛或血脑屏障开放，而出现临床症状。长期高血压下不仅有广泛的脑细小动脉硬化，而且脑内微动脉和毛细血管网也发生显著的结构性变化。高血压还可加速脑底主要动脉粥样硬化，使其管腔狭窄血流减少。脑循环发生这样严重的结构性改变，终归会产生临床症状。

早期脑动脉硬化可没有症状，但发展到相当程度大多数病人会逐渐出现脑功能受损的轻微症状和体征，如头痛头晕、记忆力减退、思维迟缓、睡眠障碍等，呈波浪式发展。在除外神经官能症和其他脑器质性疾病及其后遗症后，可认定这些确是脑动脉硬化的临床表现。当然也不能把凡有上述临床症状的老年人都诊断为患有脑动脉硬化症。

如果取消脑动脉硬化症，现有的"无症状脑血管疾病、TIA、脑血管病和血管性痴呆"等诊断，显然都不能包括有上述症状并有脑动脉硬化的客观依据的病人。脑动脉硬化除引起 TIA 和脑血管病等急性脑循环障碍外，能否引起慢性及非定位性脑缺血症状；在无症状脑血管疾病与脑血管病之间除 TIA 外有没有其他过渡类型；在无症状脑血管疾病患者发作过 TIA 和无明显后遗症的脑血管病后相当时期，应诊断为无症状脑血管病还是 TIA 或脑血管病；显然都不合适。我们认为诊断为脑动脉硬化症最符合病理和临床实际。

脑动脉硬化是 TIA 和脑血管病的主要病理基础，就像冠状动脉硬化是心绞痛和心肌梗死的主要病理基础一样。TIA、脑血管病都是脑动脉硬化病变基础上发生的急性"临床综合征"，临床症状消失后就不适宜继续用急性"临床综合征"命名。其实，TIA 与冠状动脉硬化基础上发生的心绞痛、下肢动脉粥样硬化时出现的间歇性跛行一样都是当器官氧需求量增加时，由于动脉硬化致使血流量不能相应增加而产生的一过性组织缺血缺氧综合征；国外作者已把心绞痛和 TIA 视为心脑动脉硬化/动脉粥样硬化的临床征象。故可以认为 TIA（除外心源性栓子引起的）也是脑动脉硬化症最重要的临床表现。

以前脑动脉硬化症还缺乏特异的客观诊断指标,但近年已有 MRA、CTA 和 DSA 可以从形态上确定颈和脑主要动脉的粥样硬化程度,颈动脉彩色超声检查可以准确反映动脉粥样硬化狭窄和斑块的位置、大小及有无继发溃疡、血栓形成,TCD 在一定程度上可反映这类病人脑动脉硬化和供血不足的严重程度。

因此,目前临床上有必要和可能保留脑动脉硬化症,以诊断这类有脑动脉硬化症临床表现,并有脑动脉硬化客观根据的病人。不能因为特异客观诊断指标不多而笼统归人神经衰弱综合征。同时因为脑动脉硬度化是绝大多数急性脑血管病的病理基础,保留这一诊断可提醒病人和医生是开始一级预防的时候,有利于脑血管病的早防早治。对有过 TIA、脑血管病患者,把脑动脉硬化症作为其第二诊断(病理基础),将提醒病人和医生,需要长期防治脑动脉硬化症,才能有效防止脑血管病复发。

参考文献

［1］ 杨海新,郝伟伟,赵素婷,等.神经内科实用护理[M].北京:军事医学科学出版社,2014.

［2］ 尤黎明.内科护理学,5版[M].北京:人民卫生出版社,2014.

［3］ 吴江.神经病学[M].2版.北京:人民卫生出版社,2013.

［4］ 刘哲宁.精神科护理学[M].3版.北京:人民卫生出版社,2014.

［5］ 杨辉,石美霞,康凤英,等.临床常见疾病并发症预防及护理要点[M].北京:人民卫生出版社,2015.

［6］ 王惠珍,周春兰.内科常见疾病护理评估技能[M].北京:人民卫生出版社,2015.

［7］ 王学峰.癫痫持续状态的诊断和治疗[M].北京:人民卫生出版社,2010.

［8］ 王拥军.神经内科学高级教程[M].北京:人民军医出版社,2012.

［9］ 刘焯霖,梁秀龄,张成,等.神经遗传病学[M].3版.北京:人民卫生出版社,2011.

［10］ 王茂斌.脑卒中的康复医疗[M].北京:中国科学技术出版社,2006.